LINCHUANG JIZHENG YU ZHONGZHENG

临床急症与重症

主编 杨丽君 张淑鹏 张晨光 李 静
张雪菲 丁 亮 贾 洁

U0395719

上海科学普及出版社

图书在版编目（CIP）数据

临床急症与重症／杨丽君等主编. —上海：上海科学普及出版社，2022.12
ISBN 978-7-5427-8352-3

Ⅰ.①临… Ⅱ.①杨… Ⅲ.①急性病–诊疗②险症–诊疗 Ⅳ.①R459.7

中国版本图书馆CIP数据核字（2022）第245177号

统　　筹　张善涛
责任编辑　陈星星
整体设计　宗　宁

临床急症与重症

主编　杨丽君　张淑鹏　张晨光　李　静
　　　张雪菲　丁　亮　贾　洁

上海科学普及出版社出版发行

（上海中山北路832号　邮政编码200070）
http://www.pspsh.com

各地新华书店经销　　山东麦德森文化传媒有限公司印刷
开本　710×1000　1/16　印张 13.25　插页 2　字数 237 600
2022年12月第1版　　2022年12月第1次印刷

ISBN 978-7-5427-8352-3　定价：128.00元
本书如有缺页、错装或坏损等严重质量问题
请向工厂联系调换
联系电话：0531-82601513

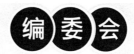

主　编

杨丽君（山东省聊城市第二人民医院）

张淑鹏（滨州医学院烟台附属医院）

张晨光（山东省菏泽市巨野县人民医院）

李　静（山东省宁阳县第二人民医院）

张雪菲（临邑县中医院）

丁　亮（威海市妇幼保健院）

贾　洁（临邑县中医院）

副主编

赵雅文（山东中医药大学第二附属医院）

潘　婧（孝感市中心医院）

吴　熙（孝感市中心医院）

王中焕（枣庄市立医院）

毛和飞（江山市人民医院）

刘明波（招远市人民医院）

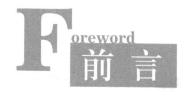

前言

　　医学科学的发展以及社会经济发展的需求,促使急危重症医学的发展与其相适应。在2020年初出现的新型冠状病毒肺炎使医学界经受了一场前所未有的严峻考验,人们越来越认识到急症与重症的诊治不仅仅与人民的日常生活息息相关,而且与国家应对突发公共卫生事件密切相关。当今医疗现状需要医师们能够根据患者复杂、危重、瞬息万变的病情特点,综合运用多种医疗方法,重点监护和抢救急症与重症患者,这无疑是一种挑战,也是促使医师们不断提升对急症与重症诊疗水平的一大机遇。

　　在诊断急症、重症时,病史的采集无疑是一把"钥匙",因为确切的诊断来源于确凿的证据,来源于材料真实的病史、体检和实验室检查。医师做出临床诊断时,不可单凭某一项新的检查技术而忽略了最基础的诊断步骤和项目,因此,整个诊治过程中必须体现出整体观,不是机械地只见树木不见森林,满足于一孔之见。为帮助医师们提高独立诊断和处理急症与重症的能力,我们对一些常见的危重病例进行了全面、深入、认真地分析,故编写了这本书。

　　本书以临床各科室急症与重症为主线,突出横向联系,强调了其与临床各学科知识的相互交叉和渗透。在内容编排上,介绍了急症与重症医学的基础内容,并且针对临床各科室急症与重症的临床表现、诊断与鉴别诊断、治疗等内容做了详细阐述。本书内容翔实、详略得当、条理清楚,旨在提高从事临床急症与重症科医师的诊疗水平,使读者从整体上认识常见急症与重症的发生、发展规律,适合广大临床医师阅读参考。

我们希望同行能用评判性思维去阅读本书,因为医学的发展是日新月异的,今天的先进技术和操作规范,明天有可能就被淘汰。期望大家在阅读中汲取精华、把握基本原则,大胆探讨、质疑。同时,由于我们水平有限,加之时间仓促,书中难免存在不足之处,诚请广大读者不吝赐教,使本书不断完善。

《临床急症与重症》编委会

2022 年 10 月

Contents 目 录

第一章

急症与重症常见症状

第一节 头 痛

头痛一般是指眉弓、耳轮上缘和枕外隆突连线以上的头颅上半部之疼痛,而面痛指上述连线以下到下颌部的疼痛。急性头痛为内科急症中最常见的症状,它可以是劳累、精神紧张和焦虑的一般表现,或是许多全身性疾病的一种伴随症状;也可能是高血压脑病、脑卒中或颅内肿瘤等颅内严重疾病的一种较早期信号。在临床急诊工作中,应首先确定就诊的急性头痛患者是否由颅内病变如蛛网膜下腔出血、脑出血、颅内肿瘤等引起,因为这些疾病若处理不及时,常危及生命。

一、病因和发病机制

(一)头痛的病因分类

引起头痛的病因颇多,大致可分为原发性和继发性两大类。前者不能归因于某一确切病因,也可称为特发性头痛,常见的如偏头痛、紧张型头痛;后者病因可涉及各种颅内病变如脑血管疾病、颅内肿瘤、颅内感染、颅脑外伤,全身性疾病如发热、内环境紊乱以及滥用精神活性药物等。国际头痛协会(international headache society,IHS)推出了国际头痛疾病分类,为以下 3 类。

Ⅰ类:原发性头痛包括偏头痛、紧张型头痛、丛集性头痛和其他三叉自主神经头痛、其他原发性头痛等。

Ⅱ类:继发性头痛。①头颈部外伤引起的头痛;②头颈部血管性病变引起的头痛;③非血管性颅内疾病引起的头痛;④某一物质或某一物质戒断引起的头痛;⑤感染引起的头痛;⑥内环境紊乱引起的头痛;⑦头颅、颈、眼、耳、鼻、鼻窦、牙齿、口或其他颜面部结构病变引起的头痛或面痛;⑧精神疾病引起的头痛。

Ⅲ类:脑神经痛、中枢和原发性面痛和其他头痛。

(二)头痛的发病机制

头痛的发病机制复杂,主要是由于颅内、外痛觉敏感结构内的痛觉感受器受到刺激,经痛觉传导通路传导到达大脑皮质而引起。这些痛觉敏感结构是:颅外的包括头皮、皮下组织、肌肉、颅骨的骨膜和动脉;颅内的有血管(脑底基底动脉环及其近端主要分支、脑膜内的动脉、大静脉窦及其静脉分支)、硬脑膜(尤其是颅底部)、脑神经(主要是三叉、舌咽、迷走神经)和第 1~3 颈神经,眼、外耳及中耳、鼻腔及鼻窦内的黏膜及牙齿亦对痛觉敏感。颅骨本身,大部分脑膜、脑实质以及脑室中的室管膜和脉络丛对痛觉均不敏感。传导痛觉的神经有三叉神经、舌咽神经、迷走神经、第 1~3 颈神经,以及沿脑内外血管周围交感神经(来自 $C_3 \sim T_3$)。颅外组织的疼痛一般是局限性的,多在受刺激处或其神经支配的区域。小脑幕上在前颅凹、中颅凹内结构的感觉信息经三叉神经传入,小脑幕下后颅凹内结构的感觉由第 1~3 颈神经传入,颅内结构病损的疼痛常牵引至这些传入神经在头颅的相应分布区,在这些部位可有局限性压痛。小脑幕上病变疼痛常牵引至同侧额、颞区或顶区,小脑幕下病变常牵引至同侧枕区、枕下区或上颈区。舌咽、迷走神经支配后颅凹的一部分结构,疼痛可牵引至耳、喉,牙齿或下颌痛也可牵引至头部。

头痛的发生机制涉及多个方面,机械、化学、生物刺激和体内生化改变作用于颅内、外痛觉敏感结构均可引起头痛。主要包括以下因素。

(1)颅内痛觉敏感组织受压、牵拉和移位:此种情况可见于颅内占位性病变,如脑肿瘤、血肿、脓肿等;可见于脑肿胀所致的颅内压增高,如各种原因所致的脑水肿,静脉窦血栓形成,脑积水等;可见于各种原因所致的颅内压降低,如腰穿后头痛,使颅内静脉及静脉窦扩张或牵拉而致头痛。

(2)颅内外动脉扩张:引起动脉扩张的原因很多,诸如急性感染、代谢性疾病(低血糖、缺氧及高碳酸血症等)、中毒性疾病(一氧化碳中毒、乙醇中毒等)、颅脑外伤、癫痫、高血压性脑病、服用血管扩张药物等。偏头痛及组胺性头痛也是颅内外动脉扩张所致。

(3)颅内炎症和出血刺激痛觉敏感结构:炎症或血液中有形成分破坏,可使脑脊液中 5-HT、组胺、乳酸、P 物质及前列腺素等致痛物质增加,引起头痛。

(4)头颈部肌肉持续收缩压迫痛觉神经末梢,同时造成肌肉缺血,致痛物质积蓄,均可导致血管舒张性疼痛。此种疼痛又可加重肌肉收缩,从而形成恶性循环。

(5)神经的炎症或受压均可导致相应的神经痛,如三叉神经痛、枕大神经痛等。

(6)头部牵涉性痛:又称放射性头痛,系因口腔、眼、鼻、鼻窦、耳、颈部等病变,不仅造成病变局部的疼痛,也可扩散或通过神经反射致头痛,疼痛多在病灶同侧。

(7)精神性头痛(心因性头痛):系因精神因素产生的头痛,如神经症、抑郁症等,可能因脑的疲劳、自主神经功能失调,导致血管舒缩障碍而引起。

二、诊断思路

头痛的主要临床表现为全头或局部的胀痛或钝痛、搏动性疼痛、头重感、戴帽感或勒紧感等,同时可伴有恶心、呕吐、眩晕和视力障碍等。临床上,多种疾病均可引起不同种类的头部疼痛,各患者反映的头痛症状其实际的含义很可能各不相同。临床医师在进行头痛的诊断时首先应明确患者的头痛症状的实际性质,因此病史的采集是头痛鉴别诊断的第一步,也是最主要的一步。在询问病史的时候必须全面观察患者的表情和举止行动,这也是一项相当重要的观察工作。临床检查应包括一般体格检查,全面的神经系统检查以及必要时的精神检查,实验室检查与辅助检查的项目应根据患者的具体情况与客观条件有选择地采用。从定位角度讲,可以将头痛分为以下两种:①由头、面局部病变产生的头痛;②由全身性情况引起的头痛。前者又可再分为颅内病变与颅外病变两个方面。其中首先考虑主要属于神经科范围的各种颅内病变(如脑肿瘤、脑出血与蛛网膜下腔出血等),其次考虑主要属眼、耳鼻咽喉科范围的颅外的头、面局部病变以及颈椎病,然后再考虑属于内科与精神科范围的一些疾病,结合有关检查,最后做出确切的病因诊断。如患者的头痛已经发生数年(如偏头痛或紧张性头痛),通常具有良性的病因,尽管急性发作时可伴有明显的功能障碍,此时最重要的是确定目前的头痛与以往相似,还是代表新的疾病。在头痛的诊断过程中应首先区分是原发性或继发性,原发性头痛多为良性病程,继发性头痛则为器质性病变所致,任何原发性头痛的诊断应建立在排除继发性头痛的基础之上。

下述具体步骤是上述诊断原则的具体体现,应参照实施,以便尽早明确诊断。

(一)病史与检查

在头痛患者的病史采集中应重点询问头痛的起病方式、发作频率、发作时间、持续时间、头痛的部位、性质、疼痛程度及伴随症状;注意询问头痛诱发因素、前驱症状、头痛加重和减轻的因素。此外,还应全面了解患者年龄与性别、睡眠和职业状况、既往病史和伴随疾病、外伤史、服药史、中毒史和家族史等一般情况对头痛发病的影响。

1.病史

(1)年龄与性别:50 岁以后首次发生头痛者,则不大可能是偏头痛、紧张性头痛或精神性头痛,如头痛反复发作或持续头痛则应考虑颞动脉炎或颅内占位性病变。小儿偏头痛时头痛多不严重而眩晕症状更为突出。女性患者头痛与月经期有关多提示为偏头痛。

(2)头痛的部位:神经痛包括眶上神经痛、枕神经痛及三叉神经痛等,疼痛部位分别局限于眼眶、枕后及三叉神经分布区。颅内占位性病变首发头痛部位常有定位价值,后颅凹病变常发生枕项区疼痛,而幕上病变头痛常位于前额颞部和顶区。颅内压增高或急性颅内感染多出现弥漫性全头痛。不同原因的头痛,其发作时间各不相同。突然发生,持续时间极短,多为功能性疾病,神经痛可短至数秒或数十秒,频繁发作;偏头痛常为数小时或 1~2 天;慢性持续性头痛以器质性病变多见,如头部邻近器官(眼、鼻、耳)的疾病,可持续多日的头痛;而持续性进行性头痛,则见于颅内压增高、占位性病变;但神经症的头痛可呈成年累月不断,波动性较大,随情绪或体内外因素而变化。

(3)头痛的时间:由血压增高引起的头痛多发生在白天觉醒之时,而丛集性头痛多在夜间发作。晨起头痛加重者,系由于夜间颅内压相对增高,多提示是颅内占位性病变,但鼻窦炎症由于分泌物在夜间积累,晨起亦见头痛加重。另外偏头痛患者亦常见清晨头痛。

(4)头痛的性质:对头痛性质的了解十分重要。搏动性跳痛常为血管性头痛;发作性电击样剧痛为三叉神经痛的特征;咽后部发作性疼痛,可因吞咽动作诱发或加重者应考虑舌咽神经痛;紧箍样头痛多为肌紧张性头痛;眼、耳、鼻疾病所伴发者,大多数是胀痛或钝痛;神经症则是隐隐作痛,时轻时重。

(5)头痛的程度:头痛的程度常不能反映病情的严重度,有时颅内占位性病变头痛并不严重而慢性焦虑症的头痛却表现剧烈难忍。一般而言,剧烈头痛常见于神经痛、偏头痛、蛛网膜下腔出血、脑膜炎等;中等度头痛,主要见于颅内占位性病变、慢性炎症等;轻度头痛,可见于神经症及某些邻近器官(耳、眼、鼻)病变。

(6)头痛发生的速度及影响因素:急性突发性头痛,除多为血管性头痛外,尚有急性脑卒中(蛛网膜下腔出血、脑出血等)、急性感染性疾患。缓慢发生的头痛且进行性加重,并有颅内压增高表现者可能为颅内占位性病变,而无颅内压增高者可见于紧张性头痛。咳嗽、用力或头部转动,常使颅内压增高而头痛加剧;直立位可使肌紧张性头痛或腰穿后反应等加重,而丛集性头痛则减轻;压迫颞、额部动脉或颈总动脉可使血管性头痛减轻。根据头痛的发病方式和经过,对头痛进行鉴别诊断(表1-1)。

表 1-1　头痛的发病方式和经过

	突然发病的头痛	(1)蛛网膜下腔出血
Ⅰ.急性头痛		(2)脑出血
	急性发病的头痛	(1)急性脑膜炎
		(2)高血压性脑病
		(3)颞动脉炎
		(4)急性青光眼、急性虹膜炎
		(5)其他
Ⅱ.亚急性、慢性进行性头痛	进行性头痛	(1)脑肿瘤
		(2)慢性硬膜下血肿
		(3)结核性或真菌性脑膜炎
		(4)脑脓肿
		(5)其他
Ⅲ.慢性反复性头痛	持续性头痛	(1)肌收缩性头痛
		(2)其他
	发作性头痛	(1)偏头痛型血管性头痛
		(2)三叉神经痛等的神经痛
		(3)其他

(7)头痛的伴随症状:头痛时常伴恶心、呕吐、面色苍白、出汗、心悸等自主神经症状,主要见于偏头痛;头痛严重并有进行性加剧的恶心、呕吐,常为颅内高压的征兆;体位变化时出现头痛加重或意识障碍,见于脑室内肿瘤、后颅凹或高颈段病变;伴有视力障碍及其他眼部征象(复视),呈短暂性发作者,多为偏头痛、椎-基底动脉供血不足;眼底视盘水肿或出血,常为颅内压增高症或高血压性脑病。头痛伴精神症状(如淡漠或欣快)者应考虑额叶肿瘤的可能。由颅内损害引起的头痛常伴有神经功能缺失症状。

(8)其他病史:尚需注意全身其他系统器官受损的病史,以及家族史、用药史、外伤史、手术史、月经及烟酒嗜好等。

2.体检

全面详尽的体格检查尤其是神经系统和头颅五官的检查,有助于发现头痛的病变所在。

(1)内科检查:许多内脏器官或系统的疾患可发生头痛,应按系统详细检查,大多可查出头痛的原因。如高血压、全身感染性疾病的发热或中暑、缺氧(如一氧化碳中毒),慢性肺部疾患的高碳酸血症,严重贫血或红细胞增多症,均可由于脑血流增加而致头痛;而毒素作用、酗酒,则可因血管扩张而致头痛。尚有代谢内分泌疾病的检查(甲亢、低血糖、嗜铬细胞瘤等)。

(2)五官检查:头部邻近器官的疾病也是头痛常见的原因。如在眼部的视神经炎、儿童的屈光不正、青光眼、眼部表浅炎症(结膜炎、角膜炎、睑板腺炎、泪囊炎等)及眶部组织的炎症;在耳鼻喉方面有鼻炎、鼻窦炎、咽炎、中耳炎、鼻窦或鼻咽部肿瘤,另外颞颌关节病及严重的牙病也可引起头痛。

(3)神经系统检查:全面的神经系统检查是非常重要的。有不少精神科疾病可伴有头痛,神经症是最常见的,而抑郁症的精神症状可被躯体症状所掩盖,尤其是隐匿性抑郁,常呈一些不典型的疼痛。

(4)精神检查:应根据患者的具体情况和客观条件来选择性地应用。

3.辅助检查

如做头颅 X 线检查、脑电图、CT 扫描或 MRI 检查、腰穿脑脊液检查等,以及内科与五官科方面的检查。

(二)局限性病变或全身性病变

1.局限性病变

此组疾病所致的头痛大都较严重,起病急,发展迅速。多数伴有恶心和(或)呕吐;部分尚有意识障碍或脑部和脑神经损害的表现,如抽搐、肢体瘫痪和瞳孔改变等。

(1)颅内疾病:此组疾病引起的头痛可轻可重,但很少逐渐加重。头痛的部位常与病灶一致或位于病灶附近,刺激病变部位可使疼痛加剧(如三叉神经痛等);但血管性头痛,压迫颞动脉则可使头痛减轻。

(2)头颈部疾病:头颈部疾病所致头痛的原发病灶明显,诊断不难。

2.全身性病变

引起急性头痛主要包括两大类疾病:一类是急性中毒。金属及化学物质如铅、锰、苯、乙醇、一氧化碳等中毒时均可引起头痛。常为头部弥漫性跳痛,转动头部,头痛部位和性质无改变为此类头痛的重要特点。另一类是全身感染,多为急性传染病,头痛多在疾病的初期发生,也可出现在传染病的极期;无脑膜刺激征及神经系统定位征,脑脊液压力有时可增高,但生化及外观检查无异常。

(1)全身性器质性病变:多见于神经症患者,除头痛外,常伴有神经症的其他症状,如失眠、记忆力减退、注意力不集中、头昏、烦躁等,常因精神刺激而加重。患者一般情况好,临床检查无器质性病变存在。

(2)功能性病变:部分患者的头痛是由于服药后所引起(医源性头痛),主要是血管扩张剂等。应注意,功能性头痛必须在排除可能的器质性病变后才能确立。

三、处理原则

头痛的防治原则包括病因治疗、对症治疗和预防性治疗。对于病因明确的病例应尽早去除病因,如颅内感染应抗感染治疗,颅内高压者宜脱水降颅压等。任何头痛在急性发作时均应尽可能寻找潜在的病因进行治疗;对于病因不能立即纠正的继发性头痛及各种原发性头痛急性发作,可给予止痛等对症治疗以终止或减轻头痛症状。对慢性头痛呈反复发作者应给予适当的预防性治疗,以防头痛频繁发作。

四、常见头痛的诊断与处理

(一)偏头痛

1.临床表现特点

偏头痛是一种常见的慢性神经血管性疾患,是临床常见的原发性头痛,其特征是发作性、多为偏侧、中重度、搏动样头痛,一般持续4～72小时,可伴有恶心、呕吐,光、声刺激或日常活动均可加重头痛,安静环境、休息可缓解头痛。多起病于儿童和青春期,中青年期达发病高峰,女性多见,约50%患者有家族史。精神紧张、过度劳累、气候骤变、强光刺激、烈日照射、低血糖、应用扩血管药物或利血平、食用高酪胺食物(如巧克力、乳酪、柑橘)及乙醇类饮料,均可诱发偏头痛发作。偏头痛有多种类型,但以下两型常见。

(1)无先兆偏头痛(普通型偏头痛):是最常见的偏头痛类型,约占80%。临床表现为反复发作的一侧或双侧额颞部搏动性疼痛,常伴有恶心、呕吐、畏光、畏声、出汗、全身不适与头皮触痛等症状。通常在发作开始时仅为轻至中度的钝痛或不适感,数分钟至数小时后达到严重的搏动性痛或跳痛。有时疼痛放射至上颈部及肩部。部分女性患者发作常与月经有关,通常为经期前2天到经期的第3天之间发病,若90%的发作与月经周期密切相关称月经期偏头痛。出现上述发作至少 5 次,除外颅内外各种器质性疾病后方可做出诊断。

(2)有先兆偏头痛(典型偏头痛):约占偏头痛患者的 10%。一般在青春期发病,多有家族史,头痛发作前数小时至数日可有倦怠、注意力不集中和打哈欠等前驱症状。在头痛之前或头痛发生时,常以可逆的局灶性神经系统症状为先兆,表现为视觉、感觉、言语和运动的缺损或刺激症状。最常见为视觉先兆,常为双眼同向症状,如视物模糊、暗点、闪光、亮点亮线或视物变形;其次为感觉先兆,感觉症状多呈面-手区域分布;言语和运动先兆少见。先兆症状一般在 5～20 分钟内逐渐形成,持续不超过 60 分钟,不同先兆可以接连出现。头痛在先兆同时或先兆后 60 分钟内发生,表现为一侧或双侧额颞部或眶后搏动性头痛,常伴有恶心、呕吐、畏光或畏声、苍白或出汗、多尿、易激怒、气味恐怖或疲劳感等,可见头面部水肿、颞动脉突出等。活动能使头痛加重,睡眠后可缓解头痛。头痛可持续 4～72 小时,消退后常有疲劳、倦怠、烦躁、无力和食欲差等,1～2 日后常可好转。

有上述典型偏头痛症状,虽经治疗头痛时间持续在 72 小时以上(其间可能有短于 4 小时的缓解期)的称为偏头痛持续状态。大多数偏头痛患者的预后良好,随年龄的增长症状可逐渐缓解,部分患者可在 60～70 岁时偏头痛不再发作。

2.治疗要点

偏头痛的治疗目的为减轻或终止头痛发作,缓解伴发症状,预防头痛复发。治疗药物包括非特异性止痛药如非甾体抗炎药(NSAIDs)和阿片类药物,特异性药物如麦角类制剂(麦角胺每次 1～2 mg,每天最大剂量 6 mg;二氢麦角胺肌内注射每次 1～2 mg,每天最大剂量 4 mg,或口服每次 1～3 mg,每天最大剂量 9 mg)和曲普坦类药物,后者包括舒马曲普坦(皮下注射:每次 6 mg,每天最大剂量 12 mg;口服每次 25～100 mg,每天最大剂量 300 mg)、那拉曲普坦(口服每次 2.5 mg,每天最大剂量 5 mg)、利扎曲普坦(口服 5～每次 10 mg,每天最大剂量 30 mg)、佐米曲普坦(口服每次 2.5～5 mg,每天最大剂量 10 mg)和阿莫曲普坦(口服每次 6.25～12.5 mg,每天最大剂量 25 mg)等。

(1)发作期的治疗:通常应在症状起始时立即服药。药物选择应根据头痛程度、伴随症状、既往用药情况等综合考虑,可采用阶梯法、分层选药,进行个体化治疗。①轻中度头痛:单用 NSAIDs 如对乙酰氨基酚(口服每次 0.3～0.6 g,每天最大剂量不超过 2.0 g)、萘普生(口服每次 0.2～0.3 g,每天 2～3 次)、布洛芬(口服每次 0.2～0.4 g,每天 3～4 次)等可有效,如无效再用偏头痛特异性治疗药物。阿片类制剂如哌替啶等,因有成瘾性,不推荐常规用于偏头痛的治疗,但对于有麦角类制剂或曲普坦类应用禁忌的病例,如合并心脏病、周围血管病或妊娠期偏头痛,则可给予哌替啶治疗以终止偏头痛急性发作。②中重度头痛:可直接选用偏头痛特异性治疗药物以尽快改善症状,部分患者虽有严重头痛但以往发作对NSAIDs 反应良好者,仍可选用 NSAIDs。麦角类和曲普坦类药物不良反应包括恶心、呕吐、心悸、烦躁、焦虑、周围血管收缩,大量长期应用可引起高血压和肢体缺血性坏死。严重高血压、心脏病和孕妇患者均为禁忌。此外,应用过频,则会引起药物过量使用性头痛,因此,麦角类和曲普坦类药物每周用药不超过 2 天。③伴随症状:恶心呕吐可肌内注射甲氧氯普胺 10 mg,严重呕吐者可用小剂量奋乃静、氯丙嗪。烦躁者可用地西泮 10～20 mg 肌内注射以促使患者镇静和入睡。

(2)预防性治疗:适用于以下情况。①频繁发作,尤其是每周发作 1 次以上严重影响日常生活和工作的患者;②急性期治疗无效,或因不良反应和禁忌证无法进行急性期治疗者;③可能导致永久性神经功能缺损的特殊变异型偏头痛,如偏瘫性偏头痛、基底型偏头痛或偏头痛性梗死等。

常用药物有以下几种。①β受体阻滞剂:普萘洛尔(每次 10～60 mg,每天 2 次),美托洛尔(每次 100～200 mg,每天 1 次);②钙通道阻滞剂:氟桂利嗪(5～10 mg,每天 1 次,睡前服用),维拉帕米(160～320 mg/d);③抗癫痫药:丙戊酸钠(每次 0.4～0.6g,每天 2 次),托吡酯(每次 25～200 mg),加巴喷丁(每次 0.9～1.8 g);④抗抑郁药:阿米替林(25～75 mg 睡前服用),丙米嗪和氟西汀等;⑤5-HT受体拮抗剂:苯噻啶(每次 0.5～3 mg)等。其中,普萘洛尔、阿米替林和丙戊酸钠 3 种药物在结构上无关,是预防性治疗的支柱,一种药物无效可选用另一种药物。

(二)丛集性头痛

丛集性头痛是一种原发性神经血管性头痛。以男性多见,为女性的 3～4 倍。头痛突然发生,无先兆症状,几乎于每日同一时间,常在晚上发作,使患者从睡眠中痛醒。头痛位于一侧眶周、眶上、眼球后和(或)颞部,呈尖锐、爆炸样、非搏动性剧痛。头痛达高峰时,患者常以手击头部、甚至以头撞墙,在室内外来回走动、十分烦躁、痛苦与不安。头痛持续 15 分钟至 3 小时不等。发作频度不一,从一天 8 次至隔天 1 次。疼痛时常伴有同侧颜面部自主神经功能症状,表现为结膜充血、流泪、流涕等副交感亢进症状,或瞳孔缩小和眼睑下垂等 Horner征,较少伴有恶心、呕吐。头痛发作可连续数周至数月(常为 2 周～3 个月),在此期间患者头痛呈一次接一次地成串发作,故名丛集性头痛。丛集发作期常在每年的春季和(或)秋季;丛集发作期后可有数月或数年的间歇期。在丛集期,饮酒或血管扩张药可诱发头痛发作,而在间歇期,二者均不会引起头痛发作。

根据中青年男性出现发作性单侧眶周、眶上和(或)颞部严重或极度严重的疼痛,可伴有同侧结膜充血、流泪、流涕、眼睑水肿、前额和面部出汗、瞳孔缩小、眼睑下垂等自主神经症状,发作时坐立不安、易激惹,并具有反复密集发作的特点,神经影像学排除引起头痛的颅内器质性疾患,可做出丛集性头痛的诊断。

本病急性期治疗有以下方法。①吸氧疗法:为头痛发作时首选的治疗措施。在发作剧烈时吸入纯氧(100%氧气8～10 L/min,10～20 分钟)约使70%患者终止发作。②利多卡因:用4%～10%利多卡因1 mL 经患侧鼻孔滴入,可使1/3的患者头痛缓解,机制是麻醉蝶腭神经节。③舒马曲普坦6 mg 皮下注射,或二氢麦角胺1～2 mg 肌内注射等,可迅速缓解头痛。

本病预防性治疗药物包括维拉帕米、锂制剂和糖皮质激素等。维拉帕米每天240～320 mg 可有效预防本病发作,可在用药2～3 周内发挥最大疗效。锂制剂适用于其他药物无效或有禁忌证者。糖皮质激素如泼尼松每天40～60 mg,常可预防头痛的发作,第2 周逐渐减量停药。其他药物有托吡酯、丙戊酸钠、苯噻啶、吲哚美辛等。

(三)紧张型头痛

紧张型头痛又称肌收缩性头痛,是双侧枕部或全头部紧缩性或压迫性头痛,约占头痛患者的40%,是临床最常见的慢性头痛。主要由精神紧张及颅周肌肉张力增高引起。长期焦虑、紧张、抑郁或睡眠障碍,高强度的工作缺乏适当的放松及休息,以及某些单调工种使头、颈或肩胛带长期处于不良的姿势等均可为发病因素。头痛部位不定,可为双侧、单侧、全头部、颈项部、双侧枕部、双侧颞部等不同部位。通常呈持续性钝痛,像一条带子紧束头部或呈头周紧箍感、压迫感或沉重感。许多患者可伴有头昏、失眠、焦虑或抑郁等症状。有的患者也可出现恶心、畏光或畏声等症状。体检可发现疼痛部位肌肉触痛或压痛点,有时牵拉头发也有疼痛,颈肩部肌肉有僵硬感,捏压时肌肉感觉舒适。

根据患者的临床表现,排除颅颈部疾病如颈椎病、占位性病变和炎症性疾病等,通常可以确诊。

本病的许多治疗药物与偏头痛用药相同。对于焦虑、紧张或抑郁的患者应在精神上给予诱导和安慰,使其消除顾虑。对局限性的肌肉疼痛,如颈项肌和肩胛肌等可作按摩、针灸、理疗、局部封闭等治疗。急性发作期用对乙酰氨基酚、阿司匹林、非甾体抗炎药、麦角胺或二氢麦角胺等亦有效。对于频发性和慢性紧张型头痛,应采用预防性治疗,可选用阿米替林、丙咪嗪或选择性5-羟色胺重摄取抑制剂(如舍曲林或氟西汀),或肌肉松弛剂如盐酸乙哌立松、巴氯芬等。失眠者可给予苯二氮䓬类,如地西泮每天 10～20 mg 口服。

(四)颅内压变化引起的头痛

1.颅内压增高所致的头痛

脑瘤、硬膜下血肿、脑脓肿及其他占位性病变引起的头痛,在初期主要是因病变邻近疼痛敏感结构被牵拉、移位或因感觉神经直接受压所致。在后期是由于脑脊液循环通路被阻塞,导致颅内压增高,使远离病灶的对疼痛敏感结构被牵拉、扭曲和移位而引起头痛。初期的头痛常位于占位病变的同侧,在后期有颅内压增高时呈现为弥漫深在的持久性钝痛,晨起较重,在咳嗽、大便用力或打喷嚏时头痛加重。头痛程度一般不如偏头痛或颅内出血时那样严重,多数不影响睡眠。随着占位病变增大及颅内压增高,患者出现呕吐及视盘水肿,最后因继发性视神经萎缩使视力减退或双目失明。治疗上除应用脱水剂降低颅内压外,根本措施是手术切除占位性病变。

良性颅内压增高征指有头痛和视盘水肿等颅内压增高表现而无局灶性神经系统体征,抽搐、精神障碍,其脑室系统和脑脊液成分基本正常,颅内无占位性病变,预后较为良好的一种临床综合征。此症患者大都诉述有全面性的头痛,而并无脑部结构的移位,头痛可能是由于伴发的脑水肿牵引脑膜与脑血管的神经末梢所致。

2.低颅压性头痛

低颅压性头痛是脑脊液(CSF)压力降低,压力<0.6 kPa(60 mmH$_2$O)导致的头痛,多为体位性。患者常在直立后 15 分钟内出现头痛或头痛明显加剧,卧位后头痛缓解或消失。

低颅压性头痛包括自发性(特发性)和继发性两种。自发性病因不明,既往多认为可能与血管舒缩障碍引起 CSF 分泌减少或吸收增加有关;目前已证实多数自发性低颅压与自发性脑脊液漏有关。而导致自发性脑脊液漏可能与微小创伤和硬膜结构薄弱有关。部分病例有剧烈咳嗽、推举重物、剧烈体育活动等引起微小创伤的病史;部分病例可合并有结缔组织异常的其他疾病,如马方综合征、常染色体显性遗传多囊肾、自发性视网膜脱离等。继发性可由多种原因引起,其中以硬膜或腰椎穿刺后低颅压性头痛最为多见,头颈部外伤及手术、脑室分流术、脊柱创伤或手术使 CSF 漏出增多,脱水、糖尿病酮症酸中毒、尿毒症、全身严重感染、脑膜脑炎、过度换气和低血压等使 CSF 生成减少。由于 CSF 量减少,压力降低,脑组织移位下沉等使颅内疼痛敏感组织被牵拉引起头痛。

本病可见于各种年龄,特发性多见于体弱女性,继发性无明显性别差异。头痛以双侧枕部或额部多见,也可为颞部或全头痛,但很少为单侧头痛,呈轻中度钝痛或搏动性疼痛,缓慢加重,常伴恶心、呕吐、眩晕、耳鸣、颈僵和视物模糊等。头痛与体位有明显关系,立位时出现或加重,卧位时减轻或消失。脑组织下坠压迫脑神经也可引起视物模糊或视野缺损(视神经或视交叉受压)、面部麻木或疼痛(三叉神经受压)、面瘫或面肌痉挛(面神经受压)。

病因明确者应针对病因治疗,如控制感染、纠正脱水和糖尿病酮症酸中毒等。对手术或创伤后存在脑脊液瘘者可行瘘口修补术等。对症治疗包括头低位卧床休息,补液(每天 2 000～3 000 mL),穿紧身裤和束腹带,给予适量镇痛剂等。鞘内注射无菌生理盐水可使腰穿后头痛缓解。咖啡因可阻断腺苷受体,使颅内血管收缩,增加 CSF 压力和缓解头痛,可用苯甲酸钠咖啡因 0.5 g 皮下或肌内注射,或加入 500～1 000 mL 林格氏液中静脉滴注。硬膜外血贴疗法是用自体血 15～20 mL 缓慢注入腰或胸段硬膜外间隙,血液从注射点上下扩展数个椎间隙,可压迫硬膜囊和阻塞脑脊液漏出口,迅速缓解头痛,适用于腰穿后头痛和自发性低颅压性头痛,有效率 97%。腰穿时应选用口径细的穿刺针,术后去枕平卧至少 6 小时有利于预防头痛。

(五)脑血管病所致头痛

脑血管病所致头痛是急性头痛患者首先要甄别的,包括蛛网膜下腔出血、脑出血、缺血性卒中等。

1.蛛网膜下腔出血

急性发作的头痛首先应考虑蛛网膜下腔出血的可能。典型症状为急性发作剧烈头痛,主诉为"刀劈样""爆炸样"头痛。70% 的头痛无定侧,可以为双额、顶、枕部或满头痛,30% 头痛偏向一侧,通常偏向动脉瘤所在侧。疼痛可放射至一侧或双侧眼部或颈部,可沿颈项向下放射,出现颈项强直,可持续数周至数月。可有意识丧失。也有一部分患者首发症状为精神错乱、惊厥发作、眩晕或脑神经(常为动眼神经瘫痪)障碍。腰穿脑脊液为均匀血性。患者如以往经常有阵发性头痛,此次头痛发作比较急剧,性质不同以往,也要考虑蛛网膜下腔出血。

2.脑出血

头痛常为首发症状,但往往迅速出现意识障碍与肢体偏瘫,结合血压突然升高的背景,诊断不难。

3.未破裂的脑动脉瘤与动静脉畸形

一般在动脉瘤未破裂之前,头痛是不常见的。脑血管畸形头痛时常位于畸形同侧,如后交通动脉或颈内动脉瘤可以引起固定在同侧的眶、额部头痛。动脉瘤进一步扩张时可以出现眼肌麻痹或对侧视野缺损,可以有局限性癫痫发作,对侧肢体偏瘫。DSA 和(或)头颅 MRI 检查有助于诊断,治疗以手术为主。

4.缺血性脑卒中

少数脑栓塞病例中有头痛症状,而在脑血栓形成中则头痛不常见。脑供血不足可致头痛,伴同感觉与运动障碍。头痛往往是搏动性的,可能是继发于颅外动脉的扩张。在椎-基底动脉或颈内动脉狭窄或闭塞的病例中,1/3~1/2 的患者有头痛,大都局限于枕部和颈部,或两额部;颈内动脉供血不足的头痛可以是同侧的或对侧的。

5.颞动脉炎

颞动脉炎多见于中、老年人,头痛常位于头皮表浅部位以及颞部与眼眶周围部,也可较广泛地弥漫及额部与枕部,为一种强烈的搏动性和持续性疼痛,并且伴有在其他血管性头痛中所没有的烧灼感。平卧位或头低位头痛加剧,仰头或压迫颈总动脉时头痛减轻,咀嚼时头痛加重。咀嚼时出现头痛常为本病的首发症状。压迫眼球或眼球转动即出现眼窝部疼痛。头痛同时伴有面部肿胀、皮肤红肿、颞动脉明显扩张隆起呈蛇行状、搏动消失,触之有发硬肥厚感,压痛明显。部分病例视网膜动脉或脑动脉也可受累,可发生缺血性视神经炎而出现视力障碍。颞动脉炎多有发热、出汗、疲乏等全身症状,周围血象有白细胞计数增高,血沉增快。

本病如不加特殊治疗,通常在 3~24 个月内病情渐趋稳定或自愈,少数可持续几年。治疗主要用肾上腺皮质激素且疗效好,在激素开始治疗后数小时内体温即下降为正常,1~2 天内局部疼痛和全身症状消失,食欲正常。头痛消失后激素可渐减量并维持用药数月,如停药后复发可重复再用。

(六)高血压性头痛

高血压性头痛是一种非偏头痛型血管性头痛。原发性高血压时约 80% 出现不同程度头痛,且青壮年的原发性高血压头痛发生率高,其机制与动脉壁痛觉感受器受刺激有关。表现为头部沉重或间歇性钝痛、压迫感或搏动痛,或呈持续性全头或偏侧头痛,部位不固定,多在清晨或午前出现,在低头或屏气用力后头痛可加剧。恶性高血压伴高血压脑病或因嗜铬细胞瘤血压突然升高时均可出现剧烈的持续性头痛,常伴有恶心、呕吐、视力减退、视网膜出血或视盘水肿。

高血压性头痛的治疗在于及时适度的降低血压,对伴有脑水肿者应及时应用脱水剂。

(七)颅脑外伤性头痛

急性和慢性头部外伤均可伴有头痛,常见的外伤后头痛有下列几种类型。

(1)头皮裂伤或脑挫裂伤后瘢痕形成,刺激颅内外痛觉敏感结构而引起头痛。疼痛部位较局限,常伴局部皮肤痛觉过敏。

(2)外伤后自主神经功能异常性头痛是因颈前部受伤累及颈交感神经链,导致支配头颅的交感神经失去抑制而引起头痛。患者叙述一侧额颞区的发作性头痛,伴同侧瞳孔改变(先扩大后缩小),眼睑下垂及面部多汗。服用普萘洛尔(20 mg,3 次/天)对头痛有效。

(3)外伤后因颈肌持续收缩而出现头痛,和紧张型头痛相似常有精神因素参与。

(4)外伤后神经不稳定性头痛。常见于脑震荡后遗症,除头痛外尚有头晕、耳鸣、失眠、注意力不集中、记忆力衰退、精神萎靡不振或情绪易激动等症状。神经系统无器质性损害证据。

(八)五官疾病的头痛

眼源性头痛是指青光眼、虹膜炎、眼眶肿瘤、球后视神经炎、高度远视、眼外肌不平衡及用眼时间过长等原因引起球后或额颞区疼痛。急性乳突炎能引起耳后疼痛。病毒性膝状神经节带状疱疹所产生的疼痛常位于外耳道内或耳后,疼痛数日后出现带状疱疹及面瘫。鼻腔或鼻窦发炎时因黏膜充血水肿而引起鼻塞、流涕及牵涉性头痛。急性鼻窦炎时常引起眼球周围或额颞区头痛。因鼻窦内的脓性分泌物经过一夜睡眠后积聚增多,故患者清晨起床后头痛特别严重,待脓液排出后头痛明显减轻。X 线检查有助于本病诊断。个别患者因鼻窦窦口被炎性分泌物或过敏性水肿阻塞,鼻窦内压力降低而形成"真空性头痛"。牙病所致的头痛,多先有病牙部位疼痛,随后放射至同侧颞部,呈灼痛或跳痛,牙科检查可确诊。鼻腔肿瘤、颞下颌关节功能障碍(Costen 综合征)及鼻咽癌均可引起头部牵涉痛。

(九)精神性头痛

神经症、抑郁症等,经常出现头痛。其部位多不固定,多变,性质多样,呈钝痛、胀痛,易受外界或情绪影响,历时数周甚至数年。常伴睡眠及记忆、理解等精神方面的症状。

(十) 神经痛

1. 三叉神经痛

三叉神经痛是指三叉神经分布区内短暂的反复发作性剧痛。成年及老年人多见,40岁以上患者占70%～80%,女性多于男性。三叉神经痛可分为症状性和原发性,前者的病因为炎症(如疱疹病毒感染)、肿瘤(如半月神经节肿瘤)、动脉瘤及外伤等,后者系指病因未明者(可能因三叉神经脱髓鞘产生异位冲动或伪突触传递所致)。典型的原发性三叉神经痛通常有如下特点:①疼痛常局限于一侧,并以累及一支多见,少数患者可同时有二支或三支受累,且以上颌支(第二支)或下颌支(第三支)最常受累。②疼痛发作时表现为以面颊上下颌及舌部明显的剧烈电击样、刀割样、烧灼样或撕裂样疼痛,来去骤然,突发突止。疼痛由颌面或牙槽病灶开始,并沿该神经的支配区域放射,每次发作仅数秒钟至1～2分钟,间歇期正常,1天数次至1分钟多次。发作呈周期性,持续数周,可自行缓解数月或更长。随病程进展,缓解期日益缩短。③发作时可伴有同侧面部肌肉的反射性抽搐(又称"痛性抽搐"),或有同侧面部潮红、流泪及流涎。④患者面部某个区域可能特别敏感,稍加触碰即引起疼痛发作,如上下唇、鼻翼外侧、舌侧缘、颊部等,该区域称之为"扳机点(触发点)"。发作期间面部的机械刺激,如说话、进食、洗脸、剃须、刷牙、打哈欠,甚至微风拂面皆可诱致疼痛发作,患者因而不敢大声说话、洗脸或进食,有的连口水也不敢咽下,严重影响患者生活,甚至全身营养状况不良,精神抑郁,有的产生消极情绪。

治疗主要有药物、封闭和手术治疗。药物治疗以卡马西平为首选,起始剂量0.1 g口服,2～3次/天,最大剂量每天1.0 g,有效维持量每天0.6～0.8 g。如卡马西平无效可改用苯妥英钠0.1 g口服,3次/天,如无效可每日增加0.05 g,数日后加至每天0.6 g。卡马西平或苯妥英钠单药治疗无效者两药合用可能有效。上述两药无效时可试用氯硝西泮每天6～8 mg口服。也可选用加巴喷丁(每天0.6～1.2 g)、普瑞巴林(每次75～150 mg,2次/天)口服。大剂量维生素B_{12}可缓解疼痛,剂量为1 000～2 000 μg肌内注射,每周2～3次,连用4～8周为1个疗程。药物治疗无效者可试用无水乙醇或甘油封闭三叉神经分支或半月神经节,破坏感觉神经细胞,可获止痛效果,不良反应为注射区面部感觉缺失。经皮半月神经节射频电凝疗法也有较好疗效。三叉神经感觉根部分切除术,因止痛效果确切,仍是首选的手术治疗方法。而三叉神经显微血管减压术,止痛同时不产生感觉及运动障碍,是目前广泛应用的最安全有效的方法。

2.舌咽神经痛

舌咽神经分布区的反复阵发性剧痛,不伴脑神经功能破坏表现的称舌咽神经痛。远比三叉神经痛少见。多数于中年起病,表现为口咽、喉或耳内的短暂发作性剧痛。每次持续数秒至1分钟,可因吞咽、咀嚼、讲话、咳嗽等触发。检查咽喉、舌根和扁桃体窝可有疼痛触发点。疼痛发作时可伴发咳嗽。个别患者发生昏厥,可能由于颈动脉窦神经过敏引起心脏停搏而造成。病程中可有自发缓解。神经系统检查无异常发现。将4%可卡因或1%丁卡因涂于患侧的口咽部,常可使疼痛缓解数小时。病因不明,有的可能是由于舌咽神经的脱髓鞘性病变引起,有的可能是由于局部的颅底血管压迫于舌咽神经所致。若疼痛持续,则本病需与鼻咽癌侵及颅底、耳咽管肿瘤、扁桃体肿瘤相鉴别。治疗与三叉神经痛相似。

3.枕神经痛

枕神经痛是枕大、枕小和耳大神经分布区疼痛的统称,3对神经来自$C_2 \sim C_3$神经,分布于枕部。可因上段颈椎病、脊柱结核、骨关节炎、脊髓肿瘤、硬脊膜炎和转移瘤等所致,多为继发性神经损害;也可由上呼吸道感染或扁桃体炎引起,或病因不明。枕大神经分布于后枕部相当于两侧外耳道经头顶连线以后的部分;枕小神经主要分布于耳廓上部和枕外侧皮肤;耳大神经主要分布于耳廓下部前后面、腮腺表面和下颌角部皮肤。疼痛位于一侧枕部与颈部,呈阵发性刺痛或电击样痛,或持续性钝痛;患侧枕部头皮可有皮肤感觉过敏及局限性压痛点,可向头顶(枕大神经)、乳突部(枕小神经)或外耳(耳大神经)放射。枕大神经痛压痛点位于乳突与枕后粗隆间连线的中点;枕小神经痛的压痛点多位于该连线的外1/3处。部分患者在间歇期仍有钝痛。疼痛可为自发或因旋转尤其向对侧旋转而诱发,其他头颈部运动或咳嗽、喷嚏可使疼痛加重或诱发疼痛,故患者常不敢过分活动头部,或使头略向后仰并向患侧倾斜以缓解疼痛。除病因治疗外,可用止痛剂(卡马西平、苯妥英钠等)、神经营养剂(维生素B_1、维生素B_{12}等)、局部封闭、理疗等对症治疗。

第二节　意识障碍和昏迷

一、概述

意识是指人体对周围环境及自身状态的感知能力。意识障碍是脑和脑干功能活动的抑制状态。按照生理与心理学基础可将意识障碍分为觉醒障碍（觉醒度下降，即狭义的意识障碍）和意识内容障碍两大类。前者表现为嗜睡、昏睡和昏迷；后者表现为意识模糊和谵妄等。脑和脑干功能活动的不同抑制程度决定了不同的意识障碍水平。

昏迷是一种最为严重的意识障碍。患者意识丧失，运动、感觉、反射和自主神经功能障碍，给予任何刺激（如语言、声音、光线、疼痛等）均不能将患者唤醒，但生命体征如呼吸、脉搏、心跳、血压和体温尚可存在。昏迷是病情危重的信号，是常见危重急症，病死率高，临床医师如能迅速做出正确的诊断和及时的处理，患者往往可能转危为安。

（一）以觉醒度改变为主的意识障碍

根据检查时刺激的强度和患者的反应，可分为以下 3 级。

1.嗜睡

嗜睡是意识障碍的早期表现。主要表现为病理性睡眠过多过深，能被各种刺激唤醒，并且能够正确回答问题和做出各种反应，但当刺激去除后又很快入睡。

2.昏睡

昏睡是一种比嗜睡深而又较昏迷稍浅的意识障碍。昏睡时觉醒水平、意识内容及随意运动均减至最低限度。患者不能自动醒转，在持续强烈刺激下能睁眼、呻吟、躲避，可作简短而模糊的回答，但反应时间持续很短，很快又进入昏睡状态。昏睡时可见到运动性震颤、肌肉粗大抽动、不宁或刻板的动作、强握和吸吮反射。

3.昏迷

患者意识完全丧失，各种强刺激不能使其觉醒，无有目的的自主活动，不能自发睁眼。昏迷按严重程度可分为浅昏迷、中昏迷和深昏迷 3 级。①浅昏迷：即轻度昏迷。仅对剧痛刺激（如压迫眶上神经）有防御性反应和痛苦表情，不能言语，可有无意识的自发动作，各种生理反射存在（如吞咽、咳嗽、角膜和瞳孔对光反射），呼吸、血压、脉搏一般无明显改变。②中昏迷：对外界的正常刺激均无反应，自发动作很少。对强烈刺激可有防御反射，角膜反射减弱，瞳孔对光反射迟钝，眼球无转动，大小便潴留或失禁。呼吸、血压、脉搏已有变化。③深昏迷：对外界的任何刺激均无反应，全身肌肉松弛，无任何自主运动。眼球固定，瞳孔散大，各种反射全部消失，大小便多失禁。生命体征已有明显改变，呼吸不规则，血压或下降。

(二)以意识内容改变为主的意识障碍

1.意识模糊

表现为注意力减退,情感反应淡漠,定向力障碍,活动减少,语言缺乏连贯性,对外界刺激可有反应,但低于正常水平。

2.精神错乱

患者对周围环境的接触程度障碍,认识自己的能力减退,思维、记忆、理解与判断力均减退,言语不连贯并错乱,定向力亦减退。常有胡言乱语、兴奋躁动。

3.谵妄状态

表现为意识内容清晰度降低,伴有睡眠-觉醒周期紊乱和精神运动性行为。除了上述精神错乱以外,尚有明显的幻觉、错觉和妄想。幻觉以视幻觉最为常见,其次为听幻觉。幻觉的内容极为鲜明、生动和逼真,常具有恐怖性质。因而,患者表情恐惧,发生躲避、逃跑或攻击行为,以及运动兴奋等,患者言语可以增多,不连贯或不易理解,有时则大喊大叫。谵妄或精神错乱状态多在晚间加重,也可具有波动性,发作时意识障碍明显,间歇期可完全清楚,但通常随病情变化而变化,持续时间可数小时、数日甚至数周不等。

二、病因和发病机制

意识是大脑功能活动的综合表现,是人对自身及外界环境进行认识和做出适宜反应的基础,包括觉醒状态与意识内容两个组成部分。觉醒状态是指与睡眠呈周期性交替的清醒状态,由脑干网状激活系统和丘脑非特异性核团维持和激活,属皮质下激活系统的功能;意识内容是指人的知觉、思维、情绪、记忆、意志活动等心理过程(精神活动),还有通过言语、听觉、视觉、技巧性运动及复杂反应与外界环境保持联系的机敏力,属大脑皮质的功能。正常意识是指觉醒水平与意识水平都处于正常状态,表现为对自身与周围环境有正确理解,对内外环境的刺激有正确反应,对问话的注意力、理解程度以及定向力和计算力都是正常的。脑电生理正常。意识障碍是脑和脑干功能活动的抑制状态,表现为人对自身及外界认识状态以及知觉、记忆、定向和情感等精神活动不同程度的异常。尽管痴呆、冷漠、遗忘、失语等,都是意识内容减退的表现,但只要在其他行为功能还能做出充分和适当的反应,就应该认为意识还是存在的。

正如上述,意识是人对自身及外界环境进行认识及做出适宜反应的基础。意识的“开关”系统包括特异性和非特异性上行投射系统。特异性上行投射系统是各种感觉传入通路的总称。人体通过各种感觉器官接受躯体感觉冲动,经各传导束终止于丘脑特异性核团,再投射到大脑皮质相应的感觉区,引起大脑皮质的激醒。上述感觉冲动途经脑干时发出侧支至脑干网状结构,后者弥散地作用于整个大脑皮质,使大脑皮质处于觉醒状态,称为上行网状激活系统(ascending reticular activity system,ARAS)。下丘脑则接受来自内脏的感觉冲动及体液性刺激,激活大脑边缘系统,称为下丘脑激活系统,它与ARAS在功能上具有密切联系。大脑皮质受到这两种激活系统的调节与维持,保持觉醒状态。大脑皮质又通过皮质网状束的离皮质联系向网状结构传递反馈神经冲动,以调节ARAS的活动。这一反馈环路的神经冲动,循环不已,从而维持大脑皮质的持久清醒和意识活动。因此,凡ARAS,丘脑、下丘脑激活系统或大脑皮质发生器质性或可逆性病变时,均可引起意识障碍。一般当损害或抑制脑干网状结构时引起觉醒障碍;双侧大脑半球的广泛损害或功能抑制可引起意识障碍或昏迷;一侧大脑半球的急性广泛病变,尤其是在优势侧半球,亦可发生意识障碍。颅内局灶病变一般不引起意识障碍,但病变发展迅速并伴有脑循环障碍、脑水肿、颅内高压等时,也可引起不同程度的意识障碍。病变侵犯间脑也可早期发生意识障碍,并且迅速发展。缓慢发展的大脑局灶病变一般无意识障碍,但如合并脑疝,患者可迅速陷入昏迷。不同的病因和病变部位,引起昏迷的发病机制也有差异,详见表1-2。

三、诊断思路

任何原因所致的弥漫性大脑皮质和(或)脑干网状结构的损害或功能抑制均可造成意识障碍和昏迷。临床上,引起意识障碍和昏迷的具体病因很多,通过病史和临床检查,有的病因易明确,有的则不易明确。因此,必须边询问病史,边体检,边观察,边治疗。并就以下问题进行分析和判断:①是不是昏迷? ②昏迷的程度如何? ③引起昏迷的病因是什么? 是颅内疾病抑或全身性疾病? 若是前者,是颅内局限性病变亦或弥漫性病变? 如系局限性病变,它是位于幕上抑或幕下? 具体病因是什么? 若是全身性疾病,具体病因是什么?

(一)病史与体检

对意识障碍和昏迷患者的诊断需要详询病史,过细而全面的体检以及必要的实验室或特殊辅助检查。

1.病史采集

对意识障碍和昏迷患者,采集病史要简明扼要。病史中应着重了解。

(1)发生意识障碍和昏迷的时间、诱因、起病缓急、方式及其演变过程等。

表 1-2 颅内疾病引起昏迷的病变部位、发病机制、临床表现和常见病因

颅内病变部位	昏迷的发病机制	临床表现特点	常见病因
颅内幕上病变	半球病变：颅内压增高→脑疝（继发性上脑损害） 中线病变：累及第三脑室后部、底丘脑、丘脑内侧核群	先有偏瘫等进行性半球定位症状；逐渐出现颅内压增高表现；最后呈意识障碍与脑干受损体征及脑疝表现；中线病变除脑中线结构受损外，尚有意识障碍，且出现较早	颅内血肿（硬膜外、硬膜内、脑内血肿），脑梗死，脑肿瘤，脑脓肿，脑寄生虫病（囊肿、肉芽肿）等
颅内幕下病变	脑干局限性病变：累及上行性网状激活系统 颅后窝占位病变：颅内压增高脑疝（继发性脑干损害）	昏迷前有单侧脑干定位征；昏迷同时即有脑干各平面受损表现；较早出现颅内压增高表现	脑干梗死，脑干出血，脑干肿瘤，小脑出血，脓肿、肿瘤
颅内弥漫性病变	广泛性脑水肿→颅内压增高；细菌、病毒感染侵犯脑膜和脑部；脑部神经元广泛弥散性变性、缺失	昏迷前除有神经精神症状外，尚有原发病（如感染、外伤等）的表现；意识障碍明显；弥漫性或多灶性脑实质受损体征，伴有脑膜刺激征；常有急性颅高压和中央型脑功能紊乱体征；脑脊液改变依病因而异	颅内感染（脑膜炎、脑炎），脑震荡，广泛性脑损伤，蛛网膜下腔出血，癫痫发作后昏迷，脑部变性病干

（2）意识障碍和昏迷的伴随症状以及相互间的关系：如首发症状为剧烈头痛者要考虑蛛网膜下腔出血、脑出血、脑膜炎；高热、抽搐起病者结合季节考虑乙型脑炎、流行性脑脊髓膜炎；以精神症状开始者应考虑脑炎、额叶肿瘤等；老年患者以眩晕起病要考虑小脑出血或椎-基底动脉系的缺血。

（3）意识障碍和昏迷发生前有无服用药物（如镇静安眠药、抗精神病药、降血糖药等）、毒物和外伤史，既往有否类似发作等。

（4）既往有无癫痫、精神疾患、长期头痛、视力障碍、肢体运动受限、高血压和严重的肝、肾、肺、心脏疾患以及内分泌代谢疾病等。

（5）了解发病现场和环境：如有无未服完的药品、呕吐物；有无特殊气味（如CO、硫化氢等）；季节特点（如寒冷、高温等）；附近有无高压电线。

2.体格检查

体格检查包括体温、脉搏、呼吸、血压和皮肤黏膜，以及神经系统以外的其他系统检查等。

（1）体温：①体温升高常见于严重的颅内外感染性疾病（脑炎、脑膜炎、肺部感染、脓毒症等）、脑出血、蛛网膜下腔出血、中暑等。高热无汗还应考虑是否有抗胆碱能药物中毒。②体温降低常见于乙醇中毒、一氧化碳中毒、休克、镇静催眠药中毒、低血糖昏迷、黏液性水肿、垂体功能减退、艾迪生病及下位脑干的广泛损害和冻僵等。

（2）脉搏：脉搏触诊有助于及时发现急性心源性脑缺血综合征。脉慢而洪大见于脑出血、乙醇中毒；脑脓肿患者的脉搏常缓慢、充实而规则，而脑膜炎患者的脉搏多细速。颠茄类、氯丙嗪中毒时脉搏显著增快。脉搏先慢后快，同时伴有血压下降者，可见于脑疝压迫脑干、延髓生命中枢衰竭，提示预后不良。

（3）呼吸：观察患者的呼吸方式、节律和频率等。呼吸深而快，常见于代谢性酸中毒（糖尿病、尿毒症等）；鼾声呼吸且伴有呼吸时一侧面肌瘫痪者提示脑出血。浅而快速的规律性呼吸见于休克、心肺疾患或镇静催眠药中毒引起的呼吸衰竭，肺炎等缺氧性疾病可伴发绀和鼻翼扇动；呼吸深而慢、同时脉搏慢而有力和血压增高，为颅内压增高的表现。呼吸过慢并伴有叹息样呼吸常为吗啡类药物中毒。呼气带有氨味见于尿毒症昏迷；带有苹果味见于糖尿病昏迷；苦杏仁气味提示氢氰酸（苦杏仁、木薯、氰化物等）中毒；呈酒味提示乙醇中毒；呼气及排泄物有大蒜样臭味可见于有机磷农药中毒；呼气中及尿液出现"肝臭"者提示肝性脑病。昏迷患者呼吸节律的异常类型常常提示脑部病变的部位，与神经功能障碍水平定位有密切关系。双侧额叶损害可出现过度换气后呼吸暂停（PHVA）现象，即每在5～10次深呼吸后呼吸暂停。脑部广泛病损使中脑内呼吸中枢失去大脑的控制时，可出现潮式呼吸，表现为呼吸由浅慢逐渐变为深快，再由深快变为浅慢，随后出现一段呼吸暂停后，然后重复上述周期性呼吸。潮式呼吸的周期可以长达30秒至2分钟，暂停时间可长达5～30秒。当中脑和脑桥上部功能受损后，可出现中枢神经源性过度呼吸（central neurogenic hypervenilation，CNH），呼吸深、快、均匀、持久，频率达40～70次/分。

脑桥下部损害后可出现：①喘息样呼吸，常在濒死时出现，表现为深呼吸、较慢的频率，跳跃式深吸气，呼吸暂停6～10秒，可见于延髓内肿瘤或严重的药物中毒时；②交替呼吸，表现为一次强呼吸和一次弱呼吸交替；③间歇呼吸，表现为每3～4次呼吸后出现呼吸暂停；④长吸式呼吸，是一种吸气持续的延长性吸气痉挛，吸2～3次呼1次或吸足气后呼吸暂停。所谓鱼嘴式呼吸（每次吸气时下颌张开似鱼嘴），亦见于脑干下部损害时，常为预后严重的征兆。延髓受损时，呼吸紊乱更为严重，频率和幅度均不时改变，间以不规则地呼吸中断，有人亦称其为"共济失调性呼吸",最后发展至呼吸完全停止。在小脑幕上占位病变发展至出现小脑幕裂孔疝和枕骨大孔疝的过程中,有时可见到呼吸形式的一系列改变(潮式呼吸→中枢神经原性过度呼吸→喘息式呼吸→共济失调性呼吸),提示脑干功能自首端向尾端逐渐发生障碍。

(4)血压:血压显著增高,见于脑出血、高血压脑病、颅内压增高等;血压过低常见于糖尿病昏迷、乙醇中毒、巴比妥类药物中毒等。

(5)皮肤黏膜:皮肤灼热干燥见于中暑高热;皮肤湿润、多汗见于低血糖昏迷、有机磷农药中毒等;皮肤苍白常见于尿毒症性、低血糖性昏迷等;皮肤潮红见于脑出血、颠茄类中毒及乙醇中毒;口唇发绀为严重缺氧如窒息、自缢或肺性脑病等;口唇樱红考虑一氧化碳中毒、严重酸中毒;口角见到单纯疱疹,考虑为疱疹性脑炎、脑型疟疾、大叶性肺炎或流脑等;皮肤巩膜黄染应考虑肝性脑病或药物中毒;昏迷伴有结合膜瘀斑、皮疹、皮肤瘀斑,须鉴别脓毒症、流脑、流行性出血热等引起的昏迷;有无头部、颜面部皮肤损伤的痕迹,有无舌咬伤、耳鼻部出血、脑脊液漏、耳后及皮下出血等,对诊断颅骨骨折、颅脑外伤及癫痫大发作常有帮助;颈部手术疤痕可能提示甲状腺或甲状旁腺疾患,电解质不平衡或内分泌功能障碍;胸腔手术或乳房手术疤痕应想到颅内转移或伴随于恶性肿瘤的高钙血症、低钠血症等电解质紊乱。应注意肢体、皮肤上成串的针疤或皮下脓肿可能曾滥用药物。

3.神经系统检查

意识障碍时神经系统查体主要包括以下几个方面的检查:眼征、对疼痛刺激的反应、瘫痪体征、脑干反射、锥体束征和脑膜刺激征等。

(1)眼征。包括以下几个方面:观察瞳孔的大小、形状、位置、双侧对称性及对光反应,可帮助判断神经损害的部位及程度。①瞳孔对光反射:为光线刺激瞳孔引起的缩瞳反射。其传导径路:视网膜→视神经→中脑被盖前区→埃魏氏核→动眼神经→膝状神经节→颈上交感神经节节后纤维→瞳孔括约肌,径路上任何一处损害均可引起对光反射丧失和瞳孔散大。瞳孔对光反射与昏迷程度成正比(但巴比妥类中毒虽呈深昏迷,对光反射却残存是为特征)。②瞳孔改变与病因:单侧瞳孔扩大,除外药物作用,昏迷患者单侧瞳孔扩大(≥5 mm)者,可定为视神经损害或动眼神经损害造成。视神经损害常由于急性颅脑外伤伴发视神经损伤,有球后视神经炎过去史,或局部肿瘤或动脉瘤压迫引起单侧性黑矇性瞳孔麻痹,同侧直接光反射及对侧间接光反射消失;视神经萎缩者,亦可见该侧瞳孔扩大。动眼神经损害单侧瞳孔扩大,多见于后交通动脉瘤破裂引起的蛛网膜下腔出血,也可见于颞叶钩回疝、颅脑外伤伴发硬膜外血肿、脑出血、脑肿瘤等压迫。颈内动脉血栓形成,大脑中动脉浅支或深支梗死时,亦可见单侧瞳孔扩大。个别癫痫患者抽搐后出现暂时性单侧瞳孔扩大,机制不明。

瞳孔变化:双侧瞳孔扩大,可见于药物或食物中毒如颠茄类、巴比妥类(有时缩小)、氰化物、肉毒杆菌中毒等;脑疝进行到晚期瞳孔由单侧扩大扩展为双侧扩大,昏迷加深,提示预后不良。小脑幕上病变尚未引起脑疝或中脑结构移位时,瞳孔大小接近正常,若发生小脑幕切迹疝,则见病灶侧瞳孔扩大,对光反射消失,若观察脑疝形成的全过程,则可发现扩大侧瞳孔先有缩小的改变(由于动眼神经的压迫与牵拉,病侧缩瞳纤维首先受到刺激,继而麻痹)。单侧瞳孔缩小较少见,上述幕上占位病变早期颞叶钩回疝时,可见同侧瞳孔缩小,而光反射存在;脑干梗死也可见到一侧瞳孔缩小(霍纳综合征表现之一)。双侧瞳孔缩小,可见于氯丙嗪、吗啡类药物、有机磷农药、水合氯醛、毒蕈等中毒与尿毒症;双侧瞳孔缩小如针眼,伴有高热是原发性脑桥出血的特征,若患者还有四肢阵发性强直性抽搐则是脑室出血的表现。中央型间脑疝而致双侧下丘脑损害可出现双侧瞳孔缩小。

眼球运动:眼球运动受大脑皮质、脑桥、中脑和第3、4、6脑神经控制,其运动异常有重要的定位意义。在代谢性脑病中,仅巴比妥类和苯妥英钠中毒可有眼球运动障碍。若患者的眼球和浅睡眠一样,能缓慢地向两侧转动,说明脑桥和中脑的有关功能尚相对地完好,据此可推测小脑幕下病变引起的昏迷可能性较小。一侧大脑半球有较广泛的损害时,患者双眼常偏向瘫痪肢体的对侧;一侧脑桥受损时,则双眼偏向肢体瘫痪的同侧。在双侧大脑皮质急性病变时,可见到有眼球激动现象,每隔几秒钟双眼出现强烈的快速摆动。丘脑底部和上位中脑损害患者,眼球可能向下和向内转,就像盯着自己鼻尖看。眼球浮动是双眼球快速同向下转后又缓慢地向上转恢复至原位,每分钟重复 2～3 次,转动的幅度为 1～3 mm,它发生于眼球水平向运动机制被破坏的情况,其机制为脑桥侧视中枢受损,而中脑的眼球垂直运动中枢未受损之故,见于脑桥的双侧性损害。脑干广泛严重损害时,眼球运动完全丧失而固定在正中位。垂直性眼球运动障碍如双眼向上或向下凝视提示中脑四叠体附近或下丘脑病变;分离性眼球运动可为小脑损害表现。

眼底检查:凡是能引起颅内压增高的疾病均可引起眼底改变。颅脑外伤或颅内出血后 12～24 小时即可出现视神经乳头水肿的变化;但严重的视盘水肿多数是由于长期颅内压增高的后果,应考虑有脑肿瘤、脑脓肿等占位病变的可能。

如视网膜有广泛的渗出物、出血,则应考虑有糖尿病、尿毒症、高血压脑病等可能。玻璃体下较大的或视网膜广泛的浅表出血通常见于蛛网膜下腔出血。

(2)对疼痛刺激的反应。用力按压眶上缘、胸骨检查昏迷患者对疼痛的运动反应,有助于定位脑功能障碍水平或判断昏迷的程度。出现单侧或不对称性姿势反应时,健侧上肢可见防御反应,病侧则无,提示瘫痪对侧大脑半球或脑干病变。观察面部疼痛表情时,可根据面肌运动,判断有无面瘫。疼痛引起去皮质强直,表现为上肢内收和屈曲,下肢伸直,与丘脑或大脑半球病变有关;去脑强直表现为四肢伸直,肌张力增高或角弓反张,提示中脑功能受损,较去皮质强直脑功能障碍程度更为严重。脑桥和延髓病变患者通常对疼痛无反应,偶可发现膝部屈曲(脊髓反射)。

(3)瘫痪体征:意识障碍和昏迷患者的瘫痪检查,可通过疼痛刺激观察面部表情与肢体活动,以及肢体坠落试验等来判定。①观察面颊:一侧面瘫时,可见该侧鼻唇沟变浅,口角低垂,睑裂增宽,呼气时面颊鼓起,吸气时面颊塌陷,呈吸烟斗动作。②疼痛刺激:压迫眶上切迹或捏掐肢体,观察患者肢体活动情况,瘫痪侧少动或不动。③观察双眼球共同偏视(见前述)。④胸骨反射:针刺胸骨柄部,引起一侧或双侧上肢的屈曲反应,手移向胸骨部,刺激加重,可波及下肢。一侧肢体反射消失或运动反应弱,提示该侧肢体瘫痪。⑤上肢坠落试验:将患者双上肢抬起,使与躯干呈垂直位,突然放手,观察肢体坠落情况,瘫痪肢体迅速坠落而且沉重,无瘫痪肢体则向外侧倾倒,缓慢坠落。⑥下肢坠落试验:将患者下肢膝部屈曲抬高,足跟着床,突然松手时瘫痪侧肢体不能自动伸直,并向外侧倾倒;无瘫痪肢体则呈弹跳式伸直,并能保持足垂直位。⑦足外旋试验:先将患者的双下肢伸直放平,然后把双足扶直并拢,突然松开时则瘫痪肢体的足立刻外旋倾倒,足外缘着床;无瘫痪的足,仍能维持足垂直位。⑧反射的改变:瘫痪肢体侧常伴有中枢性面瘫,腹壁、提睾反射减弱或消失,腱反射增强,病理反射阳性。

(4)脑干反射:可通过睫脊反射、角膜反射、头眼反射和眼前庭反射等脑干反射来判断是否存在脑干功能损害。反射性眼球运动包括头眼反射和眼前庭反射。

睫脊反射:给予颈部皮肤疼痛刺激时可引起双侧瞳孔散大,此反射存在提示下位脑干、颈髓、上胸段脊髓及颈交感神经功能正常。

角膜反射:角膜反射是由三叉神经的眼神经与面神经共同完成的,当三叉神经的第一支(眼神经)或面神经损害时,均可出现角膜反射消失。若脑桥上部和中脑未受累及,角膜反射存在;一侧角膜反射消失见于同侧面神经病变(同侧脑桥），双角膜反射消失见于一侧三叉神经受损或双侧面神经受损，提示中脑或脑桥受累，常有意识障碍。

头眼反射：又称玩偶眼试验（Doll's eye test）。在浅昏迷患者，检查者使其眼睑睁开，并将患者的头向两侧或前后转动，先慢后快，患者双眼反射地朝与头转动相反的方向转动（如头转向右侧时，双眼凝视偏向左侧），谓之头眼反射（本体觉转头反射、环偶眼现象）阳性。在婴儿为正常反射，随着大脑发育而抑制。头眼反射的刺激主要通过颈部肌肉本体觉，通过本体觉神经纤维进入脊髓，先经过颈髓2～4节段的背根，然后进入颈髓再上升达到延髓前庭神经核、中脑顶盖部、脑桥，以及第3、4、6脑神经。正常人清醒状态下，头眼反射为大脑半球发起的视觉固定（或注视）所抑制，故正常人头眼反射不存在。在嗜睡患者，开始2或3次转头可能引起相反的同向眼动，以后由于转头动作通常使患者觉醒而头眼反射消失。此反射在大脑半球弥漫性病变和间脑病变所致昏迷时出现并加强；脑干病变时此反射消失，如一侧脑干病变，头向该侧转动时无反射，向对侧仍存在。应强调的是：在怀疑有颈椎脱位与骨折可能的患者，绝对禁忌作此项检查。

眼前庭反射：或称冷热水试验。用注射器向一侧外耳道注入1 mL冰水，大脑半球弥漫性病变而脑干功能正常时出现双眼向冰水灌注侧强直性同向运动；昏迷患者，如存在完全的反射性眼球运动提示脑桥至中脑水平的脑干功能完好；中脑病变时，眼前庭检查可显示灌注对侧眼球内收不能，同侧眼外展正常；脑桥病变时反应完全丧失。

脑膜刺激征：脑膜刺激征包括颈强直、Kernig征和Brudzinski征等，颈上节段的脊神经根受刺激引起颈强直，腰骶节段的脊神经根受刺激，则出现Kernig征和Brudzinski征。阳性提示有脑膜炎、蛛网膜下腔出血、脑炎、脑水肿及颅内压增高等的可能。深昏迷时脑膜刺激征可消失。检查方法包括以下3种。①屈颈试验：患者仰卧，检查者托患者枕部并使其头部前屈而表现不同程度的颈强，被动屈颈受限，称为颈强直，但需排除颈椎病。正常人屈颈时下颌可触及胸骨柄，部分老年人及肥胖者除外。②Kernig征：患者仰卧，下肢于髋、膝关节处屈曲成直角，检查者于膝关节处试行伸直小腿，如伸直受限并出现疼痛，大、小腿间夹角＜135°，为Kernig征阳性。如颈强（＋）而Kernig征（－），称为颈强-Kernig征分离，见于后颅窝占位性病变和小脑扁桃体疝等。③Brudzinski征：患者仰卧屈颈时出现双侧髋、膝部屈曲；一侧下肢膝关节屈曲位，检查者使该侧下肢向腹部屈曲，对侧下肢亦发生屈曲（下肢征），均为Brudzinski征阳性。

（5）反射检查：一般认为，浅反射由减退至消失而同时深反射由亢进至消失均提示昏迷的程度加深。常用的深反射(为肌腱和关节反射)有肱二头肌、三头肌反射,桡骨膜反射,膝反射,跟腱反射等;常用的浅反射(浅反射是刺激皮肤、黏膜、角膜等引起肌肉快速收缩反应)有角膜反射、咽反射、腹壁反射、提睾反射、跖反射、肛门反射等。以下为常用的病理反射。

巴宾斯基征(Babinski 征)是经典的病理反射,提示锥体束受损。用竹签轻划足底外侧,自足跟向前至小趾根部足掌时转向内侧,阳性反应为趾背屈,可伴其他足趾扇形展开。包括以下几项。①Chaddock 征:由外踝下方向前划至足背外侧;② Oppenheim 征:用拇指和示指沿胫骨前缘自上而下用力下滑;③Schaeffer征:用手挤压跟腱;④Gordon 征:用手挤压腓肠肌;⑤Gonda 征:用力下压第 4、5 足趾,数分钟后突然放松;⑥Pussep 征:轻划足背外侧缘。

巴宾斯基等位征:阳性反应均为趾背屈。临床意义一般认为同 Babinski 征。

强握反射:指检查者用手指触摸患者手掌时被强直性握住的一种反射。新生儿为正常反射,成人见于对侧额叶运动前区病变。

脊髓自主反射:脊髓横贯性病变时,针刺病变平面以下皮肤引起单侧或双侧髋、膝、踝部屈曲(三短反射)和 Babinski 征阳性。若双侧屈曲并伴腹肌收缩、膀胱及直肠排空,以及病变以下竖毛、出汗、皮肤发红等,称为总体反射。

对于昏迷患者除重点注意以上项目外,尚应注意胸、腹部体征如昏迷偏瘫患者伴有心脏杂音,心房颤动,考虑心脏病伴有脑梗死;昏迷、抽搐伴有心音片刻听不到,考虑阿-斯综合征;昏迷、休克、肺部啰音等,考虑中毒性肺炎;昏迷患者伴腹水、肝脾大或缩小,常提示肝性脑病、血液病、细菌性心内膜炎、脓毒症等可能性。

实验室检查与特殊检查应根据需要选择进行,但除三大常规外,对于意识障碍和昏迷患者,血清电解质、尿素氮(BUN)、血糖等应列为常规检查;对病情不允许者必须先就地抢救,视病情许可后再进行补充。脑电图、头颅 CT 和 MRI,以及脑脊液检查对昏迷的病因鉴别有重要意义。

在通过上述病史询问,体检、神经系统检查及必要的有关辅助检查后,一般可依下列顺序对意识障碍与昏迷进行诊断和鉴别诊断。

(二)判断是否为意识障碍和昏迷

临床上判断是否属于意识障碍和昏迷一般不难,但首先应排除下述两种情况。

1.几种特殊类型的意识障碍

(1)去皮质综合征:也称去大脑皮质状态,是由于双侧大脑皮质发生弥散性的严重损害而导致大脑皮质功能减退或丧失,皮质下功能仍保存。其特点是皮质与脑干的功能出现分离现象:大脑皮质功能丧失,对外界刺激无任何意识反应,不言不语;而脑干各部分的功能正常。患者眼睑开闭自如,常睁眼凝视(即醒状昏迷),痛觉灵敏(对疼痛刺激有痛苦表情及逃避反应),角膜与瞳孔对光反射均正常。四肢肌张力增高,双上肢常屈曲,双下肢伸直(去皮质强直),大小便失禁,还可出现吸吮反射及强握反射,甚至伴有手足徐动、震颤、舞蹈样运动等不随意运动。

(2)无动性缄默症:该综合征常见于缺氧性脑病、脑炎、中毒和严重颅脑外伤等。又称睁眼昏迷,由脑干上部和丘脑的 ARAS 受损引起,此时大脑半球及其传出通路无病变。患者能注视周围环境及人物,貌似清醒,但不能活动或言语,二便失禁。肌张力减低,无锥体束征。强烈刺激不能改变其意识状态,存在觉醒-睡眠周期。本症常见于脑干梗死。

(3)植物状态:是指大脑半球严重受损而脑干功能相对保留的一种状态。表现为对自身和外界的认知功能完全丧失,呼之不应,不能与外界交流,有自发或反射性睁眼,偶可发现视物追踪,有睡眠和觉醒周期,可有无意义哭笑,二便失禁。肢体可有无意识的随意运动,脑干反射存在。持续性植物状态指颅脑外伤后植物状态持续 12 个月以上,其他原因持续 3 个月以上。

2.神经精神疾病所致的几种貌似昏迷状态

(1)精神抑制状态:常见于强烈精神刺激后或癔症性昏睡发作,患者表现出僵卧不语,对外界刺激如呼唤、推摇,甚至疼痛刺激常不发生反应。双目紧闭,扒开眼睑时有明显抵抗感,并见眼球向上翻动,放开后双眼迅速紧闭。瞳孔大小正常,光反应灵敏,眼脑反射正常,无病理反射。脑电图呈觉醒反应,经适当治疗可迅速复常。癔症性昏睡,多数尚有呼吸急促,也有屏气变慢,检查四肢肌张力增高,对被动活动多有抵抗,有时四肢伸直、屈曲或挣扎、乱动。常呈阵发性,多属一过性病程,在暗示治疗后可迅速恢复。

(2)木僵:表现为不语不动,不饮不食,对外界刺激缺乏反应,甚至出现大小便潴留,多伴有蜡样屈曲和违拗症,言语刺激触及其痛处时可有流泪、心率增快等情感反应,缓解后多能清楚回忆发病过程。见于精神分裂症的紧张性木僵、严重抑郁症的抑郁性木僵、反应性精神障碍的反应性木僵等。

(3)闭锁综合征:又称去传出状态。病变位于脑桥基底部,双侧锥体束和皮质脑干束均受累。患者意识清醒,因运动传出通路几乎完全受损而呈失运动状态,除尚有部分眼球运动外,呈现四肢瘫,不能说话和吞咽,表情缺乏,就像全身被闭锁,但可理解语言和动作,能以睁闭或眼垂直运动示意。当临床怀疑本症时,可让患者"睁开你的眼睛""向上看""向下看"和"看你的鼻尖"等,可做出鉴别。

(4)意志缺乏症:患者处于清醒状态,运动感觉功能存在,但因缺乏始动性而不语不动,对刺激无反应,无欲望,呈严重淡漠状态,可有额叶释放反射,如掌颏反射、吸吮反射等。本症多由双侧额叶病变所致。

(5)失语:程度较重的失语患者,特别是伴有嗜睡、瘫痪时,对外界刺激失去反应能力而易被误认为昏迷。如系失语而非昏迷的患者,对声、光、疼痛刺激的反应是灵敏的;对言语以外的示意性动作、表情等仍能领会、理解,而有适当的表情反应,或喃喃发声,欲语不能。

(三)意识障碍和昏迷程度的评定

临床上除将意识障碍分为嗜睡、昏睡、浅昏迷、中昏迷和深昏迷五级外,常用格拉斯哥昏迷计分法(Glasgow coma scale,GCS)。GCS 是以睁眼(觉醒水平)、言语(意识内容)和运动反应(病损平面)3 项指标的 15 项检查结果来判断患者昏迷和意识障碍的程度(表1-3)。以上 3 项检查共计 15 分。GCS 分值愈低,脑损害的程度愈重,预后亦愈差。但此量表有一定局限性:对眼肌麻痹、眼睑肿胀者不能评价其睁眼反应,对气管插管或切开者不能评价其言语活动,四肢瘫患者不能评价其运动反应。此量表被修订为 Glasgow-Pittsburgh 量表,增加了对光反射、脑干反射、抽搐情况和自发性呼吸四大类检查(表1-4)。合计为 7 项35 级,最高为 35 分,最低为 7 分。在颅脑损伤中,28～35 分为轻型,21～27 分为中型,15～20 分为重型,7～14 分为特重型颅脑损伤。该观察表即可判定昏迷程度,也反映了脑功能受损水平。

表 1-3 GCS 昏迷评定量表

项目		评分
Ⅰ.睁眼反应	自动睁眼	4
	呼之睁眼	3
	疼痛引起睁眼	2
	不睁眼	1
Ⅱ.言语反应	言语正常(回答正确)	5
	言语不当(回答错误)	4
	言语错乱	3
	言语难辨	2
	不能言语	1

续表

项目		评分
Ⅲ.运动反应	能按吩咐动作	6
	对刺痛能定位	5
	对刺痛能躲避	4
	刺痛肢体过屈反应	3
	刺痛肢体过伸反应	2
	不能运动(无反应)	1

表 1-4 Glasgow-Pittsburgh 昏迷观察表

项目		评分
Ⅰ.睁眼反应	自动睁眼	4
	呼之睁眼	3
	疼痛引起睁眼	2
	不睁眼	1
Ⅱ.言语反应	言语正常(回答正确)	5
	言语不当(回答错误)	4
	言语错乱	3
	言语难辨	2
	不能言语	1
Ⅲ.运动反应	能按吩咐动作	6
	对刺痛能定位	5
	对刺痛能躲避	4
	刺痛肢体过屈反应	3
	刺痛肢体过伸反应	2
	不能运动(无反应)	1
Ⅳ.对光反射	正常	5
	迟钝	4
	两侧反应不同	3
	大小不等	2
	无反应	1
Ⅴ.脑干反射	全部存在	5
	睫毛反射消失	4
	角膜反射消失	3
	眼脑及眼前庭反射消失	2
	上述反射皆消失	1

续表

项目		评分
VI.抽搐情况	无抽搐	5
	局限性抽搐	4
	阵发性大发作	3
	连续大发作	2
	松弛状态	1
VII.呼吸状态	正常	5
	周期性	4
	中枢过度换气	3
	不规则或低换气	2
	呼吸停止	1

(四)意识障碍和昏迷的病因诊断

意识障碍和昏迷的病因诊断极其重要。通常必须依据病史、体格和神经系统检查,以及有关的辅助检查资料,经过综合分析,能查出导致昏迷的原发病因。由于昏迷的病因众多,而且某些病例的病程进展甚快,病情危重或因条件所限,无法进行详细或特殊的辅助检查,使病因诊断受到影响。但以下诊断思路具有较大的临床价值。

1.确定是颅内疾病抑或全身性疾病

尚需进一步确定是颅内局限性病变抑或弥散性病变,如是前者,它是位于幕上抑或幕下,具体病因是什么。

(1)位于颅内的原发性病变,在临床上通常先有大脑或脑干受损的定位症状和体征,较早出现意识障碍和精神症状,伴明显的颅内高压症和脑膜刺激征,提示颅内病变的有关辅助检查如脑脊液检查、CT扫描等常有阳性发现。临床上可根据神经系统体征基本上将表现分为两类:①主要呈现局限性神经体征,如脑神经损害、肢体瘫痪、局限性抽搐、偏侧锥体束征等,常见于脑出血、梗死、脑炎、外伤、占位性病变等;②主要表现为脑膜刺激征而无局限性神经体征,最多见于脑膜炎、蛛网膜下腔出血等。

如确定昏迷是颅内病变引起,尚可将颅内病变又进一步区分为颅内幕上局限性病变、幕下局限性病变和颅内弥散性病变三组。

(2)全身性疾病全身性疾病可影响脑代谢而引起弥散性脑损害,又称代谢性脑病。同原发性颅内病变相比,其临床特点为先有颅外器官原发病的症状和体征,以及相应的实验室检查阳性发现,后才出现脑部受损的征象。由于脑部损害为非特异性或仅是弥散性功能抑制,临床上一般无持久性和明显的局限性神经体征和脑膜刺激征,主要是多灶性神经功能缺乏的症状和体征,且大都较对称;通常先有精神异常,意识内容减少。一般是注意力减退,记忆和定向障碍,计算和判断力降低,尚有错觉、幻觉,随病程进展,意识障碍加深。此后有的可出现不同层次结构损害的神经体征,如昏迷较深和代谢性呼吸抑制很严重,而眼球运动和瞳孔受累却相对较轻。脑脊液改变不显著,颅脑 CT 扫描等检查无特殊改变,不能发现定位病灶。

2.判断昏迷的病因

根据患者是否伴有脑膜刺激征和脑局灶体征来判断昏迷的病因。

(1)脑膜刺激征(＋)而脑局灶性体征(一),蛛网膜下腔出血(脑动脉瘤、脑动静脉畸形破裂)。①突发剧烈头痛:化脓性脑膜炎、乙型脑炎、其他急性脑炎等。②急性发病、发热在先。③亚急性或慢性发病:真菌性、结核性、癌性脑膜炎。

(2)脑膜刺激征(一)而脑局灶性体征(＋)。①突然起病者:如脑出血、脑栓塞、脑梗死等。如脑脓肿、血栓性静脉炎、各种脑炎、急性播散性脑脊髓炎、急性出血性白质脑病等。②以发热为前驱症状。③与外伤有关:如脑挫伤、硬膜外血肿、硬膜下血肿等。脑肿瘤、慢性硬膜下血肿、脑寄生虫病等。④缓慢起病、颅内压增高者。

(3)脑膜刺激征(一)和脑局灶性体征(一),如乙醇、麻醉药、安眠药、一氧化碳中毒等。①有明确中毒原因。②尿检异常:尿毒症、糖尿病、急性尿卟啉症等。③休克状态:低血糖、心肌梗死、肺栓塞、大出血等。④有黄疸:肝性脑病等。⑤有发绀:肺性脑病等。⑥有高热:重症感染、中暑、甲状腺危象等。⑦体温过低:休克、乙醇中毒、黏液性水肿昏迷等。⑧NA 头部外伤:脑震荡等。⑨其他:癫痫等。

四、处理原则

(一)昏迷的最初处理

常规措施有以下几项。①保持呼吸道通畅,氧疗,必要时气管插管或切开行人工呼吸。②维持循环功能,尽早开放静脉,建立输液通路(1～3 个)。有休克应迅速扩充血容量,使用血管活性药物,尽快使收缩血压稳定在 13.3 kPa(100 mmHg)左右。有心律失常者应予以纠正;有心肌收缩力减弱者应给予强心剂;心脏停搏时应立即行心肺复苏。③纳洛酮:常用剂量每次 0.4～0.8 mg,静脉注射或肌内注射,无反应可隔 10～15 分钟重复用药,直达预期效果;亦可用 1.2～2.0 mg 加入 250～500 mL 液体中静脉滴注。

(二)病因治疗

针对病因采取及时果断措施是抢救成功的关键。若昏迷的病因已明确,则应迅速给予有效病因治疗。

(三)对症支持疗法

如由于颅内占位性病变引起者,若条件许可应尽早作开颅手术,摘除肿瘤;细菌性脑膜脑炎引起者,应迅速给予大量而有效的抗生素治疗;因脑型疟疾而引起的昏迷,则可给盐酸奎宁 0.5 g 置于 5% 葡萄糖注射液 250～500 mL 中静脉滴注;由于低血糖引起者应立即给予高渗葡萄糖液;若为有机磷农药中毒所致者,应立即用胆碱酯酶复能剂和阿托品等特效解毒剂;糖尿病昏迷应予胰岛素治疗等。包括控制脑水肿、降低颅内压,维持水、电解质平衡,镇静止痛,防治各种并发症(如急性心力衰竭、急性呼吸衰竭、消化道出血、急性肾衰竭、急性脑功能衰竭)等。

第三节 呼 吸 困 难

一、概述

目前我国通用的教科书中对呼吸困难的定义为"呼吸困难是指患者主观上感到空气不足、呼吸费力,客观上表现为呼吸费力,严重时可出现张口呼吸、鼻翼扇动、端坐呼吸、甚至发绀、呼吸肌辅助参与呼吸运动,并可有呼吸频率、深度与节律的改变"。它们的性质和强度可不同,受生理、心理、社会和环境诸多因素的影响。"呼吸困难"只是临床术语,患者可用"气短、气不够用、胸部发闷、窒息感、胸部紧缩感、呼吸费力及呼吸闭塞感"等多种语言描述。2012 年美国胸科协会(ATS)呼吸困难共识中的定义为"呼吸困难是某种包括不同强度、不同性质的呼吸不适感的主观体验"。ATS 的定义是狭义呼吸困难的定义,仅将呼吸困难作为患者主诉,从而将呼吸困难定义为患者的一种主观感受。我国的呼吸困难定义则为广义呼吸困难的定义,既包括了患者主观症状感受,也包括了患者的客观体征表现。但我国呼吸困难的定义未指出患者主观感受与客观感受间的关系,易使人误解为呼吸困难必须同时伴有客观呼吸费力的表现。

中国医师协会北京医师分会发表的《呼吸困难诊断、评估与处理的专家共识2014》认为,呼吸困难既可以是患者表述的一种症状,又可以作为医师判断病情的依据。虽然呼吸困难是一种患者的主观感受,但医师还应关注呼吸困难的客观表现,因此对广义呼吸困难的定义,不仅应含有患者主观感受及体征描述(如端坐呼吸、发绀等),还应包括对患者主观感受之外的附加客观表现的描述(如呼吸费力等)。因此共识将呼吸困难定义为呼吸困难指患者的某种不同强度、不同性质的空气不足、呼吸不畅、呼吸费力及窒息等呼吸不适感的主观体验,伴或不伴呼吸费力表现,如张口呼吸、鼻翼煽动、呼吸肌辅助参与呼吸运动等,也可伴有呼吸频率、深度与节律的改变,患者的精神状况、生活环境、文化水平、心理因素及疾病性质等对其呼吸困难的描述具有一定的影响。

对呼吸困难性质的分类有多种,按病程分为急性呼吸困难与慢性呼吸困难;急性呼吸困难是指病程3周以内的呼吸困难,慢性呼吸困难是指持续3周以上的呼吸困难。按病因可分为肺源性呼吸困难、心源性呼吸困难、中毒性呼吸困难、血源性呼吸困难和神经精神性呼吸困难,其中肺源性呼吸困难又分为呼气性、吸气性和混合性呼吸困难。

呼吸困难是一种常见的临床表现。国外文献报道,9%～13%社区成人有轻至中度的呼吸困难症状,≥40岁者中15%～18%、≥70岁者中25%～37%有呼吸困难症状。美国每年因呼吸困难急诊就诊达300～400万人次。研究显示,呼吸困难为心肺疾病住院和死亡的原因之一,在某些疾病中与5年生存率密切相关,而且与心脏疾病死亡关系更明显。呼吸困难的病因涉及呼吸、循环、消化、神经、血液、精神等多个系统,进行鉴别诊断需要系统和科学的临床思维方法,因其在临床诊治中常发生误诊,故提高呼吸困难诊断与处理水平十分重要。

二、病因和发病机制

(一)呼吸困难的病理机制

呼吸困难的病理机制尚未完全阐明。可能与呼吸系统的机械负荷增加、神经肌肉功能下降、呼吸驱动异常增加、呼吸反射异常及精神异常等综合因素有关。人体存在精细的呼吸自我调节功能,有许多感受器参与调节,如气道、肺、胸壁的机械感受器,中枢或周围化学感受器以及一些迷走神经感受器,如肺牵张感受器,支气管上皮细胞周围的易激惹感受器,肺间质里的 J 感受器以及呼吸肌里的本体感受器都参与呼吸的自我调节功能。来自这些感受器的传入信息传递到脑干呼吸调节中枢从而调节呼吸,使机体产生恰当的通气量,以维持机体氧、二氧化碳分压以及酸碱的平衡,同时还将呼吸驱动命令传递到大脑感觉皮层产生呼吸感觉。呼吸困难是种模糊的内脏感觉,没有共同的周边感受器受刺激类型,真正发生机制还不清楚。较为一致的理论是有学者提出的"神经-机械"或"传入-传出不一致"理论。来自各种感受器的传入信息和脑干呼吸中枢产生的呼吸驱动命令不一致,或呼吸驱动力和实际达到的通气量不匹配即可发生呼吸困难,这时呼吸中枢往往被激活。

目前认为,呼吸肌力减退在呼吸困难的感受中并非必要因素,CO_2反射化学感受器刺激增加可诱发呼吸困难,肺部的迷走神经 C 纤维参与呼吸困难感受的产生过程。脑成像研究证实,呼吸困难的感受与大脑边缘系统尤其与大脑岛区有关。呼吸困难具体的病理机制:来自外周的化学/迷走神经 C 纤维感受器的传入信号经大脑边缘系统和感觉运动皮质区的感觉中枢处理,呼吸肌肉的神经冲动增加。但这种神经冲动由于呼吸肌力减退、麻痹或机械负荷增加而变为通气异常感受信号。这种异常的通气感受信号由肺部迷走神经受体及呼吸肌的机械感受器传入大脑感觉运动皮质,最终产生呼吸困难感受。

呼吸困难的某些性质可能与特定的病理机制相关,如劳力性呼吸困难可能与气流受限、呼吸肌力减退有关;胸部发紧感可能与支气管收缩、气道感受器刺激增加有关;空气渴求感/吸气不足感可能与呼吸驱动增加有关。但应强调的是,呼吸困难的感受可能仅与个人的感受经验有关,并与患者的精神状况及所处环境有密切联系,同时也与患者的表述方式有关,可能是社会、文化心理及各种环境因素的综合作用结果。

(二)常见病因

依据病理机制,呼吸困难的常见病因有以下几个方面。

(1)通气机械功能障碍:①腹部或胸部巨大肿块;②支气管哮喘、肺气肿、支气管炎;③气管内肿瘤;④肺间质纤维化;⑤脊柱后凸及侧弯;⑥淋巴管性肿瘤;⑦肥胖;⑧中枢及外周气流受限;⑨胸膜肥厚;⑩胸壁及膈肌扩展受限或膈肌麻痹;⑩肺扩张受限;⑪胸壁烧伤后焦痂形成;⑫气管或喉头水肿或狭窄。

(2)呼吸泵功能减退:①重度过度充气;②神经肌肉疾病;③肥胖;④胸腔积液;⑤气胸;⑥脊髓灰质炎。

(3)呼吸驱动增加:①心排出量减少;②有效血红蛋白减少,如中毒等;③低氧血症;④肾脏疾病;⑤肺内呼吸感受器兴奋增加。

(4)无效通气:①肺毛细血管毁损;②肺大血管阻塞。

（5）心理异常因素：①焦虑；②躯体化障碍；③抑郁；④诈病。

三、诊断思路

（一）呼吸困难性质的语言表述

呼吸困难应该主要依靠患者的自我描述进行判定。患者对呼吸困难的描述可能对呼吸困难的病因诊断有一定的提示。

对呼吸困难症状的表述应有具体内容，以便于医师与患者沟通。如患者表示胸闷，在问诊中应注意患者的"具体内容"是什么，是感觉"吸气不足"，还是"气不够用"等。对呼吸困难的具体描述可能对病因有更明确的提示作用。

对呼吸困难性质的描述可能更利于对其病因的鉴别诊断，如"劳力性""胸部发紧感""空气渴求感/吸气不足感"等症状的描述，这也是呼吸困难鉴别诊断中应该深入研究的重要方面。并非所有的呼吸困难均与劳力性相关，患者讲述呼吸困难为劳力性，常提示有心肺疾病，最常见于心功能不全、支气管哮喘、慢性阻塞性肺疾病和影响呼吸肌肉的疾病，常因限制患者活动而表现得非常明显。有胸部发紧感的呼吸困难，常为支气管收缩时的感受。一些研究显示，胸部发紧感是早期哮喘的主要症状，随着气道狭窄加重，患者常伴随劳力性呼吸困难和空气渴求感/吸气不足感。胸部发紧感多与刺激气道感受器相关，即胸部发紧感是来自肺部对刺激感觉传入，并非是一种与劳力相关的感受。空气渴求感/吸气不足感是一种感觉空气不足（不够用），常常也有患者表述为空气饥饿感、吸气不满意或是一种令人不适的急促呼吸感。这种呼吸困难表示患者肺通气与呼吸驱动不匹配，通过增加呼吸驱动而诱发出来。患者吸气相不适感多于呼气相，但仅有很少数患者主动用此类语言来描述其呼吸困难，患者的这种呼吸困难描述多由医师提示或问诊而获得，研究显示，具有空气渴求感/吸气不足感的呼吸困难并无疾病特异性。

（二）呼吸困难的评估方法

严重程度的评估是呼吸困难评估中的难点。不同疾病的呼吸困难评估方法也多有不同，目前尚无通用的呼吸困难的评估方法。呼吸困难的评估包括临床感知情况评估、呼吸困难感受严重程度评估及呼吸困难症状的影响和负担等三方面。呼吸困难的严重程度与导致呼吸困难疾病的严重程度常不一致，呼吸困难严重程度评估不能代替不同疾病的严重程度的评估。

对急性呼吸困难主要进行临床感受评估和严重程度评估，主要通过病史、临床表现与体征及症状问卷等方法；对急性呼吸困难者应首先评估其生命体征是否平稳,症状是否进行性加重,迅速判断气道、呼吸和循环情况,以便进一步临床处理;对慢性呼吸困难,应侧重于呼吸困难症状的影响和负担,以便进行长期治疗与管理,主要通过综合问卷或疾病特异性问卷等方法评估。

临床评估呼吸困难时,详细询问病史、患者症状感受并结合诊断性检查是诊断呼吸困难的重要基础,有助于确定大部分心脏疾病、肺部疾病和神经肌肉疾病患者的呼吸困难病因。一般而言,如果病因判断正确和处理得当,呼吸困难会有所减轻,并可提高活动耐力。对不明原因的呼吸困难者,应行呼吸病学、心脏病学等专家多学科会诊,有助于发现潜在的呼吸困难原因。

对呼吸困难严重程度的评估常用一些测量工具,较常用的有:英国医学研究协会的呼吸困难量表(mMRC)、Borg 量表、可视 Analog 问卷(VAS)、WHO 呼吸困难问卷、ATS 呼吸困难评分、基线呼吸困难指数(BDI)、变化期呼吸困难指数(TDI)等。评估呼吸困难症状的影响与负担的常用测量工具有:慢性呼吸系统疾病呼吸困难因素问卷(CRQ)、圣乔治呼吸问卷(SGRQ)、肺功能状况评分(PFSS)、计算机自适应 BDI/TDI、计算机自适应 CRQ 等。目前虽有很多呼吸困难严重程度的评估方法,但各种方法所得结果间可比性差,导致对疗效的比较与评价十分困难。对特定疾病的呼吸困难评估具有特定的临床意义,如目前对慢性阻塞性肺疾病的呼吸困难评估推荐用 mMRC 评估,mMRC 与慢性阻塞性肺疾病预后有明确相关性。

在处理原因暂未明确的急性呼吸困难时,应首先评估患者是否存在紧急症状及生命体征是否平稳,不同的疾病有不同的紧急症状表现,应予迅速判断评估,尤其应注意甄别隐匿和不典型的潜在致命性紧急症状。下述情况应视为患者症状紧急,应立即给予相应处理:心力衰竭患者静息或轻微活动时即有呼吸困难等;冠心病患者出现急性胸痛、多汗、心动过速或心动过缓、出现高血压或低血压及晕厥等;肺栓塞患者静息时即有呼吸困难、发热、低氧血症、心动过速及出现高血压等;肺炎患者出现氧饱和度降低、感觉虚弱气短、呼吸频率过快(>30 次/分)、心动过速、血压降低、高/中的肺炎严重度评分等;气胸患者出现躁动不安;慢性阻塞性肺疾病和支气管哮喘患者呼气峰流量(PEF)值占预计值百分比<80%,出现三凹征、奇脉、寂静肺等;急性胰腺炎、严重创伤如胸腹部外伤、截肢、巨大创面及骨折的呼吸困难患者,出现呼吸频率>20 次/分、进行性发绀、烦躁不安等。

(三)呼吸困难的病因诊断与鉴别诊断

呼吸困难作为一常见症状,寻找其原因对治疗十分重要。首先要全面详细地询问病史,包括呼吸困难的特征、起病时间、持续时间、诱发因素、加重或恶化因素(活动、体位、接触史、饮食史等)、缓解因素(药物、体位、活动等)以及伴随症状,过去史等,再进行体格检查和恰当的辅助检查通常可为诊断提供线索。

呼吸困难最常见于心血管、呼吸和神经肌肉疾病。应首先区分急性、慢性和发作性呼吸困难,如急性呼吸困难可见于急性左心衰竭、肺血栓栓塞等;慢性呼吸困难可见于慢性阻塞性肺疾病,特别是慢性阻塞性肺疾病急性加重;发作性呼吸困难可见于支气管哮喘发作等;这关系到呼吸困难处理的轻重缓急。其次应区分两类呼吸困难:一类为病因尚未明确的新发呼吸困难;另一类为已有心肺及神经系统等基础疾病的呼吸困难加重。对前一类,鉴别诊断的目标为尽快明确潜在的疾病;而对后一类,鉴别诊断的目标为分清是否为原有疾病的恶化及其引起恶化的原因或是否合并新的疾病。

许多疾病可以引起呼吸困难,如心血管疾病常见于各种原因所致的左心/右心功能不全、心脏压塞及心包缩窄、心肌病变等;肺部疾病常见于慢性阻塞性肺疾病、支气管哮喘、肺栓塞和肺炎等。因此应遵循"系统、有序、快捷、准确"的原则进行呼吸困难的鉴别诊断。

所谓"系统"原则,即呼吸困难不仅涉及呼吸系统疾病,应扩大鉴别思路,包括肺外疾病,如心血管系统(心功能不全)、神经系统(神经病变)、运动系统(肌肉疾病)和血液系统疾病等。所谓"有序"原则,即在呼吸困难鉴别诊断中应注意疾病的轻重缓急,依照一定的原则顺序进行,如先注意排除对生命威胁较大的急症和重症,如心脏疾病(急性心功能不全、心肌梗死及心脏压塞等)、气道内异物、自发性气胸、肺栓塞等,再进行其他慢性疾病的鉴别诊断。所谓"快捷"原则,即应尽快判断是否为危及患者生命的急症、重症,以减少呼吸困难鉴别过程中存在的危险性。所谓"准确"原则,即应在系统检查基础上,力求准确判断呼吸困难的性质和程度,尽早针对呼吸困难的病因进行有效治疗。

呼吸困难的伴随症状和体征也有助于病因的鉴别诊断。心功能不全呼吸困难者常有劳力性、夜间突发性呼吸困难、端坐呼吸等,体检可见高血压、颈静脉怒张、心脏杂音、听诊可闻及第三心音或舒张期奔马律、肺部啰音、肝颈静脉回流征阳性、下肢水肿等;急性心肌梗死者常有放射性胸部压迫感、出汗和气短感,体检可发现心律失常及心力衰竭表现;肺栓塞患者常有发热、胸膜性胸痛、突发性气短和晕厥,体检听诊可闻及肺部哮鸣音、胸膜摩擦音及下肢肿胀等;慢性阻塞性肺疾病和支气管哮喘患者常伴有咳嗽、气短或喘息,应用支气管舒张剂后呼吸困难可不同程度缓解等;肺炎患者常有发热、咳嗽、咳痰和气短,体检可有体温升高、听诊可闻及湿啰音等;气胸患者常有突发胸膜性胸痛、气短,吸氧不易缓解,体检可发现患侧呼吸音消失、叩诊过清音或鼓音、颈静脉怒张和气管移位等;精神性呼吸困难主要表现为呼吸浅快、常伴叹息样呼吸、口唇及手足麻木,体检无阳性体征表现等。

急性呼吸困难的常见病因及诊断要点见表 1-5。

表 1-5　急性呼吸困难常见病因的提示诊断要点

病因	提示诊断要点
气道阻塞:喉痉挛,异物吸入	有异物吸入或呛咳史;听诊可在喉部或大气道闻及吸气相哮鸣音
急性呼吸窘迫综合征	有肺部感染、误吸、脓毒症等高危因素;呼吸增快、窘迫;胸部 X 线:浸润阴影;氧合指数(PaO_2/FiO_2)≤40 kPa;除外心源性肺水肿
肺栓塞	有制动、创伤、肿瘤、长期口服避孕药等诱发因素;合并深静脉血栓形成的症状与体征;血 D-二聚体测定有排除意义
肺炎	伴有咳嗽、咳痰、发热、胸痛等;肺部听诊闻及湿啰音及哮鸣音
慢性阻塞性肺疾病及其急性加重	有吸烟史、粉尘接触史;慢性咳嗽、咳痰及喘息病史;进行性呼吸困难;桶状胸、呼气相延长、肺气肿体征等
支气管哮喘及其急性加重	过敏史,支气管哮喘病史,双肺呼气相哮鸣音
气胸	有抬举重物等用力动作或咳嗽、屏气等诱发因素;合并一侧胸痛;体检发现气管向健侧移位,患侧胸部膨隆,呼吸运动减弱,叩诊呈过清音或鼓音,听诊闻及呼吸音减弱或消失
间质性肺疾病	有职业及环境暴露;进行性呼吸困难;干咳;肺部吸气相湿啰音;杵状指(趾)
心功能不全	多有高血压、冠心病、糖尿病等基础疾病;感染、劳累、过量或过快输液等诱因;体检发现双肺湿啰音,左心扩大,可闻及奔马律或心脏杂音;X 线胸片:肺淤血、心脏增大等征象
精神性	有情绪异常、神经质、焦虑和抑郁病态;伴有叹气

注:1mmHg＝0.133kPa

由于目前尚无统一有效的呼吸困难病因鉴别程序,对呼吸困难的鉴别诊断主要依靠患者的病史与体检,正确运用、理解、判断相关辅助检查的临床意义,对鉴别呼吸困难的原因亦十分重要。常见的普通检查如血常规、动脉血气分析或脉搏血氧饱和度、X 线胸片、心电图、心脏超声、肺功能等可以帮助缩小鉴别诊断范围,甚至可明确病因,如肺通气功能和肺容积检查可用于区分气流阻塞性疾病,支气管舒张试验有助于气流可逆性诊断,测定弥散功能和脉搏血氧饱和度有助于发现间质性肺疾病和肺气肿。心肺运动试验可能有助于病因未明或复合病因的患者,并对判断非呼吸系统疾病所致的活动能力下降十分重要,因为此类患者常伴随呼吸困难。常规胸部 X 线检查有助于发现气胸、肺炎、胸腔积液、心脏疾病等。多种疾病可以同时存在,需除外器质性疾病后方可考虑精神性呼吸难,合并有精神因素如焦虑、抑郁等可加重症状,可同时进行焦虑和抑郁状态评估。

四、呼吸困难的处理

对任何原因引起的呼吸困难,最根本的处理措施为针对患者原发病的治疗即病因治疗。

吸氧对缓解呼吸困难尚有争议,对静息时或轻微活动即有呼吸困难者给予吸氧治疗或许有益。对常规治疗无明显效果的晚期心肺疾病者,可试用雾化吸入阿片类药物治疗;目前尚无证据表明抗焦虑药、抗抑郁药、酚噻嗪类药物、吲哚美辛、表面麻醉药物、吸入一氧化氮、碳酸氢钠等药物对呼吸困难有效;肺康复治疗可减轻部分慢性阻塞性肺疾病患者的呼吸困难。

对病因暂时未明的急性呼吸困难者,首先应迅速对其气道、呼吸和循环状况进行评估判断,同时进行相关病史收集和有重点的体检。根据初步检查和生命体征判断结果以决定患者是否住院诊治。急性呼吸困难者中,症状紧急、生命体征不平稳时,应立即监测生命体征、建立静脉输液通路并吸氧,同时针对可能病因进行初步治疗后收入院进一步诊治;对症状紧急、生命体征尚平稳者,需立即给予生命体征监测,同时针对可能病因进行初步治疗,初步治疗后如患者症状或生命体征恶化,应建立静脉输液通路并吸氧,同时收入院治疗,而对症状减轻者可于门诊进一步诊治;对症状缓和、生命体征平稳者,可于门诊进行诊治,详细采集病史和体检,进行药物治疗与调整,若患者症状或生命体征恶化,则应收入院诊治。

第四节　恶心和呕吐

恶心、呕吐是临床常见症状。恶心为上腹部不适和紧迫呕吐的感觉,可伴有迷走神经兴奋的症状,如皮肤苍白、出汗、流涎、血压降低及心动过缓等,常为呕吐的前奏。一般恶心后随之呕吐,但也可仅有恶心而无呕吐,或仅有呕吐而无恶心。呕吐是通过胃的强烈收缩迫使胃或部分小肠内容物经食管、口腔而排出体外的现象。两者均为复杂的反射动作,可由多种原因引起。

一、病因和发病机制

(一)病因

引起恶心与呕吐的病因很多,按发病机制可归纳为下列几类。

1.反射性呕吐

(1)咽部受到刺激:如吸烟、剧咳、鼻咽部炎症或溢脓等。

(2)胃十二指肠疾病:急、慢性胃炎,消化性溃疡,功能性消化不良,急性胃扩张,幽门梗阻及十二指肠壅滞症等。

(3)肠道疾病:急性阑尾炎、各型肠梗阻、急性出血坏死性肠炎、腹型过敏性紫癜等。

(4)肝胆胰疾病:急性肝炎,肝硬化、肝淤血,急、慢性胆囊炎或胰腺炎等。

(5)腹膜及肠系膜疾病:如急性腹膜炎、肾输尿管结石、急性肾盂肾炎、急性盆腔炎、异位妊娠破裂等。

(6)其他疾病:急性心肌梗死早期、心力衰竭、青光眼、屈光不正等亦可出现恶心、呕吐。

2.中枢性呕吐

(1)神经系统疾病。①颅内感染:各种脑炎、脑膜炎、脑脓肿。②脑血管疾病:脑出血、脑栓塞、脑血栓形成、高血压脑病及偏头痛等。③颅脑损伤:脑挫裂伤、颅内血肿、蛛网膜下腔出血等。④癫痫:特别是癫痫持续状态。

(2)全身性疾病:尿毒症、糖尿病酮症酸中毒、甲状腺危象、甲状旁腺危象、肾上腺皮质功能不全、低血糖、低钠血症及早孕均可引起呕吐。

(3)药物:某些抗生素、抗癌药、洋地黄、吗啡等可因兴奋呕吐中枢而致呕吐。

(4)中毒:乙醇、重金属、一氧化碳、有机磷农药、鼠药等中毒均可引起呕吐。

(5)精神因素:胃神经官能症、癔症、神经性厌食等。

3.前庭障碍性呕吐

凡呕吐伴有听力障碍、眩晕等症状者,需考虑前庭障碍性呕吐。常见疾病有迷路炎,是化脓性中耳炎的常见并发症;梅尼埃病,为突发性的旋转性眩晕伴恶心呕吐;晕动病,一般在航空、乘船和乘车时发生。

(二)发病机制

呕吐是一个复杂的反射动作,其过程可分3个阶段,即恶心、干呕与呕吐。

恶心时胃张力和蠕动减弱,十二指肠张力增强,可伴或不伴有十二指肠液反流;干呕时胃上部放松而胃窦部短暂收缩;呕吐时胃窦部持续收缩,贲门开放,腹肌收缩,腹压增加,迫使胃内容物急速而猛烈地向上反流,经食管、口腔而排出体外。呕吐与反食不同,后者是指无恶心呕吐动作而胃内容物经食管、口腔溢出体外。

呕吐中枢位于延髓,它有两个功能不同的机构,一是神经反射中枢,即呕吐中枢,位于延髓外侧网状结构的背部,接受来自消化道、大脑皮质、内耳前庭、冠状动脉以及化学感受器触发带的传入冲动,直接支配呕吐动作;二是化学感受器触发带,位于延髓第四脑室的底面,接受各种外来的化学物质或药物(如阿扑吗啡、洋地黄、依米丁等)及内生代谢产物(如感染、酮中毒、尿毒症等)的刺激,并由此引发出神经冲动,传至呕吐中枢引起呕吐。

二、诊断

(一)病史

1.药物或放射线接触史

易引起呕吐的常用药物有某些抗生素、洋地黄、茶碱、化疗药物、麻醉剂、乙醇等。镭照射线治疗和钴照射线治疗,常引起恶心呕吐。

2.其他

呕吐可为许多系统性疾病的表现之一,包括糖尿病、甲状腺功能亢进症或甲状腺功能减退症、肾上腺功能减退等内分泌疾病;硬皮病等结缔组织病;脑供血不足、脑出血、脑瘤、脑膜炎、脑外伤等中枢神经系统疾病;尿毒症等肾脏疾病。

(二)临床表现特点

1.呕吐的时间

育龄妇女晨起呕吐见于早期妊娠,亦可见于尿毒症、慢性酒精中毒或功能性消化不良;鼻窦炎患者因起床后脓液经鼻后孔流出刺激咽部,亦可致晨起恶心、干呕。晚上或夜间呕吐见于幽门梗阻。

2.呕吐与进食的关系

进食过程中或餐后即刻呕吐,可能为幽门管溃疡或精神性呕吐;餐后1小时以上呕吐称延迟性呕吐,提示胃张力下降或胃排空延迟;餐后较久或数餐后呕吐,见于幽门梗阻,呕吐物可有隔夜宿食;餐后近期呕吐,特别是集体发病者,多由食物中毒所致。

3.呕吐的特点

进食后立刻呕吐,恶心很轻或缺如,吐后又可进食,长期反复发作而营养状态不受影响,多为神经官能性呕吐。喷射状呕吐多为颅内高压性疾病。

4.呕吐物的性质

带发酵、腐败气味提示胃潴留;带粪臭味提示低位小肠梗阻;不含胆汁说明梗阻平面多在十二指肠乳头以上,含多量胆汁提示在此平面以下;含有大量酸性液体者多有胃泌素瘤或十二指肠溃疡,无酸味者可能为贲门狭窄或贲门失弛缓症。上消化道出血常呈咖啡色样呕吐物。

(三)体格检查

1.一般情况

应注意神志、营养状态、有无脱水、循环衰竭、贫血及发热等。

2.腹部体征

应注意胃型、胃蠕动波、振水声等幽门梗阻表现;肠鸣音亢进、肠型等急性肠梗阻表现;腹肌紧张、压痛、反跳痛等急腹症表现。此外,还应注意有无腹部肿块、疝等。

3.其他

(1)眼部检查注意眼球震颤、眼压测定、眼底有无视盘水肿等。

(2)有无病理反射及腹膜刺激征等。

(四)实验室检查

主要包括与炎症、内分泌代谢及水、电解质代谢紊乱等有关的实验室检查。

(五)其他辅助检查

可做 B 超、胃镜、经内镜逆行胰胆管造影(ERCP)、超声内镜、CT、磁共振等特殊检查。

三、治疗

由于引起恶心、呕吐的疾病很多,恶心、呕吐仅是疾病的症状之一。因此,在未明确病因之前不应盲目应用作用于呕吐中枢的强镇吐药物,否则会贻误病情。只有在明确了导致呕吐的病因之后,在积极治疗病因的基础上,才能行必要的对症治疗。

(一)胃肠道疾病

食管、胃十二指肠直至空肠、回肠、结肠及直肠在内的任何部位的病变都有可能引起恶心、呕吐的症状。其中以食管狭窄、食管癌、贲门失驰缓、贲门癌、胃窦部嗜酸性肉芽肿、胃窦部巨大溃疡或癌肿、十二指肠溃疡或淤积症、多种原因导致的小肠与大肠梗阻或急性胃、小肠或大肠的炎症性病变为最常见的病因。

因消化道良性或恶性病变造成的狭窄或梗阻所致的呕吐,药物治疗是无效的,只有经扩张、置入支架或手术治疗,解除狭窄或梗阻之后,呕吐症状才会消失。对于贲门失驰缓症患者,在未进行扩张或手术治疗之前,可选用钙通道阻滞剂或硝酸甘油餐前半小时口服或餐前 15～30 分钟舌下含化治疗,早期可改善呕吐及梗阻症状;或者试用肉毒杆菌毒素行狭窄局部注射治疗。胃肠道急性炎症性病变引起的呕吐,应积极选用抗生素并纠正电解质紊乱及补充维生素;胃肠动力障碍引起的恶心与呕吐则可应用莫沙比利(5 mg 口服,每日 3 次)、西沙比利(5～10 mg 口服,每日 2～4 次)、多潘立酮(10～20 mg 口服,每日 3 次;或 10 mg 肌内注射)、甲氧氯普胺(5～10 mg 口服;或 10～20 mg 肌内注射。每日剂量应 ≤0.5 mg/kg,否则易引起锥体外系反应)等促胃肠动力剂;如果呕吐是由胃肠道痉挛所致,则可应用东莨菪碱(0.3 mg 口服或注射)等抗胆碱能药物。

(二)肝脏、胆道及胰腺疾病

肝脏、胆道及胰腺疾病是导致恶心、呕吐的常见病因之一。恶心、呕吐可以是急性病毒性肝炎的早期症状,常与食欲减退、厌油腻食物及上腹部饱胀同时出现,随着护肝治疗及适当的休息之后,恶心与呕吐可逐渐消失。呕吐也是胆道梗阻或绞痛常伴随的症状,只有当胆道梗阻或炎症消除之后,呕吐才会停止;急性胰腺炎时常伴随有恶心与呕吐症状,只有随着采用胃肠减压、减少胰液分泌等措施之后,呕吐才会逐步缓解或终止。

(三)中枢神经系统病变

中枢神经系统病变包括各种原因所致的脑炎、脑膜炎、脑肿瘤、脑寄生虫病、脑血管病及颅脑外伤等病变,均可引起颅内压力增高而导致恶心、呕吐。治疗的重要措施之一就是应用降低颅内压、减轻脑细胞水肿的药物治疗。脱水治疗后,不仅可改善呕吐的症状,更重要的是起到了保护或恢复脑细胞功能的作用。

(四)药物所致的呕吐

多种药物有引起恶心与呕吐的不良反应,一般而言,只要立即停止应用引起呕吐的药物,呕吐症状就会减轻直至消失,因此并不需要应用镇吐类药物。目前临床上对某些恶性肿瘤或血液系统的恶性疾病(如白血病、恶性淋巴瘤、多发性骨髓瘤、恶性组织细胞病等)采用联合化疗或放疗,或对某些恶性肿瘤采用抗癌药物行介入治疗。但无论在治疗过程中或治疗之后,均可引起较为严重的胃肠道不良反应,最突出的表现就是恶心与呕吐。为了预防或减轻此不良反应,常可应用镇吐药物进行治疗,常用的药物有昂丹司琼(常用 8 mg 口服或静脉注射)、格拉司琼(成人剂量每次 40 μg/kg,或标准剂量 3 mg,静脉滴注)等。必须指出,应用这些作用强的镇吐药物之后,也会产生中枢神经系统、心血管系统或胃肠道的不良反应,故应严格控制药物剂量及间隔时间。

(五)神经、精神因素所致的呕吐

对此类原因所致的呕吐,心理治疗是关键。首先应消除患者的精神心理障碍,其次可配合药物治疗,常用的药物是镇静药与胃肠促动力剂,重者可采用多塞平或氟西汀等抗抑郁药物。禁忌应用昂丹司琼等强烈作用的镇吐药。

第二章

神经系统急症与重症

第一节　癫痫持续状态

一、概念

癫痫是神经系统常见病,严重影响患者的生活质量。癫痫持续状态(status epilepticus,SE)是一种以反复或持续的癫痫发作为特征的病理状况,是癫痫最严重的表现形式。任何类型癫痫发作均可出现持续状态,特别是最常见的全面性惊厥性癫痫持续状态(generalized convulsions status epilepticus,GCSE)可因高热、循环衰竭或神经元兴奋毒性损伤等导致不可逆的多器官损伤,致残、致死率都很高,是需要即刻救治的神经系统急症。

二、分类

SE和临床癫痫一样分类。根据有无肌肉痉挛抽搐,分为惊厥性癫痫持续状态(CSE)或非惊厥性癫痫持续状态(NCSE)两大临床发作类型。根据发作部位范围又可以分为全面(身)性和部分(局灶)性癫痫持续状态。①全面性SE:全面性强直-阵挛性SE、阵挛性SE、失神性SE、强直性SE、肌阵挛性SE;②局灶性SE:包括Kojevnikow部分性持续性癫痫、持续性先兆、边缘性SE(精神运动性持续状态)以及伴有轻偏瘫的偏侧抽搐状态。

在临床上,区分惊厥性或非惊厥性持续状态对于治疗的指导意义较大。惊厥性癫痫持续状态特点鲜明,临床医师既往对其认识相对深刻。NCSE则相反。国内外报道NCSE占SE的20%～25%,但其临床表现多样,且症状、体征轻微,常合并其他综合征,被原发病掩盖或误诊为其他疾病(如抑郁症、精神病、癔症、脑炎、代谢性脑病、癫痫后状态等)而延误合理的治疗,造成神经系统损害,甚至发生意外伤害或事故,因此在日常临床中需加以更多的关注和更深刻的理解。

惊厥性癫痫持续状态(CSE)类型:①大发作持续状态(全身性惊厥性癫痫持续状态,GCSE),表现为持续性全身性强直阵挛发作;②限局性 SE,表现为局灶性发作,如为半侧肢体抽搐则为半身发作持续状态;③小运动性 SE,频发的肌阵挛发作和无动性发作,导致可逆性的假性痴呆和假性共济失调状态。

非惊厥性癫痫持续状态(NCSE)以精神、意识或行为异常为主,无肌肉抽搐。定义是指缺乏全身惊厥,而主要表现为发作性感觉、思维、意识、行为、内脏功能障碍或某种程度上的意识觉醒度下降,其发作时间>30 分钟或反复发作且发作间期意识未完全恢复,伴有同期脑电图(EEG)的痫性放电。

NCSE 类型:①全身性非惊厥性持续状态,包括失神发作持续状态,非典型失神(小运动型)持续状态和失张力性持续状态。失神发作状态表现为发作性意识模糊,反应淡漠、少动或嗜睡,对强烈刺激有反应,唤醒后可用手势作答,多有明显的时间、空间及人物定向障碍,可呈频繁连续发作,持续时间可从 1 小时至数天。发作期 EEG 可见持续或非持续棘-慢波发作,为不规则 2~3 Hz 的棘-慢波,多棘-慢波。非典型失神持续状态表现为意识模糊,表情呆滞,双眼凝视或斜视,流涎等。EEG 可见 0.5~2.5 Hz 的棘-慢波发放。②复杂部分性持续状态,多见于年长儿,发作时可有不同程度的意识障碍,以精神症状为主,可表现为反应迟钝、思维缓慢、嗜睡、活动减少,也可表现为异常兴奋、紧张、焦虑不安、幻觉、妄想、自动症等。EEG 可有颞部局灶性痫样放电,或呈两侧电活动变慢。

三、病因和发病机制

(一)原因

可分为特发性和继发性,特发性多与遗传因素有关,多为难治性癫痫。继发性原因占多数,包括以下方面。

1.不规范抗痫药治疗

多见于新近发病患者开始规范药物治疗后突然停药、减量、不及时或未遵医嘱服药、多次漏服药物、自行停药、改用偏方和随意变更药物剂量或种类等,导致不能达到有效血药浓度,使 21% 的癫痫患儿和 34% 的成人患者发生癫痫状态。

2.脑器质性病变

脑外伤、脑肿瘤、脑出血、脑梗死、脑炎、代谢性脑病、变性病、围生期损伤和药物中毒患者无癫痫史以癫痫状态为首发症状占 50%～60%，有癫痫史出现癫痫状态占 30%～40%。

3.急性代谢性疾病

无癫痫发作史的急性代谢性疾病患者以癫痫持续状态为首发症状占12%～41%，有癫痫史者以持续状态为反复发作症状占 5%。

4.自身因素

癫痫患者在发热、全身感染、外科手术、精神高度紧张及过度疲劳等时，即使维持有效血药浓度也可诱发持续状态。

(二)诱发因素

发热、感染、劳累、饮酒、酒精戒断、妊娠及分娩等，停用镇静剂，服用异烟肼、三环或四环类抗抑郁药亦可诱发。

(三)发病机制

目前认为 SE 的发生与脑内致痫灶兴奋及周围抑制失调有关，致痫灶周围区域可抑制痫性发作，使其持续一定时间后停止，当周围区域抑制减弱，痫性活动在皮质突触神经传导通路内持续循环传播，可导致部分性持续发作；痫性活动由皮质通过下行纤维投射至丘脑及中脑网状结构，可引起意识丧失，再由丘脑系统弥散性传布到整个大脑皮质，引起全面性强直-阵挛发作（GTCS）。

四、病理生理

(一)血压和心率

动物和人类在全面性发作时都会造成全身动脉血压的变化。血压、心率在发作 1 分钟内即可升达峰值。血压 1 小时后逐渐恢复到基线水平，而心率只有很少的降低。随着 SE 的进程，血压降至基线水平以下，此时可能出现大脑低灌注的危险。

(二)酸中毒

酸中毒是 SE 的一个明显的伴随症状。这种抽搐诱发的酸中毒在使用肌松剂后明显减轻，提示肌肉的无氧代谢产生大量的乳酸是其主要原因。体内乳酸堆积可引起肌球蛋白尿、血清肌酶明显增高，可引起肾病。

(三)低氧血症

在 SE 时动脉血氧分压明显降低。实际上,有证据表明在抽搐中出现的低氧可能具有神经保护作用。低氧的保护作用是由于降低了抽搐发作的强度。而患者进一步呼吸停止导致严重缺氧,全身肌肉剧烈运动时大量耗氧,造成脑、心及全身重要脏器缺氧性损害,脑缺氧可引起脑水肿甚至脑疝。

(四)对呼吸循环功能的影响

SE 不仅会影响肺内气体的交换,同时也会影响毛细血管床的灌注压。此时出现的主要病理生理学改变是发作后的肺水肿。肺血管压明显增高可发生严重肺水肿引起猝死。血儿茶酚胺水平急骤升高可继发心律失常,也是重要的死因。

(五)对体温的影响

高体温是惊厥性 SE 的一个主要并发症。发作期的体温升高有两个成分:肌肉极度收缩直至耗竭以及中枢交感兴奋驱动。

(六)白细胞计数增高、全身炎症反应综合征

在 SE 中出现外周白细胞计数升高是很常见的现象,常可达到 12 700～28 800/mm^3。

(七)急性残障率和死亡率

SE 有相当高的残障率及死亡率。死亡率可以达到 8%～32%。一些常见 SE 后遗症包括智力障碍、持久的神经系统缺损以及反复的抽搐发作。神经病理的研究显示,CNS 延长的电活动(超过 60 分钟)会造成不可逆的神经元损伤。

在癫痫持续状态中,N-甲基-D-天门冬氨酸(NMDA)及非 NMDA 谷氨酸受体造成的兴奋性神经毒性及钙离子内流是主要的损伤机制。伴随的危险因素如缺氧、低血压、高热、低血糖、高血糖和其他代谢异常会加重脑损伤。癫痫持续发作 60 分钟可造成不可逆的神经损伤,伴随的危险因素会缩短脑自我保护代偿耐受时间。

五、临床表现

(一)全身性惊厥性癫痫持续状态

全身性惊厥性癫痫持续状态表现为反复的全身强直-阵挛发作,两次发作间期意识不清,或一次发作持续较长时间。除伴有严重的自主神经症状外,还常伴有瞳孔散大、对光反射消失、角膜反射消失,可出现病理反射,造成脑缺氧、充血、

水肿,重则形成脑疝甚至死亡,或呈去大脑皮质状态、痴呆状态。脑电图可显示反复性痫性放电或节律性棘-慢波发放。

(二)全身非惊厥性癫痫持续状态

全身非惊厥性癫痫持续状态是一种延长的失神发作,多见于儿童。表现为意识轻度混浊、嗜睡、反应迟钝、自发动作及言语减少。较重者呈昏睡状态。可伴自动症表现。发作过后患者恢复正常,但常可反复发作。脑电图呈广泛的3 Hz的棘-慢波综合持续发放。复杂部分性发作持续状态又称精神运动性发作持续状态。临床可表现为持续数天甚至数月的意识障碍、精神错乱及行为的改变,可伴口唇及手部自动症。发作期脑电图有基本电活动变慢,一侧或两侧颞部有异常改变;发作间期脑电图提示一侧或两侧颞部有痫样放电。

(三)部分性惊厥性持续状态

部分性惊厥性持续状态表现为某一组肌群的持续阵挛或肌阵挛性抽动,常见部位为一侧口角、眼、面部、拇指、手、脚或前臂、下肢等,持续数小时、数天甚至数月。

(四)简单部分性发作持续状态

简单部分性发作持续状态表现为身体一部分持续不停地抽搐,达数小时、数天甚至数月,但无意识障碍。可发展为继发性全身性癫痫。发作终止后可有发作部位的瘫痪(Todd麻痹)。

(五)偏侧性癫痫持续状态

偏侧性癫痫持续状态多见于婴幼儿,发作可由局部开始,然后扩展到整个半身,此时脑电图常有颞部、中央区或顶部的局部棘-慢波灶或一侧局限性慢波。表现为半侧阵挛性抽搐,常伴有同侧偏瘫,称为偏身惊厥-偏瘫综合征(HH综合征)。此后出现反复的癫痫发作称之为偏身惊厥-偏瘫-癫痫综合征(HHE综合征)。

(六)新生儿期癫痫持续状态

此状态发作形式往往有别于成人。临床表现极不典型,多呈轻微抽动,肢体呈奇异的强直动作,发作形式不固定,常由一肢体或一肌群转移至另一肢体或肌群,或呈半身型抽搐发作。发作时呼吸暂停、意识不清。脑电图改变也具有特殊性,呈1~4 Hz的慢波和杂有棘波存在,或呈2~6 Hz的节律性棘-慢波综合,强直发作时呈δ波,阵挛发作时有棘、尖波发放。

(七)脑电图性癫痫持续状态

其特征是 EEG 持续的痫性放电,患者无临床异常表现,但 EEG 的结果却令人惊讶,经典的例子是儿童睡眠电活动 SE。该综合征表现为认知功能下降伴特征性 EEG,EEG 表现为至少 85% 的慢睡眠期 3 个以上的电极可监测到棘-慢波且持续 1 个月以上。大多数患儿发作前神经精神及运动功能是正常的,但在发作期,包括 IQ、语言、时空能力、注意力等多方面均出现异常。行为的改变包括多动和具有进攻性,运动障碍表现为共济失调、肌张力障碍和失用。

六、诊断

诊断要求首先判定是否为癫痫持续状态,其次要确定其发作的类型,最后明确病因或脑损伤部位。对于多种检查均无异常的患者,主要依据临床表现。反复癫痫发作持续 30 分钟以上不恢复或单次惊厥发作持续在 5 分钟以上时应视为癫痫持续状态。典型的发作表现对确诊有指导意义,所以完整、准确的病史、神经系统检查、脑电图及有关实验室检查是最重要的诊断依据。

实验室检查:①血常规检查可除外感染或血液系统疾病导致症状性持续状态;②血液生化检查可排除低血糖、糖尿病酮症酸中毒、低钠血症,以及慢性肝肾功能不全和 CO 中毒等所致代谢性脑病癫痫持续状态。

辅助检查:癫痫状态患者辅助检查应在迅速控制发作前提下酌情进行。①常规 EEG、视频 EEG 和动态 EEG 监测可显示尖波、棘波、尖-慢波、棘-慢波等痫性波型,有助于癫痫发作和癫痫状态的确诊;②心电图检查可排除大面积心肌梗死、各种类型心律失常导致广泛脑缺血、缺氧后发作和意识障碍;③胸部 X 线检查可排除严重肺部感染导致低氧血症或呼吸衰竭;④必要时可行头部 CT 和 MRI 检查。

(一)全身惊厥性癫痫持续状态

经典的全身惊厥性癫痫持续状态(GCSE)的定义:反复的全身性惊厥发作,每两次发作之间没有意识状态的恢复;或者全面性惊厥持续 30 分钟以上。最近的研究数据显示:非 SE 的单个惊厥性抽搐的发作时间一般不会超过 2 分钟,因而以 30 分钟作为诊断的时限并非很恰当。从临床实际出发,持续 5～10 分钟的抽搐和电活动是一个更符合实际的标准,而这正好是一个要求开始静脉给药的时间点。诊断:GCSE 以阵发性或持续性运动症状为特征,运动症状可以是强直或阵挛或为二者的结合;可对称或不对称的,但它总是和明显的意识障碍和双侧的 EEG 改变(通常是不对称的)相连。

(二)复杂部分性发作持续状态诊断

复杂部分性发作持续状态(CPSE)又称精神运动型持续状态,其临床特点以意识障碍为主,自动症为辅。由于 CPSE 临床表现的多样性,诊断时应尽早进行 EEG 检查。EEG 以局部连续棘波为主要表现,也可出现周期性的一侧性癫痫样发放(PLEDs),甚至弥漫性棘-慢节律。

(三)非惊厥性癫痫持续状态

非惊厥性癫痫持续状态(NCSE)是由于大脑痫性发作导致的长时间的意识障碍,神志变化可从意识模糊、狂躁到深昏迷,各种程度均可发生。由于其表现形式多样,无明显抽搐等表现,迄今为止,其诊治对神经科医师仍是一个挑战。尤其对既往无癫痫病史,以非惊厥性癫痫持续状态为首发症状的病例,临床医师往往缺乏足够的认识,国内外对此报道较少。

非惊厥性癫痫持续状态诊断标准:以意识障碍为主,不伴有明显的运动元素如抽搐等;意识障碍呈连续性,持续时间超过 30 分钟,中间无明显好转;患者的意识障碍和临床表现相关的脑电图符合癫痫样脑电图的表现(癫痫专业医师和脑电图专业医师共同确认)。

虽然非惊厥性癫痫持续状态一直被认为很少出现,但随着重症医学科中长程脑电(CEEG)广泛的应用,发现非惊厥性癫痫持续状态远比我们过去诊断的要多。危重症患者中大部分痫性发作都是非惊厥性的,并且只能通过脑电图确定。临床 NCSE 的诊断必须依靠脑电监测。神经外科患者如出现意识状态改变、精神症状等,都应考虑发生 NCSE 的可能。因此,完善的脑电图监测对无法解释的意识障碍,精神症状,CSE 后唤醒缓慢或神经外科手术后麻醉复苏延迟的患者的判断是非常重要的。常规的脑电图,通常记录时间为 30～60 分钟,较难达到确诊目的,在 NCSE 脑电监测的患者中,只有 50% 的患者确诊癫痫。对于清醒患者,24 小时长程脑电图会确诊超过 90% 的无临床症候的癫痫,48 小时或更长时间的长程脑电图监护是神经科重症监护室昏迷患者必需的。

(四)单纯部分发作持续状态诊断

单纯部分发作持续状态(simple partial status epilepticus,SPSE)临床发作持续 30 分钟或更长,以反复的局部颜面或躯体持续抽搐为特征,或持续的躯体局部感觉异常为特点,发作时意识清楚,EEG 上有相应脑区局限性的放电。

（五）肌阵挛性癫痫持续状态诊断

肌阵挛性癫痫持续状态（myoclonic status epilepticus,MSE）基本的临床特征是肌阵挛,可持续反复出现,并持续 30 分钟以上。肌阵挛在原发性中是双侧对称的,而在继发性中则是不同步非对称的。原发性的 EEG 显示和肌阵挛紧密联系的多棘波;继发性的 EEG 通常显示非节律性反复的棘波。

七、鉴别诊断

部分性癫痫状态需与短暂性脑缺血发作（TIA）鉴别,TIA 可出现发作性半身麻木、无力等,不伴意识障碍,持续数分钟至数十分钟,易与单纯部分性发作持续状态混淆,TIA 多见于中老年人,常伴高血压、脑动脉硬化症等脑卒中危险因素;癫痫状态须注意与癔症、偏头痛、低血糖和器质性脑病等鉴别,病史和 EEG 是重要的鉴别依据。

SE 要与精神分裂症、抑郁症、肝肾功能损害引起的代谢脑病、肌阵挛、震颤、痉挛、舞蹈症、去大脑强直、去皮层强直等鉴别。除代谢性脑病外,脑电图均正常,且代谢性脑病的异常脑电图不会因静脉注射地西泮或氯硝西泮而有所好转或恢复正常。

非惊厥性癫痫持续状态（NCSE）既往由于认识不足,临床常易漏诊及误诊,近年来国内逐渐受到重视。非惊厥性癫痫持续状态的共同临床特点为意识障碍和精神错乱。特别是在合并严重脑病及衰竭时,典型的临床表现被掩盖,必须结合长程脑电确诊。

根据癫痫病史、临床特征、常规或视频 EEG 检查等。GTCS 持续状态发作间期意识丧失才能诊断;部分性发作持续状态可见局部持续性运动发作,长达数小时或数日,无意识障碍;边缘叶癫痫持续状态、自动症持续状态均有意识障碍,可伴有精神错乱、事后无记忆等。临床上常容易将持续阵挛、高热寒战与癫痫发作混淆。应注意从眼位、面色、瞳孔、Babinski 征等方面进行鉴别（表 2-1）。

表 2-1　癫痫发作与假性癫痫发作的区别

特点	癫痫发作	假性癫痫发作
眼位	上睑抬起,眼球上窜或向一侧偏转	眼睑紧闭,眼球乱动
面色	发绀	苍白或发红
瞳孔	散大,对光放射消失	正常,对光反射存在
Babinski 征	常（＋）	（－）

八、治疗及处理

SE 是需要即刻救治的神经系统急症。治疗目的是维持生命体征稳定；尽快终止惊厥发作，包括行为和电生理发作，防止再发；确定并去除 SE 的诱发因素；减少并治疗并发症。治疗强调紧急综合治疗，迅速终止癫痫发作，选择起效快、作用强、不良反应小的药物静脉给药。

治疗总则：①准确的诊断和分型，选用相应的抗癫痫药物；②抗癫痫药物首剂应当足量；③合并其他治疗方法加用脱水剂，并去除癫痫持续状态的诱因；④尽快控制 SE。持续性惊厥抽搐发作不应超过 20 分钟，超过 30 分钟应全身麻醉，如恩氟烷类吸入麻醉，或氯胺酮、丙泊酚静脉给药。一般要求麻醉达中至深度，以临床或脑电图监测，彻底终止发作为度。请麻醉科医师协助处理。应转入重症医学科行加强医疗；⑤病因和诱因治疗：针对病因处置，维持正常的心肺功能，监测生命体征，把血糖、水、电解质、酸碱度及体温应尽可能调节到正常水平，感染用抗生素，肿瘤用化疗或手术等。

(一)初期一般处理

(1)接诊后立即将患者的头转向一侧，清除口中分泌物，防止吸入和窒息。压舌板防舌和颊的咬伤，利于呼吸通畅。有气道阻塞者及早行气管切开。防止肢体损伤、床边加床栏，防止坠床。

(2)即行血压、呼吸、脉搏、心电监测、常规吸氧。

(3)迅速建立静脉输液通道，评估心肺功能，注意防治脱水、酸中毒、电解质紊乱、心力衰竭等，维持正常血压。

(4)纠正低血糖、低钠血症、低钾血症、高血糖等。

(5)控制脑水肿，可适当应用 20%甘露醇 250 mL 加用地塞米松 20 mg 静脉滴注。

(6)防治全身炎症反应综合征，控制高热，物理降温或戴冰帽。应用广谱抗生素治疗和预防感染。

(7)顽固性持续状态时，插胃管排空胃内容物，防止误吸。

(8)药物快速终止抽搐。

(9)静脉注射抗癫痫药物是首选的有效方法。肌内注射抗癫痫药物常难以奏效，反复小剂量肌内注射用药不能有效控制发作，而且易超过极量。

(10)当患者给予一线抗癫痫药物治疗仍不能有效控制癫痫发作时应立即气管插管，必要时给予呼吸机支持。对于持续强直-阵挛发作的患者，应用神经肌肉阻滞剂有助于完成气管插管。

SE患者持续肌肉阵挛会出现横纹肌溶解,出现血钾升高,甚至急性肾衰竭。因此应尽量避免应用去极化肌松剂,如琥珀酸胆碱等,并维持充分水化以预防肌红蛋白相关性肾衰竭。当出现肌红蛋白尿或血清肌酸激酶水平显著升高(>5 000 U/L)时,应利尿并碱化尿液。当癫痫持续状态得到完全控制后,才可考虑行头部影像学检查,包括头部CT、头部MRI以及腰穿检查等。

(二)药物及用法

从速控制发作是治疗的关键,根据癫痫状态类型选择用药,原则如下。

(1)先选用速效抗癫痫药(AEDs)静脉给药,首次用药必须足量。

(2)发作控制不良时应立即重复给药。

(3)顽固性病例应多种药物联合使用。

(4)控制发作后应给予足够的维持量,患者清醒后改用口服抗痫药,并进一步查明病因。

(三)常用药物

1.地西泮

地西泮是成人或儿童各型癫痫状态的首选药。成人剂量10~20 mg,单次最大剂量不超过20 mg,儿童0.3~0.5 mg/kg,以每分钟3~5 mg速度静脉推注。幼儿可直肠给药,剂量为0.5 mg/kg;如15分钟后复发可重复给药,或用地西泮100~200 mg溶于5%葡萄糖盐水中在12小时内缓慢静脉滴注,总量不超过每天120 mg为宜。本药起效快,迅速进入脑部使血药浓度达到峰值,一般2~3分钟生效,但半衰期短,20分钟后脑及血药浓度迅速下降,偶可出现呼吸抑制,应停药,床边做好人工气道准备。

2.10%水合氯醛

成人25~30 mL,小儿0.5~0.8 mL/kg,加等量植物油保留灌肠。

3.氯硝西泮

氯硝西泮药效是地西泮的5倍,半衰期22~32小时,成人首次剂量3 mg,静脉注射后数分钟奏效,对各型癫痫状态均有效,以后每天5~10 mg,静脉滴注或过渡至口服药。需注意本品对呼吸及心脏抑制较强。劳拉西泮:作用较地西泮强5倍,半衰期12~16小时,可用0.1 mg/kg以每分钟1~2 mg速度静脉注射,首次剂量不超过5 mg为宜。一般注射3分钟后可控制发作,如未控制5分钟后可重复同样剂量,亦应注意呼吸抑制。

4.异戊巴比妥

成人每次 0.5 g,溶于注射用水 10 mL 静脉注射,1～4 岁儿童每次 0.1 g,5 岁以上每次 0.2 g,速度不超过每分钟 0.05 g,至控制发作为止,通常 0.5 g 以内可控制发作,未注完的剩余药物可肌内注射。

5.利多卡因

用于地西泮注射无效者,2～4 mg/kg 加入 10％葡萄糖注射液内每小时 50 mg 速度静脉滴注,复发时可重复应用;心脏传导阻滞及心动过缓者慎用。

6.苯妥英

能迅速通过血-脑屏障,负荷剂量在脑中迅速达到有效浓度,无呼吸抑制和降低觉醒水平不良反应,但起效慢,多在 30～60 分钟起效,约 80％的患者在 20～30 分钟内停止发作,作用时间长(半衰期 10～15 小时),对 GTCS 持续状态效果尤佳。成人剂量 5～10 mg/kg,儿童 15 mg/kg,溶于 0.9％氯化钠注射液中静脉注射,成人注射速度不超过每分钟 50 mg,可与地西泮合用。可引起血压下降及心律失常,需密切观察,心功能不全、心律失常、冠心病及高龄者宜慎用或不用。

7.丙戊酸钠

丙戊酸钠(丙戊酸)注射剂 5～15 mg/kg 溶于注射用水中,3～5 分钟内静脉注射,再用 10 mg/kg 剂量加入 5％葡萄糖注射液或 0.9％氯化钠注射液 500 mL 中,静脉滴注,最大剂量可达每天 2500 mg。可迅速终止某些癫痫持续状态,如部分性运动发作持续状态。

8.苯巴比妥

主要用于癫痫控制后维持用药,用地西泮等控制发作后可续用苯巴比妥(苯巴比妥钠) 20 mg/kg,每分钟 30 mg 缓慢静脉滴注;或 0.2 g 肌内注射,每 12 小时 1 次。本药起效慢,肌内注射后 20～30 分钟起效,1～12 小时后血药浓度达到高峰,对脑缺氧和脑水肿有保护作用,大剂量可有肝肾损害。

9.副醛

作用强,半衰期 3～10 小时,成人用 5 mL 缓慢静脉注射,速度不超过每分钟 1 mL,也可用 15～30 mL 保留灌肠。儿童 0.3 mL/kg 用植物油稀释保留灌肠,或 0.1～0.2 mg/kg 深部肌内注射。该药约 80％经呼吸道排出,可引起剧咳,患呼吸系统疾病者忌用。

如上述方法均不能控制发作,可用硫喷妥钠静脉注射或乙醚吸入麻醉。

(四)急诊处理方案

1.在 0 分钟内应进行的急诊处理

观察发作情况及问病史,做出诊断。尽快做脑电图,但不应等脑电图延误时间。

2.在 5 分钟内应进行的急诊处理

(1)建立静脉通道,用生理盐水(葡萄糖可使苯妥英钠沉淀)。

(2)做血常规及生化检查。测药物血浓度。如疑有低血糖,做快速血糖。

(3)给予 50% 葡萄糖注射液加维生素 B_1 100 mg,静脉注射。

3.在 10 分钟内应进行的急诊处理

(1)明确癫痫持续状态诊断,确定发作类型。

(2)监测呼吸、脉搏和血压保证生命体征平稳。

(3)保持呼吸道通畅,使患者头偏向一侧,及时清理口腔分泌物和吸痰;对牙关紧闭者应放置牙垫防止舌咬伤;放置床边护栏防止坠床;对发绀患者用鼻导管或面罩吸氧,必要时气管切开或插管辅助人工呼吸。

(4)首选地西泮,成人首次剂量为 20 mg,2~3 mg/min 静脉推注,约 1/3 的患者 3 分钟内停止发作,4/5 的患者 5 分钟内停止发作,作用时间仅维持 10~30 分钟,需同时给予其他抗痫药;须注意可抑制呼吸,静脉注射过快可发生呼吸骤停。

4.在 30 分钟内应完成的治疗处理

(1)苯巴比妥(苯巴比妥钠):8~9 mg/kg 肌内注射,发病前用过巴比妥类可适当减量作为地西泮注射后长效维持用药,首次注射后 4~6 小时可根据发作控制情况酌情给予首次剂量的 1/3~1/2 肌内注射,并作为维持剂量每 6~8 小时肌内注射 1 次,直至完全控制发作;对呼吸中枢有较强抑制作用,不宜静脉注射,有明显肝肾功能障碍者应适当减量或慎用。

(2)丙戊酸钠:5~15 mg/kg 溶于注射用水 3~5 分钟静脉注射,再按 10 mg/kg 剂量加入 5% 葡萄糖注射液或生理盐水 500 mL 中,静脉滴注,最大剂量每天 2 500 mg。

上述(1)或(2)任选其一。

(3)患者终止发作后可行常规或视频脑电图检查头颅 CT 检查除外颅内出血、感染、肿瘤和脑挫裂伤等。

5.在 60 分钟内应完成的治疗检查及处理

(1)上述药物无效或疗效不佳,可给予苯妥英(苯妥英钠)缓慢静脉注射,5~

10 mg/kg 溶于 5% 葡萄糖注射液 20~40 mL 中,注射速度每分钟 50 mg,1/3 的患者可在静脉注射开始 10 分钟内停止发作;亦可将上述剂量药物溶于 5% 葡萄糖注射液 100 mL 中,缓慢静脉滴注;需注意静脉用药可导致低血压及心电图改变,应心电监护下使用。

(2)利多卡因:100 mg 溶于 5% 葡萄糖注射液 20 mL,以每分钟 10 mg 速度静脉注射;可迅速控制发作,但维持时间较短,有效后可根据病情给予利多卡因 3~5 mg/(kg·h),静脉滴注;由于对心血管系统有明显抑制作用,最好在心电监护下用药。

(3)10% 水合氯醛 20~30 mL 保留灌肠,8~12 小时 1 次,适于肝功能不全或不宜使用苯巴比妥类者。

(4)给予上述足够剂量药物仍不能控制发作,进一步联用各种药物或重复剂量又担心超过安全限度时,可考虑由麻醉医师气管内插管控制呼吸,对患者实施全身麻醉和应用肌松剂,麻醉深度可达 3 期 4 级。

(5)对症治疗如吸痰、用脱水剂减轻脑水肿、抗生素预防和治疗肺部感染等。

(6)患者发作终止可酌情腰穿、胸部 X 线及头颅 MRI 检查,有条件应进入神经内科监护室或重症医学科监护治疗,防治多系统并发症。

6.在 24 小时后应进行的治疗

(1)发作完全控制 24 小时后,意识清楚者可口服卡马西平 0.1~0.2 g,3 次/天,或苯妥英(苯妥英钠)0.1 g,3 次/天;未完全清醒可鼻饲,1 周后根据血药浓度调整剂量。

(2)适当选用钙通道阻滞剂、能量合剂和神经细胞保护剂等,癫痫状态完全控制后应进行病因诊治。

(3)控制发作后应使用长效抗癫痫药物(AEDs)过渡和维持,早期常用苯巴比妥,成人 0.2 g 肌内注射,3~4 次/天,儿童酌减,连续 3~4 天;并根据癫痫类型选择有效口服药(早期可鼻饲),过渡到长期维持治疗。

(4)癫痫状态防治主要是治疗和纠正原发病,识别和纠正可能的促发因素,应按时服药,不突然停药和减药,生活规律,应注意使用氨茶碱、可卡因、利多卡因、异烟肼及三环类抗抑郁药等可诱发痫性发作。

第二节　急性脑栓塞

早在 18 世纪有学者已认识到心脏内的血栓可以形成漂浮的"息肉"样物质，可以在任何时间内到达不同的部位，形成突发症状。1852 年有学者首先明确报道 1 例 34 岁女性心脏二尖瓣的赘生物，伴有大脑中动脉栓塞。大脑对缺血非常敏感，一个直径 1 mm 的微粒进入大脑或脑干的动脉就会产生严重的症状，如果进入脾、肾或身体其他部位的动脉不会出现症状。直到现在临床估计的脑栓塞发病率低于尸检证实的发病率。临床估计仅占 3％，而同期尸检在卒中后 45 天以内 46％ 为栓塞，45 天以上为 19％。这种差异的原因可能为脑栓塞的诊断标准不同；尸检发现的栓塞在临床上可能无症状；脑栓塞在医院中病死率高所以尸检常见；死亡前栓子已溶解；在阻塞部位区分血栓形成和栓塞有时存在困难。该病占脑血管病的 15％～20％。最常见的栓子来源于心脏，14％～48％ 的风湿性心脏病患者发生脑栓塞；心肌梗死、心内膜炎、心房颤动、心脏手术时易诱发本病；非心源性栓子见于颈部动脉粥样硬化斑脱落、外伤骨折或气胸、潜水或高空飞行减压不当、孕妇生产等。

一、概念

脑栓塞是指脑动脉被来自脑外随血液循环流动的栓子堵塞，造成局部脑缺血或梗死，出现神经功能障碍。通常为异常的固态、液态、气态物体（被称作栓子）沿血液循环进入脑动脉系统，引起动脉管腔闭塞，导致该动脉供血区局部脑组织的坏死，临床上表现为偏瘫、偏身麻木、讲话不清等突然发生的局源性神经功能缺损症状。

二、发病因素

（一）心脏疾病

心脏疾病为脑栓塞发生的主要原因，约 75％ 的心源性栓子栓塞于脑部。心房颤动（AF）、感染性心内膜炎、风湿性心瓣膜病、先天性心脏病、心脏黏液瘤、心肌梗死及心脏手术等均为心源性栓子来源的高危因素。心房颤动（房颤）是心源性脑栓塞最常见的病因，且为缺血性卒中的独立危险因素，AF 患者发生脑卒中的风险是同龄正常人的 5～17 倍。老年人房颤、冠心病是心源性脑栓塞发生的重要基础。

(二)动脉粥样硬化斑块和附着物脱落

主动脉弓及其发出的大血管的动脉粥样硬化斑块和附着物脱落,引起的血栓栓塞现象也是引起短暂性脑缺血发作和脑梗死的较常见的原因。此类栓子大多数细小且多发,故常阻塞管径较细的血管。

(三)骨折及术后致脑栓塞

骨折、创伤及行整形术患者可引起脂肪性脑栓塞。脂肪性脑栓塞常见于长骨骨折后及术中,来自骨髓与其他组织的脂肪、脂类物质在乳化能力减小、理化性质失常的血液中聚集成较大体积($10\sim40\ \mu m$)而栓塞于肺、脑等器官的血管中。除此之外,国内外均有整形术后出现脑脂肪栓塞的报道,有学者曾报道过整形术中向面部填充脂肪后引起眼和脑栓塞的患者。国内等亦报道了1例行双侧颞部脂肪填充术后发生脑脂肪栓塞的患者。虽然目前由此类医源性损伤导致脑脂肪栓塞的报道较少,但应引起足够重视。

(四)妊娠期和产褥期女性

妊娠期和产褥期女性脑血管疾病的发病率可能增加,如果存在妊娠期高血压,则这种危险性就更大。产褥期孕妇体内血液处于高凝状态,凝血系统和纤溶系统失衡以及宫内感染和长期卧床等因素均可导致静脉小栓子的形成,这些小栓子脱落后沿着下腔静脉进入心脏继而进行体循环,若到达脑部即引起脑栓塞。另外在分娩过程中,羊膜早破或胎盘早剥又逢胎儿阻塞产道时,由于子宫强烈收缩,宫内压增高,可将羊水压入宫壁破裂的静脉窦内,少量羊水可到达左心进入体循环,亦可引起脑栓塞。

(五)空气或其他气体进入脑部血管

胸部外伤、人工气胸和气腹等空气或其他气体经过肺循环进入左心,继而进入脑部血管,可造成脑栓塞。国内有学者曾报道了中心静脉拔管后,由于伤口覆盖的敷料密封不严,且患者又迅速坐起,胸廓内负压使更多的空气通过伤口进入颈静脉,经未闭的卵圆孔进入脑血管系统,引发空气脑栓塞。

(六)碘油脑栓塞

介入诊断及治疗后导致碘油脑栓塞的报道逐渐增多。说明碘油可以通过肝脏内循环游移至体循环。有学者试验表明碘油用量与进入体循环的碘油量呈明显正相关。

(七)其他因素

如肿瘤所致的癌栓以及虫卵均可造成脑栓塞,还有一些不明原因的栓子导致脑栓塞也并非少见,可能与当前的检测手段仍较落后有关,难以揭示栓子的来源。

三、发病机制

(一)房颤

房颤是发生心源性脑栓塞的主要原因,老年人房颤、冠心病是心源性脑栓塞发生的重要基础。当房颤频繁发作时,由于左心房的血液凝滞、高凝状态及内皮损伤等,易导致附壁血栓的形成,另外,肌缺血缺氧和室壁异常运动也易形成血栓。而血液黏滞度增高使得血流动力学发生改变,增加了血栓脱落造成脑栓塞的概率。

(二)动脉粥样硬化

动脉粥样硬化易发生于大血管的分叉和拐弯处,由于动脉内膜增生、变厚以及胆固醇沉积使动脉管腔变窄,当动脉内膜损伤形成溃疡时,血小板和纤维蛋白等成分在溃疡处黏附、聚集、沉着,释放和激活凝血因子,致使血栓形成,而且血流缓慢和血液黏滞度升高等因素均可加快血栓形成。血栓的碎屑或动脉粥样斑块脱落后随血流方向运行,可造成脑栓塞。

(三)骨折及术后致脑栓塞的 3 项决定因素

骨折及术后致脑栓塞的 3 项决定因素为破碎的骨髓内容物、骨髓腔内增压以及开放的静脉血管。来自骨髓的脂肪小球进入血液,使脑血管受阻从而导致脑栓塞,同时,脂肪栓子对受阻的脑血管壁产生刺激进而引起脑血管痉挛或者形成继发性血栓,进一步加重脑栓塞。脂肪填充术中,脂肪颗粒可能通过相吻合的动脉进入到大脑中动脉,阻塞血管进而导致其供血区域的脑组织缺血,造成神经功能缺损。

(四)妊娠及分娩时脑栓塞的发病率显著增加

孕期多伴随妊娠期高血压,造成血液浓缩以及全身小动脉的痉挛,长期的血管痉挛和组织缺氧导致脑毛细血管的完整性受损。另外,缺血痉挛、高凝状态以及妊娠期高血压疾病患者血流速度减慢,导致微血管内血栓形成,栓子脱落后阻塞血流,造成该血管分布区域脑组织缺血梗死。在分娩时,盆腔静脉丛血栓形成,栓子脱落后经静脉系统进入到颅内静脉导致脑栓塞。

(五)碘油脑栓塞

发生的机制主要为碘油的漂浮和异常动静脉通道存在。在碘油用量足够的时候,碘油可以通过肝脏内循环进入体循环。另外由于异常分流通路的存在,如卵圆孔未闭或者肺内血管异常分流,可导致肿瘤血管冲刷的碘油直接进入体循环。

(六)其他

一些少见或者不明原因的栓子,如空气、虫卵和肿瘤等栓子进入体循环后,停留在管腔不能通过的血管内,使被阻塞的动脉所供应的区域发生脑梗死。同时受栓子的刺激,发生阻塞的动脉和周围的小动脉出现反射性的痉挛,导致缺血和梗死范围更加扩大。

四、防治研究

(一)抗血小板聚集药

国外研究显示缺血性脑卒中患者早期使用阿司匹林能减少复发且不增加颅内出血的发生率。国内有类似报道:服用阿司匹林的患者复发率为 1.6%,病死率为 3.3%,均明显低于对照组。此外,有学者报道了一种新型的特异性抗血小板药物 s 亚硝基谷胱甘肽(GSNO),临床实验显示它与阿司匹林相比,能更为有效地减少脑栓塞的患病率和复发率。

(二)溶栓治疗

溶栓治疗是目前治疗急性缺血性脑卒中的研究热点。国外文献报道局部动脉内溶栓治疗脑梗死的血管再通率在 58% 以上,临床好转率>53%,静脉用药则分别为 36% 和 26%。但也有不少专家认为溶栓治疗早期出血率高,危险性/疗效比还须明确,溶栓治疗应极为慎重。苏镇培等建议急诊患者 CT 排除脑出血后,就可采用牛津郡社区卒中计划(the oxford shire community stroke project,OCSP)分型,按亚型决定治疗方案,认为只有全前循环梗死(TACI)、少数严重的部分前循环梗死(PACI)和后循环梗死(POCI)才是需施行紧急溶栓的亚型。

(三)外科及介入治疗

颅内外血管经皮腔内血管成形术(PTA)及血管内支架置入或与溶栓治疗结合,已备受重视。欧洲一项多机构参与的实验研究中,应用经导管闭合系统装置治疗房间隔缺损和心脏卵圆孔未闭引起的脑栓塞,取得令人满意的效果。脑皮层梗死后的神经组织移植在动物实验方面也已取得某些成效。

第三节　脑　干　出　血

脑干出血是指非外伤性的中脑、脑桥和延髓出血。脑干出血在临床上相对少见,最常见的是脑桥出血,发病率占所有脑出血的 10% 左右,脑桥出血量 >5 mL 即可迅速出现昏迷、四肢瘫痪甚至脑疝而死亡。脑干出血量在 3 mL 以下的,死亡率 70% 左右,出血量在 5 mL 以上,死亡率 90% 左右,出血量超过 10 mL 以上者死亡率 100%,故脑干出血属于神经内科急危重症,尤其是大量脑桥出血,多在起病后 48 小时内死亡,病死率可高达 50%。

一、发病原因

(一)原发性高血压

高血压是迄今为止最重要和普遍的危险因素,常损害小的穿支动脉或皮层下小动脉。最常见的出血部位是基底节,其次为脑叶,因为这些部位的小血管长期受高血压的损害,小动脉或穿支动脉结构改变,如平滑肌细胞坏死、脂质样改变及微动脉瘤的形成等,最后管壁破裂导致脑出血的发生。

(二)淀粉样血管病

淀粉样血管病(cerebral amyloid angiopathy,CAA)是由于 β-淀粉样物质沉积于脑的小中动脉的中膜和外膜,导致弹力膜中断,内皮细胞损失及血管壁纤维素样坏死,而致小血管自发破裂出血,是老年人散发性脑叶出血的常见病因。最常见的出血部位是额叶和顶叶,颞叶和枕叶相对少见。

(三)血管异常

血管异常包括动脉瘤和血管畸形。动脉瘤所致的脑出血常合并蛛网膜下腔出血,且出血常破入脑室。血管畸形通常包括动静脉畸形、海绵状血管瘤、静脉畸形和硬膜下动静脉瘘等,其中动静脉畸形和静脉畸形最常见。血管异常所致的脑出血可发生于任何部位,皮层下白质较深部半球更常见。

(四)抗凝或抗血小板药物

高龄、既往缺血性脑卒中史、高血压、白质疏松症、早期使用过华法林、高强度抗凝及同时联合使用抗血小板药物患者,均为潜在发生抗凝相关脑出血的高危人群。抗凝或抗血小板药物相关脑出血可发生于各个部位。

(五)拟交感神经类药物

可卡因、苯丙胺(安非他命)、苯丙醇胺(去甲麻黄碱)、摇头丸等拟交感神经类药物逐渐成为青年脑卒中的重要原因之一。拟交感神经类药物相关脑出血最常见的出血部位是脑叶。

(六)肿瘤

颅内肿瘤是脑出血的原因之一,出血的发生与特定类型的肿瘤相关,胶质母细胞瘤、血管母细胞瘤、少突胶质细胞及转移性肿瘤易发生脑出血。其中,具有很高的出血倾向的转移瘤是恶性黑色素瘤、肾细胞癌、前列腺癌和肺癌。良性脑瘤如脑膜瘤很少发生脑出血。出血部位与肿瘤的类型及肿瘤本身所处位置相关。

(七)血管炎

脑出血可继发于血管炎。由此引起的脑出血较少见。出血部位可以是脑叶、脑干出血或脑室出血。

二、治疗

(一)基本原则

就地抢救;脱水降颅压、减轻脑水肿;调整血压;防治继续出血及并发症;促进神经功能恢复。

(二)内科治疗

1.一般治疗

保持安静、就地诊治、减少搬动,密切监测血压、呼吸、脉搏、瞳孔、意识状态等生命体征;维持呼吸道通畅,保证氧供,必要时及时建立人工气道;维持血流动力学稳定,防治感染和消化道出血;对烦躁不安、头痛或癫痫抽搐者,可及时应用镇静、止痛和解痉剂。

2.脱水降颅压

对颅内压增高和脑水肿者,选用20%甘露醇250 mL于30分钟内静脉滴注完毕,并依照病情或出血量的多少,每4~6小时或8~12小时再加1次,持续7~10天;60岁以上老人剂量可酌情减半,用药过程中应注意监测肾功能;呋塞米或依他尼酸钠可与脱水剂交替应用,增强脱水作用和延长脱水时间,但需注意纠正电解质紊乱;甘油果糖脱水作用温和、没有反跳现象,适用于肾功能不全者。

3.调整血压

降颅压治疗后，收缩压≥26.7 kPa(200 mmHg)，舒张压≥13.3 kPa(100 mmHg)时，应降血压治疗，使血压保持在略高于发病前水平。收缩压＜24.0 kPa(180 mmHg)或舒张压＜14.0 kPa(105 mmHg)时可不必使用降压药。降压幅度不宜过大，防止因血压下降过快而造成低灌注，加重脑损害。如血压过低，应找出原因及时处理，并选用血管活性药物提升血压。

4.亚低温治疗

头部和颈部大血管处放置冰帽、冰袋或冰毯以降低脑部温度和新陈代谢，有利于减轻脑水肿和降低颅内压等。亚低温治疗时体温应控制在32～34 ℃。

(三)手术治疗

主要采用的方法：去骨瓣减压术、小骨窗开颅血肿清除术、钻孔或锥孔穿刺血肿抽吸术、内镜血肿清除术、微创血肿清除术和脑室出血穿刺引流术。

第四节 颅 内 高 压

一、颅内压的生理学

正常人颅腔内含约 1 400 g 脑组织，100～150 mL 血液和 75～150 mL 脑脊液，形成 0.7～2.0 kPa(5～15 mmHg)颅内压。在密闭的颅内系统中，上述任何一种内容物容量改变都能导致颅内压的变化。由于脑脊液介于颅腔壁的脑组织之间，且脑室和脑、脊髓的蛛网膜下腔互通，因此通常以脑脊液压代表颅内压。

正常情况下，颅内压反映的是脑脊液形成与重吸收之间的平衡。脑脊液的生成速度基本不变(大约每分钟 0.4 mL)，而重吸收却依赖于脑脊液-静脉压力梯度。重吸收的最小压力梯度需要 0.7 kPa(5 mmHg)，在这一压力梯度上，重吸收的速度与压力梯度呈线性关系。

脑血容量(CBV)也是形成颅内压的重要因素。而脑血容量与脑血流量的改变并非始终一致。脑脊液压正常时，脑血流增加对颅内压的影响并不重要；当脑脊液压升高时，增加脑血流对颅内压的影响就十分明显。

颅内压增高时机体会表现出以下代偿机制：①增加脑血管阻力减少颅内血容量；②转移脑脊液进入脊髓蛛网膜下腔；③增加脑脊液重吸收。轻度高颅压对脑脊液的生成并无影响。颅内压升高的程度取决于颅内容物变化的幅度和速度。颅内容物增加一旦超过了颅腔代偿能力,那么少量的颅内容物就会引起颅内压大幅度上升。

二、影响颅内压的因素

(一)动脉二氧化碳分压($PaCO_2$)

二氧化碳对颅内压的影响源自脑血流量的改变。当 $PaCO_2$ 在 $2.7\sim8.0$ kPa($20\sim60$ mmHg)之间急骤变化时,脑血流量的改变十分明显,与之呈线性关系,约 0.27 mL/kPa。当 $PaCO_2>8.0$ kPa(60 mmHg)或 <2.7 kPa(20 mmHg)时,$PaCO_2$ 和脑血流不再呈正相关性变化。$PaCO_2$ 对脑血流影响主要通过改变细胞外液 pH 实现,$PaCO_2$ 下降,细胞外 pH 升高,脑血流量减少,颅内压降低。反之亦然,颅内压升高。但通过快速降低 $PaCO_2$ 使颅内压下降是一个短暂的过程,即使持续低 $PaCO_2$,颅内压仍可逐渐回升。这是由于颅压下降后脑脊液重吸收减少,脑脊液容量逐渐增加直至颅内压恢复正常。

(二)动脉氧分压(PaO_2)

PaO_2 在 $8.0\sim18.0$ kPa($60\sim135$ mmHg)范围内变化,不影响脑血流量和颅内压。若 $PaO_2<6.7$ kPa(50 mmHg),由于脑细胞缺氧、水肿,颅内压会逐渐升高,且如果低氧时间较长,即使氧合恢复正常,颅内压也不能恢复至原水平。与其他影响因素相比,PaO_2 对颅内压的影响较小。

(三)动脉血压

平均动脉压在 $8.0\sim20.0$ kPa($60\sim150$mmHg)时,脑血流量依靠其自身的自动调节机制而保持不变,对颅内压的影响很小。超出这一限度,颅内压将随血压的升高或降低而呈平行改变。任何原因如长时间低血压、脑病理性损害,特别是高血压将会对颅内压产生重大影响。此外,缺氧后脑血管自动调节功能也可随之受损,从而导致动脉血压与颅内压之间呈被动关系。

(四)中心静脉压

中心静脉压或胸膜腔内压的变化通过两个途径能影响颅内压。

(1)颈静脉和椎静脉逆行传递,使脑静脉压增高,升高颅内压。

(2)胸、腹内压增加,如呛咳,导致椎管内的静脉扩张,增高脑脊液压力。

三、颅内高压的定义

正常人平卧位颅内压约为 1.33 kPa(10 mmHg)。当脑组织肿胀、颅内占位性病变或脑脊液分泌过多、吸收障碍、循环受阻或脑血流灌注过多导致颅内压持续保持在 2.0 kPa(15 mmHg)以上时称颅内高压。颅内高压是神经科临床常见的综合征,典型的三联症为头痛、呕吐、视盘水肿,颅内高压通常提示较为严重的神经系统疾病,严重时可出现意识障碍、脑疝,乃至危及生命。

四、颅内高压的治疗

(一)颅内高压治疗的主要原则

有效降低脑氧耗,改善脑供氧,同时治疗病因。降低颅内压的常用药物有甘露醇、甘油果糖、利尿剂、清蛋白等;降低脑氧耗的方法有亚低温治疗、适当使用镇静剂、控制癫痫等;改善脑供氧的方法则有机械通气治疗、治疗脑血管痉挛等。对于常规药物治疗效果差及由于同时存在肾功能不全限制甘露醇使用等患者,近年来有应用床边血液滤过治疗取得良好效果报道。

(二)降低颅内高压的常用药物

1.甘露醇

甘露醇是神经重症时最常用的高渗性脱水剂,进入机体后通过 3 方面作用降低颅内压力。首先,它可使血浆渗透压迅速提高,形成了血-脑脊液间的渗透压差,水分从脑组织及脑脊液中移向血液循环,由肾脏排出,从而使细胞内外液量减少,达到减轻脑水肿、降低颅内压目的;其次,大约 97% 的甘露醇经肾小球迅速滤过,造成高渗透压,阻碍肾小管对水的再吸收;最后甘露醇可扩张肾小动脉,增加肾血流量,从而产生利尿作用。一般在静脉注射后 20 分钟内起作用,2~3 小时降压作用达到高峰,维持 4~6 小时。常用剂量为 0.25~0.5 g/kg,依病情严重程度每天使用 2~4 次,每次剂量 20 分钟内滴完。疗程 5~7 天。甘露醇常见的不良反应为低钾、诱发或加重心衰、血尿、肾功能损害及变态反应等。有活动性颅内出血患者禁忌使用甘露醇。

2.甘油果糖

甘油果糖也是高渗性脱水剂,通过高渗透性脱水,减少脑细胞水分含量,降低颅内压。甘油果糖降低颅内压作用较甘露醇温和,起效较缓,持续时间较长,清除也较慢。静脉滴注,成人一般一次 250~500 mL,一日 1~2 次,根据年龄、症状可适当增减。输注时间要求:500 mL 滴注 2~3 小时,250 mL 需滴注 1~1.5 小时。不良反应少,但仍应注意遗传性果糖不耐症患者禁用;严重循环功障碍、尿崩症、糖尿病患者慎用。

3.利尿剂

对使用上述高渗性脱水剂有禁忌，或为加强上述脱水剂疗效，可以应用呋塞米，该药单独使用对脑水肿治疗作用有限，但和甘露醇有很好的协同作用。通常使用剂量为每次 10~20 mg，使用时应注意电解质平衡。

4.清蛋白

清蛋白并非治疗急性脑水肿的一线用药，使用后通过多条途径改善脑部预后，比如，通过提高胶体渗透压减少神经细胞水肿，也通过扩容作用改善脑血管缺血痉挛，还通过其对氧自由基的作用以及与各种内外源性毒性产物的结合转运作用达到治疗作用。

(三)降低颅内高压的其他措施

1.亚低温治疗

亚低温主要通减少脑损伤后微管相关蛋白的丢失、促进蛋白合成抑制的恢复、保护血脑屏障功能、降低脑氧耗、减少脑血流、延迟能量代谢耗竭的发生、抑制炎症介质释放等途径实现减轻脑水肿，降低颅内压的目标。亚低温治疗通常使用时间为创伤后 48~72 小时，并视情况可以延长，为减少患者因寒战而产热增加，可以配合药物甚至肌松剂以减少机体自身产热。复温不能过快，否则容易产生复温性休克、颅内压升高等。

2.床边血液滤过治疗

精准的液体管理和维持机体内环境的稳定至关重要。若患者因低血压或肾功能不全应用药物脱水降低颅内压受限，可考虑股静脉置管行床边血液滤过治疗，可精确调整液体平衡及电解质。

3.开颅减压术

病情严重需考虑开颅减压术。

第三章

循环系统急症与重症

第一节 休 克

一、概述

休克作为对一种综合征的命名来描述循环功能衰竭的发生发展过程,应用于临床已经有悠久的历史。从伤员在战场上受到打击后出现以创伤和失血为主要原因及表现的综合征,到"沼泽和溪流"学说,为休克理论的形成奠定了基础,以致从微循环水平认识休克以及发展到今天的从休克与多器官功能障碍综合征(MODS)的相互关系及从分子水平去探讨休克的机制和治疗的可能方法,人们对休克的认识走过了一个漫长的过程。

休克是指有效循环容量不足,组织器官微循环灌注急剧减少为基本原因的急性循环功能衰竭综合征。当血流动力学及氧输送的概念被引入临床后,休克则被描述为氧输送不能满足组织代谢的需要。使一些原本只是在理论上反映休克的指标可切实有效地应用于临床实践,从而导致了对原有治疗方法的重新认识,并引出了新的治疗方法。这种认识水平的提高及治疗方法的进步也导致了临床有关概念的更新。

二、病理生理

确切地说,休克不是一种病,而是机体以代谢及循环功能紊乱为主的一种综合征,是多种致病因素都有可能引发的一种病理生理演变过程。当可以引起休克的致病因素作用于机体后,机体就已经具备了发生休克的潜在危险,或者说休克的病理生理过程已经开始。但临床上并不马上表现出血压下降或出现其他可反映休克的临床指标。休克的病理生理过程是一个进行性发展的过程。虽然有些作者为了易于理解而将休克分为代偿期、失代偿期和不可逆期，但是，休克的发展过程实际上是渐进的、连续的、无法绝对分割的。

当损伤因素作用于机体并启动休克的过程后，体内会发生一系列的改变。循环系统的较早变化是由于心排血量的减少或外周阻力的下降而出现的血压下降。但在一般情况下，这种血压下降可能不出现或是非常短暂的，通常不易引起临床上的注意。这是由于这种早期改变的本身马上启动机体的代偿系统，引起机体出现多种的自身反应。这些反应中包括了大量的血管收缩因素。交感-肾上腺髓质系统强烈兴奋，使儿茶酚胺大量释放，引起小血管收缩或痉挛；肾素-血管紧张素-醛固酮系统的活动增强，导致血管收缩和水钠潴留；左心房容量感受器对下丘脑合成和释放加压素的反射性抑制作用减弱，神经垂体加压素的分泌释放增加，导致外周及内脏血管收缩；血小板产生的血栓素 A_2 生成也增多。这些因素的共同作用的结果导致了血管的收缩性反应。在微循环中，微动脉和毛细血管前括约肌比微静脉对儿茶酚胺更为敏感，所以，微动脉和毛细血管前括约肌的收缩比微静脉的收缩更为强烈，从而，微循环的改变主要是毛细血管前的阻力增加，微循环动脉血液的灌注更为减少，开放的真毛细血管数目急剧减少。同时，微循环中的动-静脉短路开放，导致组织缺氧更为严重。各个器官对血管收缩物质的反应有所不同，内脏血管和皮肤小血管可强烈收缩，但脑血管和冠状动脉的收缩并不明显，可基本保持原有血流量。从整体上讲，可维持血压的正常，维持组织灌注的正常，至少是要维持所谓"重要器官"的组织灌注在正常范围。这时的血流动力学改变，在临床上要仔细观察才可能发现。如血压可以很快恢复正常或略有下降，心率轻度加快，有早期周围血管收缩的表现。如果能开始针对休克进行治疗，多能收到良好的效果。

如果休克的过程继续发展，组织器官的灌注将不能维持，细胞的缺血缺氧则持续加重。组织中酸性代谢产物大量堆积。在微循环中，微动脉和毛细血管前括约肌对酸的耐受性较差，而逐渐对血液中儿茶酚胺收缩血管的反应性降低。而微静脉和小静脉对酸的耐受性较强，持续保持收缩状态。由此，毛细血管网处于流入多而流出少的状态，毛细血管大量开放，血管内容量明显增加，毛细血管网内出现大量的血液淤积。最终，毛细血管内压力升高，同时由于酸性代谢产物、毒素及细胞因子的作用血管的通透性增加，而使液体从血管中大量进入组织间隙，导致循环容量的进一步下降。这些改变导致器官功能的受损，可出现诸如意识障碍、尿量减少、心肌缺血等一系列表现。此时的临床表现可谓是休克典型的表现,出现血压下降、心率加快、呼吸急促、皮肤黏膜湿冷、苍白、发绀、周身皮肤花斑等。这时的临床处理应是紧急的循环功能支持,迅速恢复组织灌注和维持器官功能。如果治疗及时有效,患者有恢复的可能。

如果病情恶化,微循环功能没有得到改善,则休克进一步加重。淤滞在微循环中的血液浓缩,血液流动更加缓慢,血小板红细胞聚积,出现弥散性血管内凝血。血管内皮损伤,组织细胞的损伤进一步加重,释放出大量的细胞因子。器官组织不仅功能性损伤加剧,而且出现组织结构性改变。细胞膜功能改变,组织细胞发生变性坏死。临床上表现为多器官功能障碍综合征(MODS),导致更为严重的代谢紊乱及血流动力学的异常。这种紊乱和异常又导致组织器官功能及结构的损害进一步加剧。由此形成休克的恶性循环,使休克走向不可逆。

针对在休克时所出现的这些循环、代谢及组织器官功能的改变的原因,多年来一直受到人们的重视并进行了多方面的研究。休克的始动因子已经被临床学者所熟悉,如出血、创伤、感染、缺氧、内毒素等都可成为导致休克的病因。近年来对休克介导因子的探讨又有所突破。有关的重点内容大致有以下几个方面。

(一)细胞因子

细胞因子是一组具有免疫调节及其他病理生理活性的多肽,分子量在15 000~30 000 Da。当机体在诸如缺氧、内毒素等损伤因素的作用下,以单核细胞及巨噬细胞为主的炎性细胞产生细胞因子。在适量的情况下,这些细胞因子引起机体正常的炎性应激反应。但是,如果损伤因素过强或持续存在,或是机体反应异常,细胞因子就会大量产生。这些细胞因子相互作用,使机体的反应过程进行性发展,形成一个呈失控状态并逐级放大的连锁反应过程,并通过直接损伤细胞膜,影响细胞代谢及造成器官的缺血等使机体受到损伤。这种反应被称为全身炎症反应综合征(systemic inflammatory response syndrome,SIRS)。肿瘤坏死因子(tumor necrosis factor,TNF)和白细胞介素(interleukin,IL)被认为是导致休克和炎性反应较为重要的细胞因子。动物实验已经证实,TNF 可以诱导出感染性休克时的循环系统改变。

(二)心肌抑制因子

自 1966 年在失血性休克的动物模型的血浆中发现心肌抑制因子(MDF)的存在后,至今对 MDF 并不十分了解。大量的动物实验和临床研究发现,在失血性休克、感染性休克、心源性休克等不同类型休克时循环系统中存有不同水平的MDF,主要表现为对心室功能的抑制。其中较多的研究发现,循环中 MDF 的水平与内脏器官缺血的程度有关,尤其是与胰腺的灌注受损程度有密切的关系。所以,有人认为 MDF 主要是在胰腺细胞受损时产生。但多年来一直未能进行 MDF 的分离提纯。近年来有人认为,MDF 实际上就是一组有心肌抑制作用的细胞因子,如 TNF-α 和 IL-1β 等。

(三)一氧化氮

一氧化氮(NO)是一种无色的气体分子,有非常强烈的血管扩张作用。1998 年的诺贝尔生理学或医学奖授予了 NO 的发现者,表彰他们发现了 NO 是一个心血管系统的信号分子。NO 在水中有很好的溶解性。NO 在水中的半衰期一般不超过 3 秒。NO 是一种具有很强生物活性的物质,在出生数分钟的婴儿呼出气中就可测量到 NO 的存在。NO 通过促进 cGMP 的形成而具有很强的舒张血管平滑肌的作用。在正常情况下,体内也可生成一定量的 NO。NO 主要在血管内皮细胞和神经细胞内,由 L 精氨酸在结构型一氧化氮合成酶(constitutive nitric oxide synthase,cNOS)的作用下而生成。NO 通过血管扩张作用而起到调节血压,维持组织器官的血流分布的作用。中枢神经系统内产生的 NO 在神经传导方面和调整神经细胞功能与脑血流的相关性方面起着重要的生理效应。NO 直接参与机体的炎症反应,是自身反应中重要的炎性介质。一些报道发现了 NO 的细胞损伤作用和对肺表面活性物质活性的抑制作用。另外,还可以抑制血小板的聚集和粒细胞的黏附。NO 与血红蛋白结合可以严重地影响血红蛋白的携氧能力。NO 的代谢产物有较强的细胞毒性。

在机体受到损伤时,细菌的内毒素和一些细胞因子,如肿瘤坏死因子、白细胞介素-1(IL-1)、γ-干扰素等的刺激下,内皮细胞、巨噬细胞、血管平滑肌细胞、心肌细胞等多种组织细胞可产生平时并不存在于体内的诱导型一氧化氮合成酶(iNOS),从而,生成大量的 NO,导致外周血管的扩张及血管反应性下降,毛细血管通透性增高,体循环阻力下降。有人认为,NO 的过量生成是休克时血管病理性扩张机制的最后共同通道。

(四)氧自由基

组织发生缺血或再灌注损伤的情况下,可产生大量的氧自由基。这些分子基团所具有的非配对电子极易与组织细胞的构成成分发生反应,从而,导致细胞的破坏。氧自由基对机体的损伤作用已经得到了广泛的证实。组织灌注的重建是休克治疗的基本要求,但再灌注性损伤却成为休克恶化的原因之一。

另外,应激状态下环氧化酶对花生四烯酸的作用异常,血栓素与前列腺素系统的产生失衡。血栓素引起血小板和中性粒细胞的聚积,血管通透性增加,肺脏、冠状动脉、内脏的血管床收缩,支气管痉挛等,导致器官功能的进一步损伤,休克进行性加重。其他,诸如血小板激活因子,补体系统的异常,细胞溶酶体的破坏等多种因素,都在休克的发生发展中起重要作用。

三、分类

对休克进行分类主要是出于临床治疗的要求,反映了人们对休克发生、发展的认识程度和对威胁患者生命的主要原因的理解程度。多年来临床上一直沿用以基础疾病或病因诊断对休克进行分类的方法。这种分类方法体现了当时对休克的认识和治疗是以诊断基础疾病和纠正休克病因为主的。1960 年,有人将休克分为 7 类,即低容量性、心源性、感染性、过敏性、神经性、梗阻性和内分泌性休克。以后又有人再分出创伤性、中毒性,等等。这种分类的方法明确地指出了导致休克的病因,为临床的病因性治疗提供了依据。随着对休克认识和理解的不断深入和临床治疗手段的更新,尤其是当血流动力学理论被应用于临床后,大多数患者可以安全度过初始打击所造成直接损害的阶段,导致休克患者死亡的主要原因不再是基础病因而是由此造成的循环功能的紊乱,同时,不同病因导致的休克可以表现为相同或相近的血流动力学改变。在这种情况下,原有的休克分类方法就显示了明显的不足。

休克的血流动力学变化可以表现为不同的特征。为了区分这些特征,可以把循环系统中主要影响血流动力学的因素分为 5 个部分:①阻力血管,包括动脉和小动脉;②毛细血管;③容量血管;④血容量;⑤心脏。几乎所有类型的休克都是通过对这五个部分的不同影响而导致的循环功能紊乱。由于动脉系统的阻力改变,血液的重新分布,毛细血管的开放充盈程度,动静脉分流的改变,静脉容量血管的扩张,血容量的变化和心功能的改变而决定了休克的不同特性。这些特征在很大程度上影响了治疗方法的实施。于血流动力学发展的同时,治疗手段也在不断地更新和增多,循环功能的支持在休克的治疗中已经显示出越来越重要的作用。有学者提出了休克新的分类方法,已经得到了临床学者的广泛接受。按照这种分类方法,休克可被分为低血容量性、心源性、分布性和梗阻性 4 类。

(一)低血容量性休克

低血容量性休克的基本机制为循环容量丢失。循环容量的丢失包括外源性丢失和内源性丢失。外源性丢失是指循环容量丢失至体外,包括失血、烧伤或感染所致的血容量丢失,呕吐、腹泻、脱水、利尿等原因所致的水和电解质的丢失。内源性容量丢失是指循环容量丢失到循环系统之外,但仍然在体内,其原因主要为血管通透性增高,循环容量的血管外渗出或循环容量进入体腔内,可由过敏、虫或蛇毒素和一些内分泌功能紊乱引起。

低血容量性休克时的氧输送下降,其基本原因是循环容量不足,心脏前负荷不足,导致心排血量下降,组织灌注减少。肺循环灌注减少使肺脏气体交换发生障碍,氧合功能受损,导致氧输送的进一步下降。在低血容量性休克的早期,机体可通过代偿性心率加快和体循环阻力增高维持心排血量和循环灌注压力。进行血流动力学监测时可发现,中心静脉压下降,肺动脉楔压下降,每搏输出量减少,心率加快和体循环阻力增高等参数的改变。如果容量丢失的原因可以及时被去除,容量得以及时补充,低血容量性休克可以很快得到纠正。如果休克持续存在,组织缺氧不能缓解,休克的特点可能发生变化。近些年来对内皮细胞功能及细胞因子的研究已经初步揭示了由于机体的自身反应导致组织细胞进一步损伤的可能性。从而使导致休克的病因也进一步复杂化。临床上也会因为机体自身反应程度的不同及并发症的不同而表现出不同的血流动力学特点。

(二)心源性休克

心源性休克的基本机制为泵功能衰竭,其原因主要为心肌梗死、心力衰竭和严重心律失常等。由于心脏泵功能衰竭而导致心排血量下降,引起的循环灌注不良,组织细胞缺血缺氧。所以,心排血量下降是氧输送减少的基本原因。血流动力学监测时可发现中心静脉压升高,肺动脉楔压升高,心排血量下降,体循环阻力升高等参数的改变。

心排血量下降是心源性休克的基本原因,但是心脏的多种疾病都可能导致心排血量下降,所以,心源性休克时可能会出现不同的血流动力学表现,尤其应该注意的是某些血流动力学参数会表现出明显的局限性。不同心室的功能衰竭也会有不同的血流动力学改变和不同的治疗要求。当右心室功能衰竭时中心静脉压力升高,体循环淤血,右心室的前负荷增加,但由于右心室的输出量减少,而不能为左心室提供足够的前负荷,这时左心室与右心室的前负荷可能处于不同状态。所以,在监测时应注意血流动力学参数的系统性和不同参数的不同意义。

另外,因为心内梗阻性的原因,如心瓣膜的狭窄、心室流出道的梗阻等原因导致的心排血量下降,由于其本质上并不是泵功能的衰竭,治疗上也与泵功能衰竭有明显的不同,所以,这一类型的休克已经不再被认为是心源性休克,而应该属于梗阻性休克。

（三）分布性休克

分布性休克的基本机制为血管收缩舒张调节功能异常。这类休克中，一部分表现为体循环阻力正常或增高，主要由于容量血管扩张、循环血量相对不足所致。常见的原因为神经节阻断、脊髓休克等神经性损伤或麻醉药物过量，等等。另一部分是以体循环阻力降低为主要表现，导致血液重新分布，主要由感染性因素所致，也就是临床上的感染性休克。

临床上，分布性休克往往以循环容量的改变为早期的主要表现，常表现为循环容量的不足。与低容量性休克不同的是，这种循环容量的改变不是容量已经丢至循环系统之外，而仍然保留在血管内，只是因为血管收缩与舒张调节功能的异常使容量分布在异常的部位。所以，单纯的容量补充常不能纠正休克。感染性休克是分布性休克的主要类型。虽然，在严重感染时出现的毛细血管通透性增加等诸多因素可以导致循环容量的绝对减少，但导致休克的基本原因仍然是血流的分布异常。相比之下，血流分布异常是导致感染性休克低容量状态的根本原因。所以，不应将感染性休克早期的低容量状态与低容量性休克混为一谈。分布性休克的血流动力学改变与其他 3 种类型的休克有着明显的不同，治疗上也有一定的区别。以感染性休克为例试述分布性休克的特点。

感染性休克的血流动力学特点：体循环阻力下降、心排血量增高、肺循环阻力增加和心率的改变。感染性休克时的血压下降主要是继发于阻力血管的扩张，导致组织灌注不良的基本原因是血流分布异常。

1.体循环阻力下降

病理性的动脉系统扩张是感染性休克的主要血流动力学特点。虽然血中儿茶酚胺水平增加，但 α 受体的兴奋性明显下降，血管的自身调节功能受损。导致这种现象的原因尚不十分清楚，但几种起主要作用的炎性介质已经受到关注。TNF 有直接的血管扩张作用，IL-1 和前列腺素也可通过影响 α 受体和直接的作用而导致血管的扩张。近年来对 NO 的研究正在逐步深入。NO 是由左旋精氨酸通过一氧化氮合成酶（NOS）的作用转化而成，主要通过激活可溶性尿苷酸环化酶而增加内皮细胞和平滑肌细胞内的环磷鸟嘌呤核（cGMP）水平，导致血管扩张。正常情况下，主要在内皮细胞、脑组织和肾上腺内合成一定量的 NO，起调节血管张力的作用。感染时，巨噬细胞、中性粒细胞、库普弗细胞、肝细胞等在内毒素、TNF、IL-1、γ-干扰素等炎性介质的作用下产生大量的、在正常生理状态下不存在的诱导型 NOS，而释放出大量的 NO，使血管扩张，体循环阻力下降。NO 除作用于血管外，还可抑制血小板的聚集和参与白细胞的杀菌作用。另外，有人发现感染性休克时循环中存在目前尚未了解的"血浆因子",在血管扩张中起一定的作用。

2.心排血量增加

心排血量在感染性休克时常表现为正常或增高。通常认为心排血量的增加是由于感染性休克时心脏后负荷的下降,血儿茶酚胺水平增高和高代谢状态所致。

应该注意的是感染性休克时的循环容量减少是影响心排血量的主要因素。感染时的高热、容量血管扩张、毛细血管通透性增加等因素都可造成有效循环容量的急剧下降。也正是由于低容量状态在感染性休克的一开始就已明显存在,使得人们在一个相当长的时间内错误地认为感染性休克与心源性休克有着基本相似的血流动力学改变。直到 20 世纪 70 年代后期,当临床上注重了早期的容量复苏后,才认识到心排血量增高是感染性休克的主要表现形式。甚至在出现顽固性低血压,呈现临终状态时,心排血量仍然可能保持在高于正常水平。心排血量的正常或增高并不等于感染性休克时心脏功能不受到损害。1984 年,有学者已经证实,感染性休克的早期已经出现左心室射血分数下降。感染时出现心肌抑制的主要原因曾被认为是冠状动脉灌注不良所致。近年来由于积极的容量复苏及血管活性药物的合理应用,已经发现感染性休克时的冠状动脉血流量并不减少,而是正常甚至增加,但这时流经心肌的动静脉血氧含量差明显减少。提示心肌的氧摄取能力下降,存在着氧供需的失衡状态。造成这种现象的原因是在感染时心肌抑制因素的存在。如 TNF、IL-1、IL-2、IL-6、NO 都可以影响心肌细胞的代谢状态和血管反应性,直接或间接地抑制心肌的收缩力。早期的左心室射血分数下降,可能因为舒张末容积的扩大而维持了正常或高于正常的心排血量。反而那些左心室扩大不明显,不足以维持心排血量的患者有更高的死亡率。

3.肺循环阻力增加

感染性休克时常伴有肺动脉压力的增高,多表现为轻度至中度的肺动脉高压。其原因可能是由于在感染性休克时肺循环与体循环的血管反应性的不同。动物实验发现感染性休克时肺循环血管对去甲肾上腺素的反应性并不像体循环血管那样受到抑制。肺循环阻力升高造成右心后负荷的增加,影响右心室功能。所以,应注意在感染性休克时中心静脉压(CVP)与肺动脉楔压(PAWP)的不一致性。心率在感染性休克时可以加快,但也有心率减慢的报道,可能与 β 受体的数量减少及亲和力下降有关。炎性介质和毒素可以影响心脏传导系统,导致心律失常。

4.循环高流量与组织缺氧

感染性休克时的心排血量的正常或增高提示循环高流量状态的存在。这与同时的组织缺氧,如血乳酸水平增加、酸中毒等似乎有自我相悖之处。这种现象强烈地提示一定有流量改变之外的原因导致了休克的发生。近年来的研究强调了这样的几种可能性。

(1)血流分布异常:阻力血管舒缩调节功能的损害是造成血流分布异常的基础。以致尽管在心排血量增高的情况下,一些器官仍然得不到足够的血流灌注。甚至在同一器官的内部也可以出现一部分区域组织的血流灌注过多,而另一部分灌注不足。动物实验已经发现在感染性休克时不同器官血流灌注的不同改变,且与其他类型的休克有着明显的不同。

(2)动静脉短路的开放:从理论上讲,动静脉分流量的增加在感染时容易出现,且易造成心排血量增高,同时伴有组织灌注减少的重要原因。但是,这种理论尚需进一步的工作加以证实。曾有实验发现,经左心室注入直径为 $15\ \mu m$ 的放射性颗粒并不能出现在静脉系统,反而被阻留在毛细血管水平。动静脉短路(直径 $25\sim40\ \mu m$)如果开放,应足以使这些颗粒通过。

(3)线粒体功能不全:细菌毒素和炎性介质对细胞的影响是造成线粒体功能不全的主要原因,导致在正常灌注或高灌注条件下的细胞缺氧。对这种解释,虽然目前未得到反对性证据,但尚有待于进一步论证。

(四)梗阻性休克

梗阻性休克的基本机制为血流的主要通道受阻。如腔静脉梗阻、心包缩窄或心脏压塞、心瓣膜狭窄、肺动脉栓塞及主动脉夹层动脉瘤等。梗阻性休克的血流动力学特点根据梗阻部位的不同而不同,但大都是由于血流的通道受阻导致心排血量减少,氧输送下降,而引起循环灌注不良,组织缺血缺氧。近年来又有人根据梗阻的部位将梗阻性休克分为心内梗阻性和心外梗阻性休克。

梗阻性休克往往会出现非常急剧的血流动力学改变,血流动力学参数变化的幅度较大。由此,血流动力学参数除了具有功能性监测意义之外,对明确梗阻的部位也有较强的诊断价值。对梗阻性休克的根本治疗是梗阻的解除。如暂时无法解除梗阻,则应在血流动力学监测下通过手术或非手术治疗减少梗阻两端的压力差。

近年来的一些流行病学资料显示,分布性休克和心源性休克正在成为休克的主要类型,占据了临床休克的绝大部分,是重症医学科主要组成,且有较高的死亡率。分布性休克增多的原因,一方面是因为感染性休克是分布性休克的主要组成部分。由于临床干预性治疗措施的增加、危重患者生存期的延长、免疫受损情况增多,严重感染和感染性休克占临床患者的比例正在增加。另一方面是组织灌注不良等原因导致的机体炎症反应使任何原因的休克向血流分布异常发展。临床上已经越来越多地发现,低容量性休克的患者在早期复苏后表现为体循环阻力下降和心排血量增加的休克状态。心源性休克由于心脏疾病本身的高发病率和心脏作为循环动力的特点而仍然占临床休克组成的重要地位。

从根据病因对休克进行分类到按照血流动力学改变特点对休克进行分类标志着对休克理解的深入和对休克治疗的进步。在积极控制病因的基础上,将休克治疗的重点转移到循环功能支持方面是这种分类的主要临床意义。

四、诊断

休克是从组织灌注不良开始,诊断也应该针对组织灌注的改变进行。对休克的诊断与监测应该强调对生命体征稳定时组织缺氧的发现。

多年来,临床上诊断休克多包括 4 个方面的内容:导致休克的病因、一定程度的血压下降、组织灌注不良及组织缺氧的表现、器官功能的改变。如感染性休克的诊断标准包括临床上有明确的感染灶;有全身炎症反应综合征(systemic inflammatory response syndrome,SIRS)的存在。如,出现两种或两种以上的下列表现,可以认为 SIRS 的存在:①体温>38 ℃或<36 ℃;②心率>90 次/分;③呼吸频率>20 次/分,或 $PaCO_2$<4.3 kPa(32 mmHg);④血白细胞计数>12×10^9/L,<4×10^9/L,或幼稚型细胞>10%;出现低血压,表现为收缩压<12.0 kPa(90 mmHg)或较原基础值下降的幅度超过 5.3 kPa(40 mmHg)至少1 小时,或血压依赖输液或药物维持;有组织灌注不良的表现,如少尿(小于每小时 30 mL)超过 1 小时,或有急性神志障碍。这样的诊断具有非常具体、量化的指标,非常有利于临床的日常工作。但随着时间的发展,其局限性更加明显地表现出来。

从某种意义上讲,血压下降似乎已经成为临床上表达休克的同义语。虽然几乎每个临床医师都可以讲出休克的诊断不能完全依赖血压的改变,但由于血压在临床上非常容易测量以及缺少其他的评价组织灌注的参数,故临床仍然使用血压下降作为休克的同义语,但对组织灌注来讲,血压下降是非常不敏感的指标。血压决定于心排血量和外周循环阻力。当其中一个因素首先发生改变时,机体调动一切可以调节的因素保持血压的稳定,甚至不惜牺牲一部分器官或组织的灌注,如消化道。这种现象曾被称为机体的"代偿"。血压变化之前已经有众多因素发生了改变,而血压的改变是这些因素的共同结果。机体自身的所谓"代偿"作用使得血压的变化出现较晚。应当看到,这些"代偿机制"的出现仍然是机体受损的结果和进一步损伤的原因。所以,可以说休克时血压如发生改变,那么休克的过程不仅已经开始,而且走过了相当的路程。这些被牺牲的器官可以是之后发生 MDOS 的启动因素。有报道发现,仅有 33% 左右的重度失血患者出现血压下降。如果用静脉氧饱和度或血乳酸评价组织灌注,则有 45% 左右的患者在组织灌注减少时血压保持在正常范围。如果等待患者的临床表现满足休克的诊断标准,则已经失去了重要的治疗时机。目前重症医学科的监测和治疗手段已经可以在血压变化之前更早地发现这些因素,使对休克治疗开始得更早,更为及时。

当氧输送的概念提出后,休克被定义为氧输送的减少不足以满足组织代谢的需求,包括了氧的运输障碍和组织利用障碍。从循环功能不全到细胞功能障碍,休克表现为一个连续的过程。休克在临床上所表现出的是一个由启动因子触发,介导因子促进的循序渐进的过程。虽然在极端强大的启动因子作用下,休克的发生发展过程可以异常迅猛,但休克的临床过程仍然表现出自始至终的连续性。如果将这个过程看作是一条线,那么,休克的诊断标准只是这条线上的一个点。这个点固然有自己的定位价值、对比观察的价值,等等。但是,对于临床治疗来说,在这个点到来之前就确定这条线的存在,认识到可能向休克发展的变化趋势,则更具有实际意义。

所以,对于临床医师来讲,诊断休克的重要性是确定休克的过程是否已经开始,同时还应该了解休克已经发展到这个过程的哪个阶段及休克的血流动力学改变属于什么类型。临床治疗首先应当强调"早"。不仅发现要早,干预也要早。其次,要注重干预的整体性和连续性。

(一)生物学指标

目前的一些临床和基础研究工作,已经发现一些生物学指标可能在较早的阶段提示组织灌注不良的存在,包括以下几个方面。

(1)静脉血氧饱和度(SVO_2)或上腔静脉血氧饱和度($SCVO_2$)在氧输送恒定的情况下可以反映组织对氧的摄取量。有学者在对一组严重感染和感染性休克患者的治疗中,在满足容量和灌注压力的条件之后,以 $SCVO_2$ 作为治疗目标,可以明显降低死亡率。

(2)乳酸是临床上已经应用多年的指标,由于容易受到多种因素的干扰,在实际应用上受到影响。近年来越来越多的工作发现,如果动态监测血乳酸浓度的改变,计算血乳酸的清除率,与组织代谢的改变有明确的相关性。

(3)黏膜 pH 或二氧化碳分压可以直接反映组织本身的代谢情况。尤其是选择微循环易损的区域(如消化道黏膜等)进行监测对临床治疗的目标有更强的指导意义。这些部位通常被认为在休克发生时较早受到损伤,而在休克被纠正后灌注较晚得到恢复。

(4)其他指标(如动脉血 pH、碱剩余等)与组织灌注改变的相关性和作为监测指标在方法学上的发展也正在受到越来越多的重视。

从而可以看出,将组织灌注改变作为休克的诊断内容已经成为目前临床可行的方法。休克的诊断应包括对诱发因素的判断、临床表现的观察、生物学指标的评价和血流动力学的监测。

(二)休克诊断应包括的内容

1.诱发因素

可从病史和伴随表现中获得。

2.临床表现

包括肢体皮肤的温度和湿度,甲床再充盈速度,神志、尿的变化。其他基本生命体征和可能与病因相关的症状和体征。

3.生物学指标

主要包括混合静脉血或上腔静脉血氧饱和度、血乳酸清除率、组织黏膜 pH 或二氧化碳分压、血碱剩余及与灌注相关的动脉血 pH 的改变等。

4.血流动力学指标

作为对休克监测的综合方法,其中血流动力学监测可以定量地指导治疗如何进行,而对组织灌注的评价则提示临床治疗应该何时开始或是否需要。随着科学技术的发展,一些新监测手段的临床应用也在一定程度上促进了对休克的早期认识。从另一个角度看,这个对病情判断的过程体现了监测与诊断的不同。在危重患者的治疗中,临床医师要适应这种从诊断向监测的转变。

休克可以是危重病的起始原因,也可以发生在危重病的过程当中,是导致危重病恶化的重要因素。任何程度及原因的组织灌注不足、组织缺氧都是多器官功能障碍综合征(MODS)的重要启动因素。如果休克的临床过程一直进行性发展,患者将逐步出现多个器官或系统功能的改变,直至发展成为多器官功能衰竭。这是在休克的诊断和监测过程中所必须要注意的。

五、治疗

休克治疗的基本原则为,减少进一步的细胞损伤,维持最佳的组织灌注,纠正缺氧。要实现这个原则,提高氧输送是首先要完成的基本措施。虽然休克的治疗方法可分为病因性治疗和支持性治疗两个方面,但病因治疗和循环功能支持在休克的治疗过程中密切相关,相互影响,不可截然分开。

(一)早期紧急判断

当患者出现组织灌注不良的表现,无论血压是否正常,临床医师首先应该依次回答 3 个方面的问题。

1.心排血量是否降低

心排血量是维持循环功能和组织灌注的基本因素,也是影响血压的更早期指标。如果临床表现为脉压增大、舒张压降低、发热等感染的表现,很大程度上提示心排血量增加,应该尽快进行容量补充。如果有容量明显丢失的病史(如失血、肠梗阻等)、脉压减小、心率加快、颈静脉无怒张、肢体湿冷,则提示心排血量减少,因为循环容量不足,需要进行容量复苏。这两种情况时,容量补充的速度要快,但总量应当控制,因为此时心脏泵功能的改变可能是起始原因或作为潜在因素隐藏其中。尤其是当心脏检查有异常发现、双肺可闻湿啰音,结合心脏病史,强烈提示心脏本身的问题。此时,应尽快转入下一问题。

2.容量负荷是否足够

无论心脏功能如何,对容量负荷的判断都是至关重要的。甚至在心脏功能不全时也应当回答这个问题。因为当心室收缩功能不全时,舒张末容量的增加是首先的调节机制。临床上可以观察到一系列与容量负荷相关的症状或体征,包括肺底湿啰音、胸部 X 线改变、颈静脉怒张、组织水肿,心电图改变等。如果心源性休克诊断成立,仍然应该对容量负荷进行调整。根据血流动力学的"ABC理论",尽可能恢复心脏的最佳前负荷。对回答第一个问题时已经开始容量补充的患者,此时的容量评价可以再次调整补液的速度,避免容量的过量补充。如果判断容量负荷已经足够,则应针对心脏泵功能衰竭选用正性肌力药物,或针对周围血管扩张应用血管活性药物。

3.治疗的程度是否合适

无论对前两个问题是否有明确的回答,是否有足够的证据支持已经采取的治疗措施,此时都应该回答这个问题。严重感染和感染性休克时心脏同样是受害器官,通常会合并心脏功能改变;低容量性休克时的心肌灌注不足可导致心肌梗死的发生；心源性休克可以合并循环容量不足或严重感染。这些情况是临床上常见的问题。患者可出现肢体水肿，甚至出现肺水肿，并不一定是循环容量过多。体液在机体不同腔隙中的异常分布，严重影响对循环功能的临床判断。此时可根据需要，选用有创的导管或心脏超声检查等方式，获得更多的血流动力学参数，指导更进一步的治疗。

（二）早期复苏

休克的早期复苏是通过提高氧输送，尽快恢复组织灌注，减少组织缺氧导致的器官功能损伤。在之前的紧急判断中，通过对 3 个问题的回答，已经获得初步参数和对治疗的反应。在这个阶段，可以根据这些资料以及根据进一步的血流动力学监测指标，对治疗进行调整。

1.气道管理与机械通气

气道与呼吸功能是氧进入机体的门户。大多数休克的患者都有不同程度的呼吸困难或呼吸功能不全，有这样或那样的原因需要建立人工气道。这时，应积极进行气管插管，建立人工气道，应用机械通气。这样不但可以保证气道通畅，维持肺脏的气体交换功能，而且可以纠正呼吸做功的增加。休克时无论是呼吸系统、循环系统还是其他系统或器官的因素都可能导致呼吸的急促和呼吸肌肉做功的增加。严重时呼吸肌肉所需要的氧可以占全身氧耗量的大部分。减少呼吸肌肉的氧耗量，而将这部分氧送至机体的其他部分，在休克组织缺氧时有着非常重要的意义。另外，建立人工气道为进一步的操作提供了必要的保证，如患者的转运、深静脉导管的安置等。因为在这些操作的过程中，气道的管理和呼吸功能的维持常受到不同程度的限制。

气管插管和机械通气都可能由于胸腔内压的升高而影响静脉回心血量，使心排血量下降。气管插管前应建立可靠的静脉通路，尽可能补足循环容量。谨慎选择插管时麻醉诱导所需药物的种类和剂量。呼吸机可以低潮气量、低气道压力、高吸入氧浓度为初始设置，待适应后再作调整。

2.循环容量的调整

当早期的紧急判断建立之后，容量复苏已经开始，这时，应该在尽可能短的时间内（如 1 小时内）将心脏的容量负荷恢复到最佳水平。适当的前负荷水平是维持心脏功能和静脉回流的基础。如果临床判断有困难，可以选用进一步的监测指标，如中心静脉压（CVP）等。这些反映心脏前负荷的指标应与其他血流动力学指标结合应用，如评价 CVP 与心排血量的相关性等。但这并不是说所有的患者都需要进行心排血量的监测，可以选择心排血量的替代指标。如对心率、血压和甲床的再充盈时间进行综合判断可提示心排血量的改变。最好不要单纯应用血压作为替代指标,由于血压的影响因素较多,容易对治疗产生误导。如果病情复杂,对循环状态的判断仍有困难,可以应用肺动脉漂浮导管脉波指示剂连续心排些量监测(PICCO)等方法,进行更为系统的血流动力学监测。

容量负荷试验是临床上经常选用的方法。可以在连续进行监测的基础上,在短时间内快速输入一定量的液体,观察心排血量或替代指标的改变,以发现继续进行扩容治疗的潜力。不同的患者在容量负荷试验的输液量和时间上有着极大的区别。通常在怀疑心源性休克时,可采用生理盐水 250 mL 在 15~20 分钟内静脉输入的方式,也可应用下肢被动抬高的方法增加回心血量。但在低容量性休克或感染性休克的早期进行容量补充,则需要更大剂量、更快的速度才可能观察到循环功能的改善。在容量负荷试验中观察可能导致的不良反应也有重要的意义,如肺部啰音增多,CVP 明显升高、心率加快、肺部弥散功能下降等。

血红蛋白是保证氧输送的 3 个因素之一。在循环容量调整的同时,应注意血液中血红蛋白的含量。必要时应补充红细胞,保持血细胞比容不低于 30%。无论是胶体液还是晶体液都可以用于休克的容量复苏。不同的液体由于渗透压的影响在循环内停留的时间不同,对容量复苏效果的维持有一定的影响。但输液的速度越快,需要的液体量越少,胶体液与晶体液的差别也越小。另外,容量调整后如果循环功能趋于稳定,应尽可能在循环功能稳定的前提下保持容量负荷的最低状态,最大可能地减少由于输液导致的不良反应。如果循环功能仍然不稳定,应积极选用正性肌力药物或血管活性药物。

3.正性肌力药物和血管活性药物

如果容量补充仍然不能将心排血量维持在足够水平,则提示心脏功能障碍,有指征应用正性肌力药物,如多巴酚丁胺等。应用正性肌力药物应注意药物增加心肌耗氧量的作用。单纯增加心肌的耗氧量对于在休克状态下,组织灌注不足的心脏是十分危险的。关键的问题在于对心肌氧的供需平衡的影响。多巴酚丁胺增加心脏做功,增加心肌的耗氧量。在心源性休克时,心肌的灌注不足主要由于心排血量的减少,多巴酚丁胺由于增加心排血量,在增加心肌耗氧的同时也增加了冠状动脉的血流量,改善了心肌的氧输送,使心肌的氧供需平衡向良好的方向改变。如果应用多巴酚丁胺后心排血量没有明显增加,而心率明显加快,则难以起到治疗效果。

血管收缩药物由于可以升高血压,可能在临床上被过度应用。在容量负荷不足的情况下应用血管收缩药物可导致外周血管进一步收缩,组织灌注更加减少。同时由于心脏后负荷的增加而使心排血量下降。仅有可能的有利因素是静脉系统的收缩可增加回心血流量,增加心脏前负荷。

组织的灌注主要依赖于血流量。心排血量是血流量的决定因素,任何影响心排血量的因素都可能减少组织灌注量。循环系统对压力的自身调节功能使血压在一个相当大的范围内波动并不影响组织灌注的血流量,只有当血压低于这个范围,组织灌注才表现为压力依赖性。如在严重感染性休克时,尽管在足够的液体复苏的条件下,心排血量明显增加,但血压下降,导致患者出现无尿病,动脉乳酸水平逐渐升高。应用去甲肾上腺素可以明确升高血压,虽然使心排血量有一定程度的减少,但改善组织灌注是主要获得的治疗效果。如果组织灌注的指标得以改善,并能够维持,包括尿量正常、神志好转、血乳酸保持在正常水平,尽管血压的具体数字还没有达到某个指定的标准,也没有必要继续增加血管收缩压药物的剂量,以获得更高的压力。

4.复苏的目标

休克早期复苏的目标应该是在最短的时间内改善组织灌注,纠正组织细胞缺氧,恢复器官的正常功能。提高氧输送是实现这些目标的基本方法。血流动力学监测指标为复苏的过程提供反馈性指导,保证具体方法在时间上和程度上的准确实施。应当注意的是,不要将诸如血压、心排血量、中心静脉压等血流动力学指标作为复苏的最终目标。这些指标作为复苏过程中的阶段性目标可以保证整个复苏过程以最合理及最快的方式进行,复苏的最终目标一定要尽可能地与组织灌注相关,如混合静脉或上腔静脉血氧饱和度、乳酸清除率、黏膜 pH 或其他反映器官功能的指标。中心静脉压低,甚至容量负荷试验阳性并不提示患者一定要进行扩容治疗,而只是提示此时输液仍然有提高心排血量、改善组织灌注的潜力。在对一组严重感染和感染性休克的患者中应用早期目标治疗的研究中,内容包括在常规治疗的基础上,分别将 CVP 和平均动脉压先后作为阶段性治疗目标,而将 $ScvO_2 \geqslant 70\%$ 作为最终目标。整个复苏过程要求在最初的六小时内完成。应用这种方法使患者的 28 天病死率下降 16%。

针对尚未控制活动性出血的低容量性休克的治疗,有人提出延迟复苏。因为有工作发现如果积极复苏,增加血压可使出血更加严重,有可能使预后更加恶化。这些工作恰恰提示这时控制活动性出血非常重要,甚至比积极的复苏更为重要,并不提示延迟复苏符合道理。因为,任何原因导致的组织缺血、缺氧的时间延长和程度加重,都与器官功能的损伤密切相关,导致病程向不可逆发展。应该看到,延迟复苏的提出实际上更加强调了尽早止血的重要性。目前尚没有可以反映休克程度的指标对延迟复苏进行指导。将动脉血压作为延迟复苏的标准对于个体患者的治疗有着明显的局限性。

(三)病因治疗

病因治疗是治疗休克的基础。当人们对休克的血流动力学改变了解不多以及临床上对休克支持性治疗的手段非常有限时,病因治疗几乎包括了对休克治疗的全部内涵。即使是在今天,病因治疗仍然是休克治疗的基本内容,是休克支持治疗的基础。如果导致休克的病因不能被去除,单纯的支持性治疗无法收到良好的效果。

休克的病因治疗是指对导致休克发生发展原因的去除。低容量性休克时纠正造成循环容量减少的原因,如进行彻底的止血等等;心源性休克是对心脏本身基本的治疗,如治疗心肌梗死、纠正心律失常等;分布性休克时去除导致血管收缩舒张功能异常的原因,如彻底控制感染、稳定机体自身炎症反应、去除变应原因等;梗阻性休克时疏通循环血流通路,如狭窄瓣膜的扩张、心脏压塞的引流等,这些治疗都属于对休克病因治疗的范围。休克的病因治疗往往需要一定的时间过程(如控制感染)或在另一方面对机体造成新的损伤(如手术打击),使得患者没有机会等待病因治疗的完成或无法耐受病因治疗的实施。这种矛盾已经成为导致休克的死亡率难以进一步下降的主要原因。所以,在治疗休克时,病因治疗一定要与支持性治疗有机地结合才有可能提高休克的治愈率。重症医学注重器官之间的相互影响。重症医学科以强有力的支持性治疗为休克提供了病因治疗与支持性治疗相互结合的理想治疗场所。

休克的支持性治疗近些年有了很大的发展。由于氧输送理论的形成及对组织缺氧的进一步理解,血流动力学监测可以应用于临床,使得支持性治疗在休克的治疗中占有越来越重要的地位,甚至引起了对休克治疗重点的转移。休克的支持性治疗已经成为当今影响休克治愈率的关键所在。

从对休克的分类中也可以看到对休克的认识和治疗是由对导致休克病因的认识和治疗发展起来的,并将休克的治愈率提高到一个相当的水平。但随着治疗水平的提高,休克病程更为严重的阶段可以得以表现,临床上也出现了更为严重的休克。这样,对休克的支持性治疗则逐步成为影响休克治愈率的关键因素。强调休克的支持性治疗并不是要否认病因治疗是基础,但如果仍然只以病因治疗作为对休克治疗的全部,那么,对休克的治疗水平只停留在数十年之前的状态。

(四)延续性支持治疗

紧接在早期复苏达到目标之后,在医疗措施的干预下,机体组织灌注得以改善。继续维持组织灌注、纠正机体内环境的紊乱及进行营养支持则成为支持治疗的主要组成部分。

提高氧输送是休克支持性治疗的基本原则。通过早期的复苏,氧输送已经提高到一定的范围,组织灌注也有所改善,但此时的组织缺氧是否完全被纠正,是否有进一步发生缺氧的可能性,仍然需要进行仔细的监测和对治疗进行及时的调整。提高氧输送以改善组织灌注,改善组织的氧代谢为目的。目前可以通过对血流动力学的监测和对氧输送相关指标的监测指导临床治疗而改善循环功能、呼吸功能和维持足够的血红蛋白含量来提高对组织的氧供。而在改善组织细胞对氧的利用方面,目前尚缺少切实有效的措施。近年来对自身反应及细胞因子、细胞代谢研究的进展有望能在不久的将来从分子水平对休克的治疗提供确实的理论和治疗方法。

无论对于何种类型的休克,提高氧输送都是对休克支持性治疗的基本要求。氧输送所表达的是在单位时间内由左心室送往全身组织氧的总量;或者说是单位时间动脉系统所送出氧的总量。氧输送主要受循环系统、呼吸系统和血红蛋白含量的直接影响。氧输送概念的提出使临床治疗注重了器官之间的相互关系及治疗的相互影响,并将氧作为敏感的监测指标对病情的演变和治疗的效果进行定量的监测。同时,根据血流动力学对休克进行临床分类,指出了血流动力学改变的中心点,成为循环功能支持性治疗的关键。这样,大大地提高了对病情的理解程度和治疗的准确性。

维持组织灌注和纠正缺氧应从提高氧输送做起。在休克的不同类型当中,低血容量性休克、心源性休克和梗阻性休克的共同特点是氧输送减少。所以,这3类休克的支持性治疗应以提高氧输送为原则。虽然,感染性休克时氧输送往往是正常或增高的,但维持较高的氧输送仍是目前治疗感染性休克的主要措施,也是目前临床上可行的基本措施。这是因为即使感染性休克在高氧输送条件下仍有很高的死亡率,但如果氧输送下降则可使组织缺氧更为加重,让原本死亡率很高的感染性休克雪上加霜。在组织细胞水平改善氧利用及控制机体的炎性反应方面的措施目前基本处于实验研究阶段。有些方法虽然可初步应用于临床,但效果尚待进一步观察。虽然这些研究工作距临床实际应用尚有一定距离,但对临床治疗概念和方法的更新有着方向性的意义。

氧输送由心排血量和动脉血氧含量的乘积构成,涉及呼吸、循环和血红蛋白的功能或数量。这些指标在休克的监测中对治疗提供了定量性的反馈性指导，是休克治疗过程中非常重要的中间目标。如果作为休克治疗的终点，这些指标有着明显的局限性。应用氧输送与氧耗量相关性的临界值作为终点有着明确的理论价值，但缺乏临床的可操作性。目前认为，动脉血乳酸清除率、碱缺失、黏膜pH 等指标更接近组织灌注的状态。将这些指标作为终点指标与血流动力学指标结合，在休克的治疗中有较大的临床应用价值。如果终点指标已经实现，应根据氧输送相关指标调整支持措施的强度。寻求在保证组织灌注前提下最少的支持措施和最低的支持强度。

纠正机体内环境紊乱是延续性支持治疗的重要内容。机体内环境在休克的过程中受到破坏，虽然经过早期的复苏，组织灌注可基本维持，但并不是内环境紊乱被纠正。这时，导致休克的原因可能还没有被完全去除，休克导致的组织细胞损害仍然存在，治疗措施对机体的影响尚未结束。此时应积极地对导致休克的原因及其产生的后果进行治疗，以减少对机体的进一步损害。应该看到，医疗干预措施通常带有明显的非生理性。早期复苏的必要措施所导致的一些后果，需要在后期的治疗中进行一定的调整。例如，早期的容量复苏使大量的液体进入体内，这些液体在早期复苏阶段是非常必要的或者说是生命攸关的，随着血管收缩舒张功能的恢复及毛细血管通透性的改善，这些已经输入体内的液体可能导致循环系统的容量负荷增高，加重肺水肿及其他器官组织水肿的形成。所以，采用脱水、利尿的方法，积极地降低循环的容量负荷可能成为此时的重要治疗措施。应根据患者的具体情况，在血流动力学监测指标的反馈指导下，对循环功能状态进行积极的调整。

第二节　急性心功能不全

随着对心功能不全基础和临床研究的深入，心功能不全已不再被认为是单纯的血流动力学障碍，更重要的是由于多种神经体液因子的参与，促使心功能不全持续发展的临床综合征。新概念认为心功能不全可分为无症状和有症状两个阶段，前者有心室功能障碍的客观证据（如左室射血分数降低），但无典型充血性心力衰竭症状，心功能尚属纽约心脏病学会（NYHA）分级的Ⅰ级，属有症状心力衰竭的前期,如不进行有效治疗,迟早会发展成有症状心功能不全。据心功能不全发生的缓急,循环系统代偿程度的差别,临床还有急性心功能不全、慢性心功能不全、代偿性和失代偿性心功能不全等不同表现。近年来心室舒张功能测定技术的发展,可区别心室收缩功能障碍为主和心室舒张功能障碍为主的心功能不全,因而还有收缩性和舒张性心功能不全之分。本节主要内容为急性心功能不全。

一、病因

导致急性弥漫性心肌损害的疾病,可引起心肌收缩无力,如急性心肌炎、广泛性心肌梗死、应激性心脏病等。

急性的机械性阻塞引起心脏压力负荷加重,排血受阻,如严重的瓣膜狭窄、心室流出道梗阻、心房内血栓或黏液瘤嵌顿,动脉总干或大分支栓塞等。

急起的心脏容量负荷加重如外伤、急性心肌梗死或感染性心内膜炎引起的瓣膜损害,腱索断裂,心室乳头肌功能不全,间隔穿孔,主动脉窦动脉瘤破裂入心腔,以及静脉输血或输入含钠液体过快或过多。

急起的心室舒张受限制如急性大量心包积液或积血、快速的异位心律等。

严重的心律失常如心室颤动(简称室颤)和其他严重的室性心律失常、心室暂停、显著的心动过缓等,使心脏暂停排血或排血量显著减少。

上述原因,使心排血量在短时间内急剧下降,甚至丧失排血功能,即引起急性心功能不全。

二、临床表现

根据心脏排血功能减退的程度、速度和持续时间的不同,以及代偿功能的差别有下列 4 种不同表现。

(一)晕厥

心脏本身排血功能减退,心排血量减少引起脑部缺血、发生短暂的意识丧失,称为心源性晕厥。晕厥发作持续数秒时可有四肢抽搐、呼吸暂停、发绀等表现,称为阿-斯综合征。发作大多短暂,发作后意识常立即恢复。主要见于急性心脏排血受阻或严重心律失常。

(二)休克

由于心脏排血功能低下导致心排血量不足而引起的休克,称为心源性休克。

心排血量减少突然且显著时,机体来不及通过增加循环血量进行代偿,但通过神经反射可使周围及内脏血管显著收缩,以维持血压并保证心和脑的血供。临床上除一般休克的表现外,多伴有心功能不全、肺楔压升高、颈静脉怒张等表现。

(三)急性肺水肿

急性肺水肿为急性左心功能不全或急性左心衰竭的主要表现。多因突发严重的左心室排血不足或左心房排血受阻引起肺静脉及肺毛细血管压力急剧升高所致。当肺静水压升高超过肺间质静水压时,液体即从毛细血管漏到肺间质、肺泡甚至气道内,引起肺水肿。典型发作为突然、严重气急;每分钟呼吸可达30～40次,端坐呼吸,阵阵咳嗽,面色灰白,口唇青紫,大汗,常咳出泡沫样痰,严重者可从口腔和鼻腔内涌出大量粉红色泡沫液。发作时心率、脉搏增快,血压在起始时可升高,以后降至正常或低于正常。两肺内可闻及广泛的水泡音和哮鸣音。心尖部可听到奔马律,但常被肺部水泡音掩盖。X线片可见典型蝴蝶形大片阴影由肺门向周围扩展。急性肺水肿早期肺间质水肿阶段可无上述典型的临床和X线表现,而仅有气促、阵阵咳嗽、心率增快、心尖部奔马律和肺部哮鸣音,X线示上肺静脉充盈、肺门血管模糊不清、肺纹理增粗和肺小叶间隔增厚,如及时做出诊断并采取治疗措施,可以避免发展成肺泡性肺水肿。

(四)心脏骤停

心脏骤停为严重心功能不全的表现。

三、诊断和鉴别诊断

根据典型症状和体征,诊断急性心功能不全并不困难,主要应与其他原因(特别是血管功能不全)引起的晕厥、休克和肺水肿相鉴别。晕厥时,心率无明显过缓、过速,无心律不齐或暂停,又无引起急性心功能不全的心脏病基础的,可以排除心源性晕厥。心源性休克时静脉压和心室舒张末期压升高,与其他原因引起的休克不同。肺水肿伴肺部哮鸣音时应与支气管哮喘鉴别,此时心尖部奔马律有利于肺水肿的诊断。其他原因引起的肺水肿,如化学或物理因素引起的肺血管通透性改变(感染、低蛋白血症、过敏、有毒气体吸入和放射性肺炎等)、肺间质淋巴引流不畅(肺淋巴组织癌性浸润等)或胸腔负压增高(胸腔穿刺放液过快或过多)、支气管引流不畅(液体吸入支气管或咳嗽反射消失等)等,根据相应的病史和体征不难与急性心功能不全引起的肺水肿鉴别。但心脏病患者可由非心源性原因引起肺水肿,而其他原因引起的肺水肿合并心源性肺水肿也并不罕见。应全面考虑,做出判断。

四、治疗

(一)心源性晕厥发作的治疗

心源性晕厥大多数较短暂,但有反复发作的可能。治疗应包括预防发作。晕厥发生于心脏排血受阻者,经卧位或胸膝位休息、保暖和给氧后,常可缓解。由于房室瓣口被血栓或肿瘤阻塞者,发作时改变体位可能使阻塞减轻或发作中止。由严重心律失常引起者,应迅速控制心律失常。彻底治疗在于去除病因,如手术解除流出道梗阻、切除血栓或肿瘤、控制心律失常发作等。

(二)急性肺水肿的治疗

病情危急,治疗必须及时、快速有效。

1.治疗原则

(1)降低左房压和(或)左室充盈压。

(2)增加左室心搏量。

(3)减少循环血量。

(4)减少肺泡内液体渗入,保证气体交换。

(5)去除诱因。

2.具体措施

(1)使患者取坐位或半卧位,两腿下垂,使下肢静脉回流减少。

(2)给氧:肺充血与肺顺应性降低,使肺水肿患者呼吸做功与耗氧量增加,而黏膜充血、水肿又妨碍了气体在终末呼吸单位交换。急性心功能不全面罩给氧较鼻导管给氧效果好。

对常规治疗无效,临床症状严重并且氧分压显著降低的患者应予呼气末正压呼吸(PEEP)或持续气道正压呼吸(CPAP)给氧,不仅能纠正缺氧,还可通过增高肺泡和胸腔内压力减少静脉回心血量,肺泡内的正压亦可减轻肺泡水肿的形成或进一步恶化。同时静脉回流受阻还使周围静脉压增高,有利于液体自血管内漏入组织间隙,循环血量也因此减少。但肺泡内压力过高可能影响右心室搏出量,引起心搏量减少,血压降低。此时宜调整给氧的压力,缩短加压给氧的时间,延长间歇时间。故在应用 PEEP 时应注意:对血容量不足的患者,应补充足够的血容量以代偿回心血量的不足;但又不能过量,否则会加重肺水肿;使用 PEEP 须从低水平开始,先用 $0.3 \sim 0.5$ kPa($3 \sim 5$ cmH$_2$O)逐渐增加至合适的水平,一般不超过 0.8 kPa(8 cmH$_2$O)。

(3)镇静:静脉注射 $3 \sim 5$ mg 吗啡,可迅速扩张体静脉,减少静脉回心血量,降低左房压。还能减轻烦躁不安和呼吸困难,降低周围动脉阻力,从而减轻左室后负荷,增加心排血量。皮下或肌内注射在周围血管收缩显著的患者,不能保证全量吸收。

(4)舌下含化或静脉滴注硝酸甘油:可迅速降低肺楔压或左房压,缓解症状的效果常很显著,但有引起低血压的可能。确定收缩压在 13.3 kPa(100 mmHg)或以上后,舌下首剂 3 mg,5 分钟后复查血压,再给 0.3～0.6 mg,5 分钟后再次测血压。如收缩压降低至 12.0 kPa(90 mmHg)或以下,应停止给药。

静脉滴注硝酸甘油的起始剂量为每分钟 10 μg,在血压测定监测下,每 5 分钟增加每分钟 5～10 μg,直至症状缓解或收缩压下降至 12.0 kPa(90 mmHg)或以下。继续以有效剂量维持静脉滴注,病情稳定后逐步减量至停用,突然中止静脉滴注可能引起症状反跳。

(5)静脉注射呋塞米 40 mg,呋塞米在利尿作用开始前即可通过扩张静脉系统降低左房压,减轻呼吸困难症状。给药后 15～30 分钟尿量开始增多,60 分钟达高峰,大量利尿减少血容量,可进一步使左房压下降。对血压偏低的患者,尤其是急性心肌梗死或主动脉狭窄引起的肺水肿应慎用,以免引起低血压或休克。

(6)其他辅助治疗:针对不同病因选择合适的治疗方法。

静脉注射氨茶碱 0.25 g(以 50%葡萄糖注射液 40 mL 稀释,15～20 分钟注射完)可解除支气管痉挛,减轻呼吸困难。还可能增强心肌收缩,扩张周围血管,降低肺动脉和左房压。

洋地黄制剂对室上性快速心律失常引起的肺水肿有显著疗效。洋地黄减慢房室传导,使室率减慢,从而改善左室充盈,降低左房压。静脉注射毛花苷 C 或地高辛,对一周内未用过地高辛者首次剂量毛花苷 C 0.6 mg,地高辛 0.5～0.75 mg;一周内用过地高辛者则宜从小剂量开始。

高血压性心脏病引起的肺水肿,静脉滴注硝普钠,可迅速有效地减轻心脏前后负荷,降低血压。用法每分钟 15～20 μg 开始,每 5 分钟增加每分钟 5～10 μg,直至症状缓解,或收缩压降低到 13.3 kPa(100 mmHg)或以下。有效剂量维持至病情稳定,以后逐步减量、停药,突然停药可引起反跳,长期用药可引起氰化物和硫氰酸盐中毒。乌拉地尔为 α 受体阻滞剂,通常静脉注射 10～50 mg,如血压无明显降低,可重复注射,然后予微量泵静脉泵入,速度为每分钟 0.2～2 mg,根据血压调节滴速。尼卡地平为二氢吡啶类钙通道阻滞剂,用于高血压急症治疗剂量如下。负荷量:10～30 μg/kg 缓慢静脉注射,维持量从 0.5 μg/(kg·min)开始静脉滴注,密切观察血压,逐步增加剂量,最大可用至

6 $\mu g/(kg \cdot min)$。不良反应有心动过速、面部充血潮红、恶心等。

伴低血压的肺水肿患者,宜先静脉使用多巴胺 2~10 $\mu g/(kg \cdot min)$,保持收缩压在 13.3 kPa(100 mmHg),再进行扩血管药物治疗。

(三)休克的治疗

具体内容见前述相关章节。

第三节 急性病毒性心肌炎

一、概述

心肌炎是指心肌局限性或弥漫性的急性或慢性炎症病变,可分为感染性和非感染性两大类。前者由细菌、病毒、螺旋体、立克次体、真菌、原虫、蠕虫等感染所致,后者包括自身免疫性心肌炎如风湿病以及理化因素或药物所致的心肌炎等。在各种心肌炎中,以感染性心肌炎为比较多见。引起感染性心肌炎的病原微生物多种多样,其中又以病毒性心肌炎为最常见。本节重点介绍急性病毒性心肌炎。

急性病毒性心肌炎是指嗜心性病毒感染引起的、以心肌及其间质非特异性炎症为主,伴有心肌细胞变性、溶解或坏死病变的心肌炎症,病变可累及心脏起搏和传导系统,亦可累及心包膜。近年来,发病率似有逐年增多的趋势,成为危害人们健康的常见病和多发病。国外尸检资料表明,在青年人猝死者中,心肌炎的检出率为 8.6%~12%。在泰国,儿童患心肌疾病的发生率为 1.2%,其中心肌炎占 27.3%。新近国内尸检资料表明,中国心脏性猝死尸检注册研究通过对531 例尸检的病理学分析,发现冠心病是首位的致死原因(52.9%),其次为心肌炎(14.7%),再次分别为肥厚型心肌病(4.7%)、扩张型心肌病(2.4%)、瓣膜性心脏病(2.3%)、主动脉根部夹层破裂(2.1%)、致心律失常性右室心肌病(2.1%)等。一项有关猝死病因的尸检研究表明,在 3770 例猝死的病例中,1656 例为心脏猝死,其中冠心病占 41.6%,心肌炎占 11.8%,35 岁以下心脏猝死者心肌炎占20.9%。国内外资料均表明,作为心脏性猝死的病因,心肌炎所占比重相似。

因本病无特异性临床表现,且临床谱极宽泛,故就其诊断而言,对临床医师历来构成严峻挑战。加深对本病的认识对避免误诊、漏诊有重要意义。

二、病因和发病机制

各种病毒均可引起心肌炎,但临床上主要是由柯萨奇病毒(Cox)B组1～5型和A组1、4、9、16和23型病毒,其次是埃可病毒和腺病毒,还有脊髓灰质炎病毒、流感病毒、风疹病毒、单纯疱疹病毒、脑心肌炎病毒、肝炎病毒、艾滋病病毒、虫媒病毒、合胞病毒等30余种。国内七省市调查表明,儿童以柯萨奇病毒为主,占43.6%,腺病毒占21.2%,埃可病毒占10.9%,其他病毒共占14.3%。

病毒性心肌炎的发病机制目前尚未完全阐明。目前认为,病毒性心肌炎主要由病毒的直接作用和细胞、体液免疫介导的损伤所致。

(一)病毒的直接作用

动物实验证明,CoxB组的核酸定位在心肌细胞内,尽管其感染心肌的效率不高,但其一旦进入心肌细胞就会以极快的速度进行复制,同时破坏心肌细胞,释放病毒颗粒,引起心肌组织的炎性改变。病毒感染后1～2天,血中可检测到心肌酶的升高,心肌组织中能检测到致病的病毒颗粒。这种直接的病毒侵害在感染初期比较轻,在细胞内呈单个或簇状分布,以后感染加重,病灶融合成片状,可扩散至间质或血管内皮细胞。采用分子生物学技术如聚合酶链式反应(PCR)、原位杂交等技术,可发现心肌炎患者心肌中存在Cox核糖核酸(RNA)。Cox RNA不仅存在于心肌炎的早期,而且也可在迁延性、慢性心肌炎以及扩张型心肌病中发现,在炎症已经痊愈或者完全消失的心肌中仍可发现病毒RNA。病毒RNA的持续存在有可能导致扩张型心肌病。有研究表明,2/3的特发性扩张型心肌病患者心内膜心肌活检组织存在病毒学证据,其中1/4存在2种以上的病毒基因。艾滋病患者或艾滋病毒(HIV)感染者易并发心肌炎。HIV感染者一旦出现左心室功能异常,心内膜活检(EMB)证实50%以上为合并心肌炎;尸检资料亦表明,HIV感染者患心肌炎者达67%。

(二)细胞介导的免疫损伤

不少动物实验结果说明,病毒所致的直接损伤还不足以解释病毒性心肌炎的整个病变过程。在柯萨奇病毒B_3感染的鼠心肌炎模型,感染后前3天病毒引起心肌细胞溶解,感染后6天左右产生两种溶细胞性T淋巴细胞。一种为病毒特异性溶细胞性T淋巴细胞,具有识别已感染病毒的心肌细胞上被病毒改变了的心肌细胞抗原,使受感染的心肌细胞溶解,引起比较轻的心肌炎症反应;另一种为自身反应性溶细胞性T淋巴细胞,对心肌细胞抗原有自身免疫作用,可破坏受病毒感染或未受病毒感染的心肌细胞,导致心肌细胞的广泛坏死。这两种

T 淋巴细胞均为胸腺依赖性,切除胸腺的小鼠感染同类病毒可不出现上述反应。

病毒性心肌炎患者心肌间质血管内皮细胞上人类白细胞抗原(HLA)-Ⅰ、(HLA)-Ⅱ类抗原表达增加,心肌细胞膜发生 HLA-Ⅱ类抗原分子异常表达,而在正常人或其他心脏病患者的心肌标本中未发现 HLA 抗原异常表达,心肌组织内 HLA-Ⅱ类抗原的异常表达是心脏自身免疫反应激活的表现,心肌细胞有可能将自身抗原递呈给免疫系统,导致心肌自身免疫损伤。柯萨奇病毒 B₃ 与心肌细胞线粒体 ADP/ATP 载体和肌球蛋白之间具有交叉免疫反应抗原决定簇,病毒性心肌炎和扩张型心肌病患者血清中可检测出抗 ADP/ATP 载体抗体和肌球蛋白抗体。这些都说明,病毒感染心肌后,在直接损伤心肌细胞的同时,还能激活机体的免疫反应,产生针对病毒或心肌细胞抗原的致敏性 T 淋巴细胞以及多种细胞因子。一方面限制心肌损害的发展,另一方面又通过免疫介导的一系列杀伤作用以及溶细胞作用等加重心肌的损伤。

近来研究发现,T 淋巴细胞(包括辅助性 T 细胞和细胞毒 T 细胞)和自然杀伤细胞在免疫介导心肌损伤中起重要作用,它们通过穿孔素和颗粒酶等物质介导心肌细胞的坏死或凋亡。此外,研究还表明,慢性病毒性心肌炎的心肌损害与肌凝蛋白自身免疫有关,肌凝蛋白诱导的大鼠心肌炎可发展为扩展型心肌病。在大部分心肌炎或扩张型心肌病患者中也可检测到心脏特异性抗肌凝蛋白自身抗体,还可检测出其他自身抗原的抗体,如抗心肌特异性抗原(包括热休克蛋白、线粒体 M7、支链 α 酮酸脱氢酶复合体、β 受体、M2 受体等)的自身抗体。炎症细胞、血管内皮细胞可分泌大量的炎症因子,有些如肿瘤坏死因子-α(TNF-α)具有负性肌力作用。

总之,除了病毒的直接损伤以外,细胞免疫和体液免疫都参与了心肌炎的发生发展,而细胞毒性作用是心肌炎发生发展的主要机制。

在病毒性心肌炎发病过程中,某些诱因如细菌感染、营养不良、剧烈运动、过度疲劳、妊娠和缺氧等,都可能使机体抵抗力下降而易致病毒感染而发病。

三、诊断

(一)临床表现特点

病情轻重取决于病变部位、范围及程度,差异甚大。轻者可无症状,重者可致急性心力衰竭、严重心律失常,甚至猝死。老幼均可发病,但以年轻人较易发病。男多于女。

1.病毒感染表现

10％～80％的病例在发病前1～3周有上呼吸道或肠道感染的病史。表现为发热、咽痛、全身酸痛、乏力、易出汗、腹痛腹泻等症状。部分病例上述症状轻微,常被忽略。少数患者心脏症状与病毒感染症状同时出现。患者有心悸、胸闷、心前区隐痛等症状。临床上诊断的心肌炎中,90％左右以心律失常为主诉或首见症状,其中少数患者可由此而发生昏厥或阿-斯综合征。极少数患者起病后发展迅速,出现心力衰竭或心源性休克。体检可见以下表现。①心律失常:极常见,各种心律失常均可出现,以房性与室性期前收缩最常见,约50％的患者期前收缩为心肌炎的唯一体征;其次为房室传导阻滞(AVB)。②心脏扩大:轻症不明显,重症者心浊音界扩大,心脏扩大显著反映心肌炎广泛而严重。③心率改变:持续性心动过速或过缓,心动过速与体温多不成比例。④心音改变:心尖区第一心音减弱,重症者可出现奔马律,并发心包炎者可闻及心包摩擦音。⑤杂音:心尖区可能有收缩期吹风样杂音或舒张期杂音,前者为发热、贫血、心腔扩大所致,后者系因左室扩大造成的相对性二尖瓣狭窄所致。杂音响度均不超过3级。病情好转后即消失。

2.心脏受累表现

病毒感染后多无明确的自觉症状,或仅有轻度不适感,患者常常不到医院就诊。心电图检查可根据临床症状、疾病病程以及转归,病毒性心肌炎可以分为以下几型。

(1)亚临床型心肌炎:发现ST-T改变或房性期前收缩、室性期前收缩、一度AVB等,而X线、超声心动图等各项辅助检查正常。数周或数月后,这些非特异性心电图改变自行消失。

(2)轻症自限型心肌炎:病毒感染后1～3周可有轻度心前区不适、心悸、胸闷,心电图可有不明原因的心动过速或出现ST-T改变、各种期前收缩、不同程度的传导阻滞,心肌损伤标记物如肌钙蛋白呈一过性升高,其他辅助检查也无异常。经休息和适当治疗可于1～2个月逐渐恢复正常。

(3)隐匿进展型心肌炎:病毒感染后的心肌损害和心电图异常往往为一过性,数年后逐渐出现心脏扩大、左室射血分数下降甚至心力衰竭,最终表现为扩张型心肌病。

(4)慢性迁延性心肌炎:有明确的病毒性心肌炎史,未得到适当治疗,病情迁延反复,呈慢性过程。部分患者病情进行性发展,心脏扩大,心力衰竭加重,数年后死亡。

(5)急性重症心肌炎:病毒感染后1~2周内出现胸痛、气短、心悸等症状,以及心动过速、房性和室性奔马律、心力衰竭、心脏扩大等体征,甚至出现心源性休克。心电图可表现为T波深倒置,房性或室性心动过速,高度AVB。此型患者病情凶险,可在数日或数周内死于心力衰竭或严重心律失常。部分患者发病与急性冠状动脉综合征极其相似。

(6)猝死型心肌炎:该型临床少见,在儿童及青少年中发生率相对较高。患者可无明显前驱症状,在正常活动或活动量增加时突然发生心脏骤停,经尸检证实为急性病毒性心肌炎。其死亡原因推测可能与病毒侵害心脏传导系统或心肌大面积急性坏死造成的严重房室传导阻滞或心室颤动有关。

(二)辅助检查

1.血液常规及生化检查

可有血沉增快和白细胞计数增高,两者的出现率分别为60%和25%。个别可有抗链球菌溶血素O增高,系与溶血性链球菌合并感染所致。C反应蛋白可呈阳性。急性期或心肌炎活动期血清肌酸激酶(CK)及其同工酶(CK-MB)、门冬氨酸氨基转移酶(AST)、乳酸脱氢酶(LDH)及其同工酶(LDH_1)可升高,但其敏感性、特异性均较差,现认为对心肌炎的诊断作用不大。血清肌钙蛋白T(cTnT)、肌钙蛋白I(cTnI)亦可明显升高,二者对心肌损伤的诊断具有较高的特异性和敏感性,有助于损伤范围和预后的判断。

2.免疫学检查

应用间接放射免疫分析、酶联免疫吸附试验等技术检测血清中柯萨奇病毒IgM抗体,可用于早期诊断。以捕获法固相酶联免疫吸附试验检测柯萨奇病毒IgM抗体具有速度快,敏感性高的特点。亦可用类似方法检测血中抗心肌抗体。

3.病原学诊断

近年来,采用分子生物学检测技术检测病毒基因,以证实心肌炎患者存在的病毒感染。一般检测柯萨奇病毒为主的肠道病毒。常用的检测方法有原位杂交法和反转录-聚合酶链式反应(RT-PCR)等,检测标本多为心肌活检组织标本。

4.心电图检查

心电图检查对心肌炎诊断的敏感性高,但特异性低,往往呈一过性。最常见的心电图变化是ST段改变和T波异常,但也常出现房性、特别是室性心律失常(如室性期前收缩)。可见房室传导阻滞(AVB),以一度AVB多见,也可见二度AVB和三度AVB。有时伴有室内传导阻滞,多表明病变广泛。多数AVB为暂时性,经1~3周后消失,但少数病例可长期存在,需要安装永久起搏器。偶尔可见异常 Q 波。某些病例酷似心肌梗死心电图。此外,心室肥大、QT 间期延长、低电压等改变也可出现。

5.X 线检查

心脏可正常大小,也可有不同程度的扩大,心脏搏动减弱。严重病例可有肺淤血或肺水肿征象。

6.超声心动图检查

常见的超声心动图表现有室壁厚度增加、心脏普遍性增大、室壁运动普遍性减弱、心脏收缩功能或(和)舒张功能减弱。若为局灶性心肌炎,可表现为区域性室壁运动异常,此时应注意与缺血性心脏病鉴别。新的影像技术如组织多普勒和应变率成像已应用于心肌炎的诊断中,并将逐步体现其价值。

7.核素心肌显像

包括使用铊(^{201}TI)、锝(^{99}Tc)、镓(^{67}Ga)等放射性核素所做的非特异性心肌显像以及使用碘(^{123}I、^{131}I)、铟(^{111}In)标记的单克隆抗肌凝蛋白重链抗体所做的特异性心肌显像,后者可检出心肌特征性的炎性和坏死改变。核素心肌显像无创伤,易被患者接受,是一种可靠的筛选心肌炎的方法。

8.磁共振成像

心脏磁共振(CMR)因具有无辐射、无创伤的优点,已成为无创性诊断、评估心肌炎最重要的检查方法,近年来将其提升至很高的位置。CMR 不仅能评估心脏形态和功能异常,而且能定位、定量、定性分析心肌炎组织病理学的一些特征。心肌炎主要的组织病理学过程包括急性期心肌细胞和细胞间质水肿,毛细血管渗漏、充血和慢性期(亚急性)细胞坏死、纤维化。CMR 独特价值在于能够对此变化过程进行跟踪成像。已应用的 MR 成像序列主要有 3 种:①T_2WI 评估心肌水肿;②T1WI 钆剂强化前后对比,早期强化比(early gadolinium enhancement ratio,EGEr)评估心肌充血;③延迟强化(late gadolinium enhancement,LGE)监测心肌坏死、纤维化。

2009 年,心脏磁共振诊断心肌炎国际专家组提出心肌炎诊断标准即路易斯湖诊断标准。根据该标准,CMR 符合以下 3 条中的 2 条即可诊断为心肌炎:①T2WI 中,心肌信号强度局限性或整体性增强;②T_1加权显像早期钆灌注增强中,心肌与骨骼肌整体增强比例增强;③T_1WI 延迟钆灌注增强中,至少有一处局灶性非缺血性病变。

如果出现下述情况,应在 1～2 周后复查:①上述 3 项标准均阴性,但新近出现症状并且临床证据强烈支持诊断心肌炎;②仅符合其中 1 项标准。左室功能不全或心包积液作为额外证据支持心肌炎的诊断。研究表明,采用路易斯湖标准诊断心肌炎的敏感性 67%,特异性 91%,阴性预测值 69%。采用多个组织学参数[T_2 ratio(心肌 T_2 信号强度与同层面骨骼肌信号强度比值)、EGEr 和 LGE]联合应用能够提高心肌炎诊断的准确率。采用 2 个或 3 个组织学参数,心肌炎诊断的准确率约 78%,而只采用 LGE,诊断的准确率约 68%。新的磁共振显像技术如 T_1 和 T_2 标测已用于临床。新近发表的 MyoRacer 研究显示,T_2 标测技术更能区分炎症与非炎症以及心肌纤维化,对心肌炎做出是或否的回答。随着技术的进步,新的磁共振显像技术必将不断涌现,为本病的诊断提供有力的工具。

9.心内膜心肌活检和组织学诊断

心内膜心肌活检(endomyocardial biopsy,EMB)是心肌炎诊断的可靠方法,可用以提供病理学依据,又可作免疫组组织化学和病原学检测,其临床价值在于以下几个方面。①诊断心肌炎并确定心肌炎的病理类型,以便进行相应的治疗,如病原学阴性,提示为免疫介导的心肌炎,可行免疫抑制治疗;②评估治疗效果;③随访研究,以了解心肌炎的自然病程,以及与扩张型心肌病之间的组织学联系;④鉴别诊断:某些疾病的临床表现与心肌炎类似,如致心律失常性右心室心肌病、应激性心肌病、围生期心肌病等。随着新技术的不断应用,EMB 标本提供的信息越来越多,也越来越可靠。与 10 年前相比,其地位显著提高,被视为诊断心肌炎的"金标准"。广泛开展此项检查,可大力促进心肌炎的基础与临床研究。欧洲心脏病协会(ESC)心肌、心包疾病工作组主张凡怀疑心肌炎者,均应行EMB,但即使在经验丰富的中心,EMB 的并发症接近 1%。有学者主张,对疑诊或已确诊的心肌炎患者,应根据病情的严重程度和治疗反应,个体化地制定检查、治疗方案。对症状严重[严重心力衰竭和(或)致命性心律失常]且常规治疗无效者,可以考虑行 EMB。

(三)注意事项

病毒性心肌炎的临床诊断尤其是早期诊断并不容易,其诊断的确立必须建立在有心肌炎的证据和病毒感染的证据基础上。胸闷、心悸常可提示心脏波及,心脏扩大、心律失常或心力衰竭为心脏明显受损的表现,心电图 ST-T 改变与异位心律或传导障碍反映心肌病变的存在。病毒感染的证据:①有前驱上呼吸道或肠道感染的症状及病史;②有病毒分离的阳性结果或血清中和抗体滴度升高4 倍以上。同时要排除引起心肌损害的其他病变,如风湿性心肌炎、中毒性心肌炎、结缔组织和代谢性疾病所致的心肌损害,以及原发扩张型心肌病等。

病毒性心肌炎的特点有以下几个方面。①有溶血性链球菌感染的症状与证据(咽培养阳性,ASO 升高);②伴有风湿热的其他表现,如游走性关节痛、皮下小结、环形红斑等;③多为全心炎,如有瓣膜损害可有相应的杂音;④抗风湿治疗有效。

1.风湿性心肌炎

特点:①无前驱病毒感染病史;②起病慢,病程长;③无病毒感染的实验室证据;④心电图改变为多变、易变,且伴有房室扩大;⑤超声心动图有房室扩大;⑥心肌活组织检查以心肌变性、坏死为主,心肌间质炎症不明显。

2.原发扩张型心肌病

(1)病史与体征:在上呼吸道感染、腹泻等病毒感染后 3 周内出现心脏表现,如出现不能用一般原因解释的感染后重度乏力、胸闷、头昏(心排血量降低所致)、心尖第一心音明显减弱、舒张期奔马律、心包摩擦音、心脏扩大、充血性心力衰竭或阿-斯综合征等。

(2)上述感染后 3 周内新出现下列心律失常或心电图改变:①窦性心动过速、房室传导阻滞、窦房阻滞或束支阻滞;②多源、成对室性期前收缩,自主性房性或交界性心动过速,阵发或非阵发性室性心动过速,心房或心室扑动或颤动;③两个以上导联 ST 段呈水平型或下斜型下移≥0.05 mV 或 ST 段异常抬高或出现异常 Q 波。

(3)心肌损伤的参考指标:病程中血清 cTnI 或 cTnT(强调定量测定)、CK-MB明显增高。超声心动图示心腔扩大或室壁活动异常和(或)核素心功能检查证实左室收缩或舒张功能减弱。

(4)病原学依据:①在急性期从心内膜、心肌、心包或心包穿刺液中检测出病毒、病毒基因片段或病毒蛋白抗原。②病毒抗体:第二份血清中同型病毒抗体(如柯萨奇 B 组病毒中和抗体或流行性感冒病毒血凝抑制抗体等)滴度较第一份血清升高 4 倍(2 份血清应相隔 2 周以上)或一次抗体效价≥640 者为阳性,320 者为可疑阳性(如以 1:32 为基础者则宜以≥256 为阳性,128 为可疑阳性,根据不同实验室标准作决定)。③病毒特异性:IgM 以≥1:320 者为阳性(按各实验室诊断标准,需在严格质控条件下)。如同时有血中肠道病毒核酸阳性者更支持有近期病毒感染。

对同时具有上述(1)、(2)(①、②、③中任何一项)、(3)中任何两项,在排除其他原因心肌疾病后,临床上可诊断急性病毒性心肌炎。如同时具有(4)中②、③项者,可从病原学上确诊急性病毒性心肌炎;如仅具有(4)中②、③项者,在病原学上只能拟诊为急性病毒性心肌炎。

如患者有阿-斯综合征发作、充血性心力衰竭伴或不伴心肌梗死样心电图改变、心源性休克、急性肾衰竭、持续性室性心动过速伴低血压或心肌炎、心包炎等一项或多项表现,可诊断为重症病毒性心肌炎。如仅在病毒感染后3周内出现少数期前收缩或轻度T波改变,不宜轻易诊断为急性病毒性心肌炎。对难以明确诊断者,可进行长期随访,有条件时可做心内膜心肌活检进行病毒基因检测及病理学检查。

在考虑病毒性心肌炎诊断时,应除外β受体功能亢进、甲状腺功能亢进症、二尖瓣脱垂综合征及影响心肌的其他疾患,如风湿性心肌炎、中毒性心肌炎、冠心病、结缔组织病、代谢性疾病以及克山病(克山病地区)等。

在临床实践中,尽管心内膜心肌活检被认为是诊断心肌炎很有价值的诊断手段,甚至是"金标准",但由于是一项有创性检查,并有组织病理学特异性不高等局限性,至今该项检查不能普遍开展。而如今在血清病原学诊断、心肌损伤诊断方面建立了一些比较快速有效、易于推广的检查方法,如柯萨奇病毒IgM抗体检测、外周血白细胞或血清肠病毒RNA检测以及血清cTnT、cTnI定量测定等。因此,目前病毒性心肌炎的诊断在依据病史、症状、体征、心电图、超声心动图等临床资料的同时,要充分结合血清病原学、心肌损伤指标的检测。

四、治疗

病毒性心肌炎的治疗目标是提高治愈率、减少心肌炎后遗症、降低扩张型心肌病的发生率。目前对病毒性心肌炎尚无特效疗法,大多数治疗是经验性的。主要是根据病情采取综合治疗措施,包括以下几个方面。

(一)一般治疗

(1)休息:急性期应尽早卧床休息,这是非常重要的措施,可以减轻心脏的负荷。有严重心律失常、心力衰竭的患者,休息3个月以上(卧床休息1个月),6个月内不参加体力劳动。无心脏形态功能改变者,休息半月,3个月内不参加重体力活动。对于是运动员的患者,应在6个月的恢复期内禁止各项运动,直到心脏大小和功能恢复正常。

(2)饮食:进易消化和富含维生素和蛋白质的食物。

(3)必要时可以给予患者吸氧。

(二)抗病毒治疗

在病程早期,如确定有病毒感染,可考虑抗病毒治疗。利巴韦林通过阻断病毒的一些酶活性,抑制病毒核酸的合成,对阻断病毒复制有一定疗效。干扰素

(IFN)具有免疫调节作用,包括调节 T 细胞亚群的分化,激活自然杀伤细胞等。IFN 还可在转录和翻译水平抑制病毒复制,其直接抗病毒活性主要通过诱导细胞产生抗病毒蛋白而干扰病毒复制。以 IFN-β 治疗病毒性心肌炎/心肌病的大规模随机对照研究(betaferon in chronic viral cardiomyopathy,BICC)的结果显示,所有患者心肌病毒转阴,心功能显著改善,生活质量提高,且耐受性良好。有作者以帕拉米韦联合静脉输注丙种球蛋白治疗 H1N1 引起的心肌炎,5 天后左室射血分数(LVEF)由 10% 升至 50%,病情很快缓解。

(三)抗菌治疗

因为细菌感染往往是诱发病毒感染的条件因子,而病毒感染后又常继发细菌感染,所以在治疗初期多主张常规应用抗生素如青霉素防治细菌感染。

(四)促进心肌营养和代谢

1.维生素 C

大剂量维生素 C(每天 5~15 g)静脉滴注,具有抗病毒、促进心肌代谢、加速心肌修复的有益作用。连用 2~4 周。

2.极化液(GIK)疗法

氯化钾 1~1.5 g、普通胰岛素 8~12 U 加入 10% 葡萄糖注射液 500 mL 内静脉滴注,每日 1 次,10~14 天为 1 个疗程。可加用 25% 硫酸镁 5~10 mL 静脉滴注,或用门冬氨酸钾镁替代氯化钾,组成"强化极化液",疗效可能更佳。

3.其他药物

有能量合剂、维生素 B(维生素 B_{12})、维生素 C、辅酶 Q_{10}、肌苷、黄芪、丹参等,均可选用。

(五)肾上腺皮质激素及其他免疫抑制剂

因心肌炎在第 2 阶段后,以免疫反应为主,故许多医师认为免疫抑制治疗可改善预后。现今有 20 余项非随机对照实验表明免疫抑制治疗有效。但已完成的几项随机对照研究发现肾上腺皮质激素和其他免疫抑制剂如硫唑嘌呤治疗无效。免疫抑制治疗不能作为急性病毒性心肌炎的常规疗法。已如上述,若心肌组织无病原学证据,而免疫组织化提示由免疫介导者,可采用免疫抑制疗法;由自身免疫性疾病(如硬皮病、系统性红斑性狼疮、多肌炎)引起的心肌炎采用本疗法有效。

对急性暴发性心肌炎出现心源性休克、多器官功能障碍等严重并发症者可以短期应用糖皮质激素。对某些慢性炎症性心肌病患者其免疫系统持续活化,临床症状进行性加重,对目前的标准治疗无效者,可试用免疫抑制剂治疗。

(六)对症治疗

心力衰竭时可按常规使用利尿剂、血管扩张剂、血管紧张素转换酶抑制剂等,而洋地黄的用量要偏小,可酌情选用快速型制剂如去乙酰毛花苷。对顽固性心衰患者可选用多巴酚丁胺、米力农等非洋地黄类正性肌力药物。心律失常时根据情况选择抗心律失常药物。对于室性期前收缩、心房颤动等快速型心律失常可选用β受体阻滞剂、胺碘酮等。持续性室性心动过速、心室扑动、心室颤动时,首选直流电复律或除颤。对于高度房室传导阻滞,尤其是有脑供血不足甚或有阿-斯综合征发作者,应及时安装临时起搏器。

(七)免疫球蛋白

心肌炎和急性心肌病干预研究显示,免疫球蛋白未能改善 LVEF、降低病死率。但对儿童患者,经静脉给予大剂量免疫球蛋白可使左室功能更快得到改善以及提高存活率。

(八)免疫吸附治疗

病毒性心肌炎以自身免疫为主时,血液中存在多种抗心肌抗体,如抗β受体抗体、抗线粒体抗体、抗肌凝蛋白抗体等,这些抗体会加重心肌损害。免疫吸附治疗可选择性去除患者血液中的炎症因子、抗心肌抗体等,对急性重症心肌炎可能有益。

(九)机械辅助治疗

暴发性心肌炎可在极短时间内出现泵衰竭,对药物反应差,病死率高,如早期进行机械辅助循环可帮助这部分患者渡过危重阶段,促进心功能的恢复,甚至可避免心脏移植。目前常用的机械辅助装置主要包括主动脉内气囊反搏(IABP)、体外膜肺氧合(extracorporeal membrane oxygenation,ECMO)及心室辅助装置(VAD)等。ECMO 常采用静脉-动脉模式(简称 V-A ECMO)。ECMO 具有经皮穿刺置管操作简单、血流充足的优点,可以快速纠正低灌注和全身缺氧,防止 MODS 的发生,从而改善预后。随着设备和操作技术的进步,经 ECMO 治疗暴发性心肌炎并心源性休克患者的总存活率已达 55%～78%。

左室辅助装置亦可改善心衰患者的预后。因急性暴发性心肌炎因病情紧急,且有部分患者心功能可在 2 周内恢复,故首选操作相对简单的 ECMO,如病情需要,可再行 VAD。机械支持装置价格昂贵,且易发生感染和栓塞等并发症,也易出现机械故障。因此,欧洲心脏病协会将机械辅助治疗急性心衰定为Ⅱa

类建议,B级证据。

(十)埋藏式心律转复除颤器(ICD)

目前有关以 ICD 治疗急性病毒性心肌炎的研究较少。一般认为,如确需植入 ICD,也要推迟几个月,因急性病毒性心肌炎患者病情可自动缓解。

四、预防和预后

生活起居规律、增强体质、防止受凉感冒、防止过度劳累应可以降低病毒性心肌炎的发病率。

因病情不同,急性病毒心肌炎的预后差异很大。国外发现,在数周至数月内,大多数由天花疫苗接种引起的心肌炎临床表现和实验室检查很快缓解,小部分患者病情不缓解,其中 50% 发生慢性心衰,25% 需心脏移植或死亡,余 25% 病情改善。心肌炎治疗试验(MTT)发现,经活检证实的心肌炎患者中,1 年病死率为 20%,4.3 年时病死率为 56%。临床研究发现,晕厥、束支传导阻滞、LVEF <40% 为预后不良的指标。

病毒性心肌炎病程各阶段的时间划分比较困难。一般认为,病程在 3 个月以内定为急性期,病程 3 个月至 1 年为恢复期,1 年以上为慢性期。患者在急性期可因严重心律失常、心力衰竭和心源性休克而死亡。部分患者经过数周至数月后病情可趋稳定,但可留有一定程度的心脏扩大、心功能减退、伴或不伴有心律失常或心电图异常等,经久不愈,形成慢性心肌炎,临床上很难与扩张型心肌病鉴别。部分患者病情进行性发展,心腔扩大和心力衰竭致死。也有少数心腔扩大,而无心力衰竭的临床表现,持续数月至数年后,未经治疗,心功能改善并保持稳定。其中一部分患者可能再度病情恶化,预后不佳。成人病毒性心肌炎的临床表现大多较新生儿和儿童病毒性心肌炎为轻,急性期死亡率低,大部分病例预后良好。

第四节　急性心肌梗死

急性心肌梗死(acute myocardial infarction,AMI)是目前影响公众健康的主要疾病之一。根据发病后心电图有无 ST 段抬高,目前将 AMI 分为两大类,即 ST 段抬高的 AMI 和非 ST 段抬高的 AMI。本节主要阐述 ST 段抬高的 AMI。

一、病理学和发病机制

冠脉内血栓形成是 AMI 的主要发病原因。

冠状动脉内血栓形成是由于冠状动脉粥样硬化斑块的破裂,一些足够数量的致血栓形成的物质暴露,冠状动脉腔就可能被纤维蛋白、血小板凝聚物和红细胞集合而堵塞。如果有丰富的侧支循环可以防止心肌坏死发生,使冠脉闭塞不出现症状。如果冠脉完全闭合而无充足的侧支循环的支持,最终发展到冠状动脉相关的心肌完全或几乎完全坏死(所谓透壁性心肌梗死),在心电图上表现为 ST 段抬高,往往有 Q 波产生。使管腔不完全闭塞的血栓和(或)那些由较少比例的稳定纤维蛋白和较大比例的血小板组成的血栓产生不稳定型心绞痛和非 Q 波 AMI,后者在心电图上典型表现为 ST 段压低和 T 波倒置。

虽然绝大多数 AMI 与冠状动脉粥样硬化有关,但 AMI 与冠状动脉粥样硬化所致管腔的狭窄程度之间常无恒定关系。多支较大冠脉及其分支有严重粥样硬化阻塞性病变的患者可长期不发生 AMI;相反,有些患者冠状动脉粥样硬化程度较轻,因粥样斑块出血、破溃和(或)新鲜血栓形成致使管腔急性阻塞,或者冠脉无明显器质性狭窄,可因发生严重痉挛而发生 AMI。前者可能是由于粥样硬化的斑块性质不同所造成的,这种轻度狭窄的粥样硬化斑块可能为软斑块或脆性斑块容易破裂、出血引发血栓形成。

冠状动脉阻塞几秒钟之内,细胞代谢转向无氧糖原酵解。心肌收缩停止、磷酸肌酸盐、ATP 等高能贮备耗尽,最后损伤不可逆,细胞死亡前从心内膜扩向心外膜而终致穿壁性心肌坏死。细胞完全坏死所需要的缺血时间平均 2~6 小时;若无再灌注,6~8 小时内首先从光镜见到细胞损伤,12 小时内梗死区边缘出现轻度的细胞浸润,而 24 小时发生明显肌细胞断裂及凝固性坏死。在第 4 天呈现单核细胞浸润及肌细胞迁移,使梗死心肌易于扩展或破裂。在 10~12 天后开始胶原纤维沉着于梗死周围,而于 4~6 周大多愈合为致密瘢痕形成,但大面积梗死不在此时限内。

当梗死过程中早期发生再灌注时,恢复的血流使组织水分、钠及钙大大增加,不可逆损伤的肌细胞不可能调控其细胞容量而发生爆炸性断裂。但挽救了心室壁中层及心外膜下层缺血但仍存活的心肌,因而常常只发生心内膜下梗死。

严重缺血一开始,最早引起心肌舒张期僵硬度增加并升高舒张末期压力、受累的心室壁活动消失或活动障碍,进而使收缩功能也降低。但在较小的梗死中,非梗死心肌代偿活动增强可保持心脏排血功能无明显降低。如果梗死面积较大则可进展到严重心脏收缩功能障碍,并且由于梗死节段内室壁张力增高发生心室扩张及心室重塑。

二、临床表现

(一)症状

1.诱发因素

(1)过于剧烈的运动是诱发 AMI 的一个因素,尤其是情绪激动的患者,过于剧烈的运动以及高度紧张等可以触发斑块破裂,导致 AMI。

(2)不稳定型心绞痛可发展而导致 AMI。

(3)急性失血的外科手术也是 AMI 的诱因。

(4)休克、主动脉瓣狭窄、发热、心动过速和焦虑不安等也可能是心肌梗死的诱因。AMI 的发生也有昼夜周期性,上午 6～12 点是 AMI 发生的高峰。可能与清晨数小时有血浆儿茶酚胺、皮质醇浓度升高和血小板聚集性增加有关。

不稳定型心绞痛可能是 AMI 的前驱症状,在 AMI 前常有全身不适或显著疲倦。

2.缺血性胸痛

AMI 胸痛强度轻重不一。大部分患者程度严重,有些甚至难以忍受。疼痛时间长,常超过 30 分钟,可达数小时。对于 AMI 患者胸部不适感的性质可有缩窄、压榨、压迫等描述,患者自觉为窒息、压榨样痛或闷痛较为常见,但也有刺痛、刀割样、钻痛或烧灼痛等。疼痛的部位通常在胸骨后,多向胸廓两侧传播,尤以左侧为甚。这种疼痛常向左臂尺侧放射,在左腕部、手掌及手指部产生刺痛的感觉。有些患者仅仅在腕部有钝痛或者麻木,伴有严重的胸骨后或心前区不适,有些患者疼痛发生在上腹部易误诊为消化道病变。也有一些患者疼痛放射到肩胛部、上肢、颈部、下颌和肩胛间区,通常以左侧为多。对于原有心绞痛的患者,梗死的疼痛部位经常于心绞痛的部位一致,但是疼痛的程度加重,疼痛的时间延长,并不能为休息和服用硝酸甘油所缓解。

在某些患者,特别是老年人,AMI 的临床表现不是胸痛而是急性左心衰和胸腔发紧,也有表现为显著虚弱或症状明显的晕厥。这些症状常伴有出汗、恶心和呕吐。AMI 的疼痛一般镇痛药是难以缓解的。吗啡常可缓解疼痛。这种疼痛是由于围绕坏死中央部位的心肌缺血区神经纤维受刺激而产生,而不是坏死的心肌引起疼痛。因此,疼痛意味着缺血而不是梗死,疼痛可作为心肌缺血的一种标记。

3.其他症状

50%以上的透壁性 AMI 和严重胸痛患者有恶心、呕吐,这是由于迷走神经反射活动或左室受体作为 Bezold-Jarisch 反射弧的一部分受刺激而引起,下壁梗死时更常见。偶尔也有患者伴有腹泻及剧烈的排便感。其他还可以出现显著无力、眩晕、心悸、出冷汗、濒死感。

4.无痛性 AMI

有的患者发生 AMI 时无明显症状,而仅在以后的心电图检查中发现。未察觉或无痛性 AMI 多见于无前驱心绞痛的患者和并有糖尿病、高血压的老年患者。无痛性 AMI 之后常有无症状心肌缺血。无痛性和有症状的 AMI 患者预后可能相似。

(二)体格检查

1.一般情况

AMI 患者常有焦虑、痛苦面容,如胸痛严重则可能坐立不安。患者常常按摩或抓紧胸部,用握紧的拳头放在胸骨前描述疼痛。对于左室衰竭和交感兴奋的患者,出冷汗和皮肤苍白明显;典型患者坐位,或撑在床上,屏住呼吸。咳泡沫状粉红色或血丝痰是 AMI 发生急性左心衰的表现心源性休克的患者常有精神疲惫,皮肤湿冷,四肢皮肤有蓝色花斑,面色苍白,口唇和甲床重度青紫。

2.心率、血压、体温和呼吸

(1)心率变化不一,起初常有心率快,当患者疼痛和焦虑减轻时心率减慢,室性期前收缩多见。无并发症的 AMI 患者血压大部分正常。

(2)发病前血压正常者发病后偶有高血压反应,由于疼痛、焦虑也可使血压高的患者更高。发病前有高血压的患者,部分患者在 AMI 后不用降压药而血压常可正常,在以后的 3～6 个月部分患者可再次出现血压升高。一般情况下,下壁心梗一半以上患者有副交感神经过度刺激症状,伴有低血压、心动过缓;而前壁心梗中的一半患者显示交感神经兴奋体征,有高血压、心动过速。

(3)大部分广泛 AMI 患者有发热,一般发生在梗死后的 24～48 小时,也可在 4～8 小时开始升高,5～6 天可消退。

(4)AMI 患者在发病后呼吸频率可加快,常与左心衰程度相关。

3.肺部体征

在左室衰竭和(或)左室顺应性下降的 AMI 患者两肺均可出现湿啰音,严重者两肺可满布哮鸣音。

4.心脏检查

即使有严重症状和大面积心梗的心脏检查也可能没有值得重视的异常情况。部分患者出现心脏搏动弥散,少数人可触及收缩期膨出。听诊可有第一心音低钝,常可出现第四心音,但临床意义不大。出现第三心音常反映心室充盈压升高的左室功能不全。一过性或持续性收缩期杂音在AMI患者也多见,往往继发于二尖瓣装置功能不全。一个新出现的、心前区伴有震颤的全收缩期杂音提示可能有乳头肌部断裂。室间隔破裂的杂音和震颤沿着胸骨左缘更明显,胸骨右缘也可听见。6%～30%的AMI患者有心包摩擦音,透壁性心梗患者发生率较高。可发生在病后24小时以内以及延迟至2周内发现,一般2～3天最多见。广泛心肌梗死的心包摩擦音可持续数日。延迟发生的心包摩擦音和伴有心包炎症状(迟至梗死后3个月)是心肌梗死后综合征的典型表现。心包摩擦音在胸骨左缘或心尖搏动内侧处最清楚。

(三)实验室检查

心肌细胞坏死时,细胞膜的完整性遭到破坏,细胞内的大分子物质(血清心脏标记物)开始弥散至心脏间质组织并最后进入梗死区的微血管和淋巴管。目前临床所测的血清标记物有如下几种。

1.肌酸磷酸激酶(CK)及其同工酶

血清CK升高是一项检出AMI的敏感分析方法,CK升高的量与心肌坏死量有直接定量关系。

CK可用电泳法分出3种同工酶(MM、BB、MB)。心肌内主要含有CK-MB,也含有CK-MM。CK-MB的升高多考虑心肌受损,这是诊断AMI的主要酶学根据。CK-MB上升及峰值略早CK酶,AMI在胸痛后1～6小时即升高,6～8小时达峰值,36～72小时内恢复正常。

2.肌红蛋白

血清肌红蛋白在梗死发生后1～4小时内即可查出,再灌注后,血清肌红蛋白上升更快,所以将其测定数值作为成功再灌注的指标以及梗死范围大小的有价值的指标。但是由于其升高的时间短(<24小时)和缺乏特异性(骨骼肌受损可使其升高);所以早期检出肌红蛋白后,应再测定CK-MB,肌钙蛋白I(cTnI)或肌钙蛋白T(cTnT)等更具特异性的标记物予以证实。

3.心肌特异性肌钙蛋白

测定cTnT、cTnI已作为诊断心肌梗死的新标准,而且对诊断AMI的特异性和敏感性均高于其他酶学指标。cTnT、cTnI在正常情况下周围循环血液中不存在,因此只要比参考值的上限略高即有诊断价值。能够检出非常小量的心肌坏死,cTnT 可能查出用 CK-MB 不能检出的心肌坏死。

4.乳酸脱氢酶

乳酸脱氢酶(LDH)在 AMI 后 24～48 小时超过正常范围,胸痛后 3～4 天达到峰值,梗死后 8～14 天恢复正常。尽管具有诊断敏感度,但是总 LDH 缺乏特异性。LDH 有 5 种同工酶(LDH1～LDH5),LDH1 在心肌含量较高。在 AMI 发生 8～24 小时血清 LDH_1 即早于总 LDH 出现升高。

5.天冬氨酸转氨酶

由于天冬氨酸转氨酶(AST)假阳性较高,可在大多数肝病(ALT＞AST)、骨骼肌病、肌内注射或肺栓塞以及休克时出现升高,所以目前已不作为常规诊断方法。

AMI 诊断时常规采用的血清心肌标记物及其检测时间见表 3-1。

表 3-1　AMI 的血清心肌标记物及其检测时间

项目	肌红蛋白	心肌肌钙蛋白		CK	CK-MB	AST＊	LDH
		cTnI	cTnT				
出现时间(小时)	1～2	2～4	2～4	6	3～4	6～12	24～48
100％敏感时间(小时)	4～8	8～12	8～12		8～12		
峰值时间(小时)	4～8	10～24	10～24	24	10～24	24～48	3～6 天
持续时间(天)	0.5～1	5～10	5～14	3～4	2～4	3～5	8～14

注:＊应同时为测定丙氨酸转氨酶(ALT),AST＞ALT 方有意义。CK:肌酸激酶;CK-MB:肌酸激酶同工酶;AST:天冬氨酸转氨酶

(四)心电图检查

由于心电图检查方便、无创、广泛用于临床,连续的心电图检测不仅可明确 AMI 的诊断,而且对梗死部位、范围、程度以及心律失常情况做出判断。

AMI 的心电图表现主要特点有坏死性 Q 波、损伤性 ST 波段抬高和缺血性 T 波的直接征象,此外尚有梗死对应导联出现 R 波增高、ST 段压低和 T 波直立增大的间接征象。

1.心电图分期及特点

据病理变化和心电图改变可将 AMI 的心电图分为 4 期,各期心电图特点如下。

(1)AMI 早期心电图改变。①T 波高尖,(胸前导联 T＞1.0 mV)两臂对称,这是 AMI 早期最先出现的心电图征象,可以在 ST 段抬高之前出现。②ST 段

抬高,先呈上斜型抬高,继之呈弓背向上抬高,当 ST 段抬高至 R 波时,形成 QRS-T 单向曲线。③急性损伤阻滞,呈损伤区除极延缓所形成的心电图表现:有 R 波上升速度缓慢,室壁激动时间延长≥0.045 秒;QRS 增宽,可达 0.12 秒;QRS 振幅增高;无病理性 Q 波。

（2）AMI 急性期心电图改变。①坏死性 Q 波:常先出现小 Q 波,随着 R 波降低,Q 波增大,最后形成 QS;②ST 段抬高呈弓背型向上或抛物线型,对侧导联的 ST 段呈对应性压低。如在同一导联中有 ST 异常移位,又同时有 QRS 及 T 波改变,几乎都是由 AMI 所引起;③T 波倒置,在 ST 段还处于抬高时,其 T 波则开始倒置。

总之,Q 波、ST 段和 T 波呈现有相关联的动态变化,应结合起来诊断。

（3）新近期的心电图特点:坏死型 Q 波仍存在,ST 段回到等电线,T 波倒置加深,呈冠状 T 波。这种改变常在 2～3 周达高峰,5～9 个月后逐渐消退。

（4）慢性期心电图特点:坏死型 Q 波不变或变浅,有 7%～15% Q 波消失,ST 段正常,T 波转直立或倒置变浅。

2.心电图对 AMI 的定位诊断

AMI 发生的部位不同其心电图改变也不同。体表心电图定位,基本上可反映心室解剖的梗死部位,详见下表 3-2。

表 3-2　心肌梗死心电图定位

心肌梗死部位	心电图改变的导联	可能受累的冠脉
前间壁	V_1、V_2	左前降支近段
前壁心尖部	V_2～V_4	左前降支或其分支
前侧壁	V_4、V_5、V_6、I、aVL	左前降支中段或回旋支
广泛前壁	V_1～V_6	左前降支近段
高侧壁	I、aVL	左回旋支
下壁	II、III、aVF	右冠脉回旋支,前降支远端(不常见)
后壁	V_7、V_8、V_9(V_1及V_1R 波增高,ST 段下降,T 高尖)	后降支
右室	V_3R、V_4R、V_5R 及 V_1	右冠脉

心肌梗死的典型心电图改变也可被其他心电图异常所掩盖,特别是左束支阻滞。表现对左束支阻滞时诊断心肌梗死有高度特异性,但不敏感,即:①I、aVL、V_3 至 V_6 两个导联有病理 Q 波;②心前导联 R 波逐渐变小;③V_1～V_4 导联的 S 波升支有切迹;④ST 段与 QRS 主波同向偏移。

(五)超声心动图检查

符合 AMI 的胸痛患者,在心电图不能确认是 AMI 时,此时超声心动图的表现对诊断可能有帮助,出现明确的异常收缩区支持心肌缺血诊断。AMI 患者几乎都有室壁运动异常区,对于非透壁性梗死的患者可能较少表现为室壁运动异常。早期行超声检查,对检出可能存活而处于顿抑状态的心肌有收缩功能储备,残留心肌有缺血可能,AMI 后有充血性心衰及 AMI 后有机械性并发症的患者的早期发现都有帮助。

(六)核素显像

放射性核素心血管造影,心肌灌注显像,梗死区核素闪烁显像和正电子发射断层显像已用于检查 AMI 患者。核素心脏显像技术对检出 AMI,估价梗死面积、侧支循环血流量和受损心肌范围有用。可测定 AMI 对心室功能产生的效应,确定 AMI 患者的预后。但是要搬动患者,限制了这项技术的应用。

三、诊断及鉴别诊断

(一)急诊科对疑诊 AMI 患者的诊断

AMI 早期诊断,及时治疗可提高患者存活率改善左室收缩功能。医师对送达的急性缺血性胸痛和疑诊 AMI 的患者,应迅速、准确做出诊断。询问缺血性胸痛史和描记心电图是急诊科医师迅速筛查心肌缺血和 AMI 的主要方法。

1.缺血性胸痛史

除了注意典型的缺血性胸痛外,还要注意非典型的缺血性胸痛。后者常见于女性患者和老年人。要与急性肺动脉栓塞、急性主动脉夹层、急性心包炎及急性胸膜炎引起的胸痛相鉴别。

2.迅速评价初始 18 导联心电图

心电图应在 10 分钟内完成,18 导联心电图是急诊科诊断的关键,可用以确定即刻处理方案。

(1)对 ST 段抬高或新发左束支传导阻滞的患者,应迅速评价溶栓禁忌证,也开始抗缺血治疗,有适应证者尽快开始溶栓或经皮冠状动脉腔内血管成形术(PTCA)治疗。

(2)对 ST 段明显下移、T 波倒置或有左束支传导阻滞,临床高度提示心肌缺血的患者,应入院抗缺血治疗,并作心肌标记物及常规血液检查。

(3)对心电图正常或呈非特征性心电图改变的患者,应在急诊科继续对病情进行评价和治疗,并进行床旁监测,包括心电监护,迅速测定心肌标记物浓度及二维超声心动图检查等。

(二)诊断及鉴别诊断

1.AMI的诊断必须至少具备下列3条标准中的2条。

(1)缺血性胸痛的临床病史。

(2)心电图的动态演变。

(3)心肌坏死的血清心肌标记物浓度的动态变化。

部分AMI患者心电图不表现为ST段抬高,因此血清心肌标记物浓度的测定对AMI的诊断起更重要的作用。在应用心电图诊断AMI时应注意到超急性期T波改变、后壁心肌梗死、右室梗死及非典型心肌梗死的心电图表现,伴有左束支传导阻滞时可造成心电图诊断AMI困难。

如果已具备AMI的典型表现,即开始紧急处理,如果心电图表现无决定性的诊断意义,早期血液化验结果为阴性,但临床表现高度可疑,则应进行血清心肌标记物连续监测。

2.AMI的鉴别诊断

内容详见表3-3。

表3-3　AMI应与下列疾病鉴别

心绞痛	疼痛持续时间短,程度轻,休息及用硝酸甘油可缓解
主动脉夹层	撕裂样剧痛,放射至背部,常发生神经症候,可有脉搏丧失,可有主动脉瓣关闭不全,胸部及腹部CT扫描或主动脉造影可证实诊断
急性肺栓塞	呼吸困难,低血压,发生肺梗死时,可出现胸膜性疼痛,心电图为非特异性,LDH可升高,但CK不高,肺灌注扫描和肺动脉造影可肯定诊断
心包炎	可先有病毒感染史,胸部锐痛,体位性和胸膜性疼痛,前倾位可缓解,常有心包摩擦音,广泛ST段抬高而不发生Q波,CK一般正常,偶可升高,对抗炎药物有效
心肌炎	有病毒感染史,胸痛轻度、含糊,CK常升高,偶尔发生Q波,常有心律失常
骨髓肌肉病变	包括肋软骨炎、颈椎骨关节炎、脊神经根炎。疼痛不典型、锐痛、局限性、活动可加重,无心电图改变
胃肠道、食管疾病	餐后常发生,可伴有反酸、呕吐,用抗酸药可缓解,饮寒冷液体可诱发痉挛发作,硝酸酯类不缓解,上消化道钡进、内镜或食管压力计可确定诊断。溃疡病、胰腺炎及胆囊炎时在腹部有相应部位的压痛,超声和血清淀粉酶的检查可有助于诊断
气胸	突发胸膜性锐痛及呼吸困难,可有气管移位、病侧呼吸音消失、胸部X线检查可确诊
胸膜炎	胸部锐痛,深吸气加重,可有病侧摩擦音和叩浊音,胸部X线检查可确定诊断

四、治疗

(一)院前急救

院前急救的主要任务是将 AMI 患者安全、迅速地转运到医院,以便尽早开始再灌注治疗。应使有 AMI 高危因素的患者提高识别 AMI 的能力,以便自己一旦发病立即采取以下急救措施:①停止任何活动,立即卧位或坐位休息;②立即舌下含服硝酸甘油 1 片(0.5 mg),每 5 分钟可重复含服。如含服 3 片仍无效,应拨打急救电话。由急诊专业医护人员用救护车运送至有条件的医院进行急救治疗。在此过程中专业医护人员应根据患者的病史、查体和心电图结果做出初步诊断和急救处理。AMI 患者被送达急诊室后,应迅速做出诊断并尽早给予再灌注治疗。力争在 10~20 分钟内完成病史采集、临床检查和记录 18 导联心电图以明确诊断。对 ST 段抬高的 AMI 患者,应在 30 分钟内收住 CCU 开始溶栓,或 90 分钟内开始行急诊 PTCA 治疗。

(二)一般治疗

AMI 住院后立即开始持续心电、血压和血氧饱和度的监测,并同时建立静脉通道开始一般治疗。

1.卧床休息

对无并发症的患者一般卧床休息 1~3 天,对病情不稳定及高危患者卧床时间适量延长。

2.吸氧

AMI 患者初起即使无并发症,也应给予鼻导管吸氧,以纠正因肺淤血和肺通气/血流比例失调所致的缺氧。在严重左心衰、肺水肿和并发机械并发症的患者,多伴有严重低血氧症,需面罩加压给氧或气管插管机械通气。

3.镇痛

剧烈胸痛可使交感神经过度兴奋,心动过速,血压升高,心肌收缩力增强,从而增加心肌耗氧量,易诱发快速性室性心律失常,应立即给予最有效的镇痛剂。可给吗啡 3 mg 静脉注射,必要时每 5 分钟重复 1 次,总量不宜超过 15 mg。但要注意其不良反应,有恶心、呕吐、低血压和呼吸抑制,尤其有慢性阻塞性肺疾病的老年人,一旦出现呼吸抑制,可立即静脉注射纳洛酮 0.4 mg,每隔 3 分钟 1 次(最多 3 次)以拮抗之。

4.饮食和通便

AMI 患者需要禁食至胸痛消失,然后给予流质和半流质饮食,逐步过渡到普通饮食。所有 AMI 患者均应服用缓泻剂,以防便秘时排便用力导致心脏破裂或引起心律失常、心力衰竭。

(三)再灌注治疗

1.溶栓治疗

冠脉完全闭塞至心肌透壁性坏死有一时间窗,大约为 6 小时。在该时间内使冠脉再通,可挽救濒临坏死的心肌。症状出现后越早溶栓,病死率越低。但对 6~12 小时仍有胸痛及 ST 段抬高的患者进行溶栓仍可获益。

(1)溶栓适应证:①持续性胸痛≥半小时,含服硝酸甘油不缓解;②两个以上相邻导联 ST 段抬高(胸导联≥0.2 mV,肢导联≥0.1 mV);③发病≤6 小时者。对于 6~12 小时者如仍有 ST 段抬高及胸痛者也可溶栓;④年龄<75 岁。

对前壁心肌梗死、低血压,收缩压(SBP)<13.3 kPa(100 mmHg)或心率增快(>100 次/分)患者治疗意义更大。对于≥75 岁的患者无论是否溶栓死亡的危险均很大,应权衡利弊后再行溶栓。AMI 发病时血压高,SBP>24.0 kPa(180 mmHg)和(或)舒张压(DBP)>14.7 kPa(110 mmHg)的患者进行溶栓发生颅内出血的危险较大,应首先镇痛、降低血压,将血压降至 20.0/12.0 kPa(150/90 mmHg)以下再行溶栓。

(2)溶栓的禁忌证和注意事项:①既往任何时间发生过出血性脑卒中,1 年内发生过缺血性脑卒中或脑血管事件;②颅内肿瘤;③近期(2~4 周)活动性内脏出血(月经除外);④可疑主动脉夹层;⑤未控制的高血压 24.0/14.7 kPa(180/110 mmHg)或慢性严重高血压病史;⑥目前正在使用治疗量的抗凝药,已知的出血倾向;⑦近期(2~4 周)创伤史,包括创伤性心肺复苏或较长时间(>10 分钟)的心肺复苏,外科手术;⑧近期(<2 周)在不能压迫部位的大血管穿刺;⑨曾使用链激酶(尤其 5 天~2 年内使用者)或对其过敏的患者,不能重复使用链激酶;⑩妊娠及有活动性消化性溃疡者。

(3)静脉用药的种类和方法。①尿激酶(UK):为我国应用最广的溶栓药物,目前建议剂量为 150 万单位(约每千克体重 2.2 万单位)用 10 mL 生理盐水溶解,再加入 100 mL 5%或 10%的葡萄糖注射液中于 30 分钟内静脉滴入。滴完 6 小时,酌情皮下注射肝素 7 500 U,每 12 小时一次,或低分子肝素皮下注射,每日 2 次,持续 3~5 天;②链激酶或重组链激酶(SK 或 r-SK):150 万单位用 10 mL 生理盐水溶解,再加入 100 mL 5%或 10%的葡萄糖注射液内,于 60 分钟内滴入。配合肝素皮下注射 7 500~10 000 U,每 12 小时一次,或低分子肝素皮下注射,每日 2 次;③重组组织型纤维溶酶原激活剂(rt-PA)国外较为普遍的用法是加速给药方案(即 GUSTO 方案),首先静脉注射 15 mg,继之在 30 分钟内静脉滴注 0.75 mg/kg(不超过 50 mg),再于 60 分钟内静脉滴注 0.5 mg/kg(不超过 35 mg)。给药前静脉注射肝素 5 000 U,继之以每小时 1 000 U 的速度静脉滴注,以活化部分凝血活酶时间(APTT)结果调整肝素的药剂量,使 APTT 维持在 60～80 秒。

2.介入治疗

(1)直接经皮冠状动脉腔内血管成形术(PTCA):直接 PTCA 与溶栓治疗比较,梗死相关血管(IRA)再通率高,达到心肌梗死溶栓试验(TIMI)3 级血流者明显增多,再闭塞率低,缺血复发少,且出血(尤其脑出血)的危险性低。

直接 PTCA 的适应证:①在 ST 段抬高和新出现或怀疑新出现左束支传导阻滞的 AMI 患者,直接 PTCA 作为溶栓治疗的替代治疗。于发病 12 小时内或虽超过 12 小时但缺血症状仍持续时,对梗死相关动脉进行 PTCA。②急性 ST 段抬高/Q 波心肌梗死或新出现左束支阻滞的 AMI 并发心源性休克患者,年龄<75 岁,AMI 发病在 36 小时内,并且血管重建术可在休克发生 18 小时完成者,应首先直接 PTCA 治疗。③适宜再灌注治疗而有溶栓治疗禁忌者,可直接 PTCA 治疗。④AMI 患者非 ST 段抬高,但 IRA 严重狭窄,血流减慢(TIMI 血流≤2 级),可在发病 12 小时内完成 PTCA 治疗。

直接 PTCA 在 AMI 急性期不应对非梗死相关动脉行选择性 PTCA;在发病 12 小时以上或已接受溶栓治疗且已无心肌缺血证据者,不应进行 PTCA。直接 PTCA 应迅速完成,时间的延误不能达到理想效果,治疗的重点应放在早期溶栓。

近年来提倡 AMI 行原发性支架置入术,常规置入支架在降低心脏事件的发生率和减少靶血管重建术方面优于直接 PTCA 和仅在夹层、急性闭塞或濒临闭塞时紧急置入支架,因此,支架置入可较广泛用于 AMI 患者的机械性再灌注治疗。

(2)补救性 PTCA:对溶栓治疗未再通的患者使用 PTCA 恢复前向血流即为补救性 PTCA。其目的是尽早开通梗死相关动脉,挽救缺血但仍存活的心肌,从而改善生存率和心功能。对溶栓后仍有胸痛,ST 段抬高无显著回落,应尽快行 PTCA,使梗死相关动脉再通。尤其对发病 12 小时内广泛前壁心肌梗死,再次梗死及血流动力学不稳定的高危患者意义更大。

(3)溶栓治疗再通者 PTCA 的选择:对溶栓治疗冠脉再通者不主张立即行 PTCA,因为立即 PTCA 并不能完全挽救心肌及预防再梗死和死亡,且接受

PTCA 者不良心脏事件发生率可能增加。因此,对溶栓成功的患者,若无缺血复发,应在 7～10 天后进行择期冠脉造影,若病变适宜可行 PTCA 或支架置入。

(四)药物治疗

1.硝酸酯类药物

该药主要作用是松弛血管平滑肌产生血管扩张作用,对静脉的扩张作用明显强于对动脉的扩张作用。扩张静脉和动脉可减轻心脏前后负荷,从而减少心脏做功和心肌耗氧量。还可直接扩张冠状动脉,增加心肌血流,预防和解除冠状动脉痉挛,对已有严重狭窄的冠脉,硝酸酯类药物可扩张侧支血管增加缺血区血流,改善心内膜下心肌缺血,并可预防左室重塑。常用的有硝酸甘油、硝酸异山梨酯和 5-单硝酸异山梨醇酯。

AMI 患者硝酸酯治疗可轻度降低病死率,AMI 早期通常给予硝酸甘油静脉滴注 24～48 小时。尤其适宜用于 AMI 伴发再发性心肌缺血、充血性心力衰竭和高血压患者。

用法:静脉滴注硝酸甘油应从低剂量开始,即每分钟 10 μg,以后酌情逐渐增加剂量,每 5～10 分钟增加 5～10 μg,直至症状控制、血压正常者 SBP 降低 1.3 kPa(10 mmHg)或高血压患者 SBP 降低 4.0 kPa(30 mmHg)为有效治疗剂量。最高剂量以不超过每分钟 100 μg 为宜,过高剂量可增加低血压危险。应用硝酸甘油 24 小时内一般不会产生耐药,24 小时以后如产生耐药出现疗效减弱或消失可增加滴注剂量。

静脉滴注二硝基异山梨酯的剂量从每分钟 30 μg 开始,观察 30 分钟以上,如无不良反应可逐渐加量。静脉用药后症状改善可改用口服制剂如硝酸异山梨酯 10～20 mg,每日 3 次或 4 次,或 5-单硝酸异山梨醇酯 20～40 mg,每日 2 次。

硝酸酯类药物常见的不良反应有头痛、反射性心动过速和低血压等。该药禁忌证为 AMI 合并低血压,SBP≤12.0 kPa(90 mmHg)或心动过速(心率>100 次/分),下壁伴右室梗死时易发生低血压故应慎用。

2.抗血小板治疗

在急性血栓形成中血小板活化起着十分重要的作用,抗血小板治疗已成为 AMI 的常规治疗,溶栓前即应使用。阿司匹林和噻氯匹啶或氯吡格雷是目前临床上常用的抗血小板药物。

(1)阿司匹林:阿司匹林通过抑制血小板内的环氧化酶使血栓素 A_2(TXA_2)合成减少,达至抑制血小板聚集的作用。AMI 急性期,阿司匹林使用剂量应为每天 300 mg,首次服用时应选择水溶性阿司匹林或肠溶阿司匹林嚼服以达到迅速吸收的目的,3 天后改为小剂量每天 50～150 mg 维持。

(2)噻氯匹啶和氯吡格雷:噻氯匹啶作用机制是抑制 ADP 诱导的血小板聚集。口服后 24～48 小时起作用,3～5 天达高峰。开始服用的剂量为 250 mg,每日 2 次,1～2 周后改为 250 mg,每日 1 次维持。该药起作用慢,不适合急需抗血小板治疗的临床情况(如 AMI 溶栓前),多用于对阿司匹林过敏或禁忌的患者或者与阿司匹林联合用于置入支架的 AMI 患者。该药的主要不良反应是中性粒细胞及血小板减少,应用时需注意经常检查血象,一旦出现上述不良反应立即停药。

氯吡格雷是新型 ADP 受体拮抗剂,其化学结构与噻氯匹啶十分相似,与后者不同的是口服后起效快,不良反应明显低于噻氯匹啶,现已成为噻氯匹啶替代药物。初始剂量 300 mg,以后剂量每天 75 mg 维持。

3.抗凝治疗

凝血酶是使纤维蛋白原转变为纤维蛋白最终形成血栓的关键环节,因此抑制凝血酶至关重要。

(1)普通肝素:在临床应用最普遍,对于 ST 段抬高的 AMI 肝素作为溶栓治疗的辅助用药,对于非 ST 段抬高的 AMI,静脉滴注肝素为常规治疗。一般使用方法是先静脉推注 5 000 U 冲击量,继之以每小时 1 000 U 维持静脉滴注,每4～6 小时测定 1 次 APTT 或 ACT,以便于及时调整肝素剂量,保持其凝血时间延长至对照的 1.5～2.0 倍。静脉肝素一般使用时间为 48～72 小时,以后可改用皮下注射 7 500 U 每 12 小时 1 次,注射 2～3 天。

rt-PA 溶栓前先静脉注射肝素 5 000 U 冲击量,继之以每小时 1 000 U 维持静脉滴注 48 小时,根据 APTT 或 ACT 调整肝素剂量(方法同上)。48 小时后改用皮下肝素 7 500 U 每日 2 次,治疗 2～3 天。尿激酶和链激酶溶栓后 6 小时开始测定 APTT 或 ACT,待 APTT 恢复到对照时间 2 倍以内时(约 70 秒)开始给予皮下肝素治疗。对于大面积前壁心肌梗死静脉未再通的患者有增加心脏破裂的倾向,采用皮下注射肝素治疗较为稳妥。

(2)低分子量肝素:其抗因子 Xa 的作用是普通肝素的 2～4 倍,但抗 IIa 的作用弱于后者。预防血栓形成的总效应优于普通肝素。低分子量肝素有应用方便、不需监测凝血时间、出血并发症低等优点,可代替普通肝素。

4.β 受体阻滞剂

β 受体阻滞剂通过减慢心率,降低血压和减弱心肌收缩力来减少心肌耗氧量,对改善缺血区的氧供需失衡,缩小心肌梗死面积,降低急性期病死率有肯定的疗效。常用的β受体阻滞剂有美托洛尔 25～50 mg,每日 2 次,阿替洛尔 6.25～25 mg,每日 2 次。使用剂量必须个体化。

β受体阻滞剂的禁忌证:①心率<每分钟 60 次;②动脉收缩压<13.3 kPa (100 mmHg);③中重度左心衰竭(≥Killip Ⅲ级);④二度、三度房室传导阻滞或 PR 间期>0.24 秒;⑤严重慢性阻塞性肺部疾病或哮喘;⑥末梢循环灌注不良。相对禁忌证:哮喘病史、周围血管疾病、胰岛素依赖性糖尿病。

5.血管紧张素转换酶抑制剂

血管紧张素转换酶抑制剂(ACEI)主要作用机制是通过影响心肌重塑、减轻心室过度扩张而减少充盈性心力衰竭的发生率和死亡率。在无禁忌证的情况下,溶栓治疗后血压稳定即可开始使用 ACEI。ACEI 使用的剂量应视患者情况而定,一般来说,AMI 早期 ACEI 应从低剂量开始逐渐增加剂量。对于 4～6 周后无并发症和无左心室功能障碍的 AMI 患者,可停服 ACEI 制剂;若 AMI 特别是前壁心肌梗死合并左心功能不全,ACEI 治疗期应延长。

ACEI 的禁忌证:①AMI 急性期动脉收缩压<12.0 kPa(90 mmHg);②临床出现严重肾功能衰竭(血肌酐>265 μmol/L);③有双侧肾动脉狭窄病史者;④对 ACEI 制剂过敏者;⑤妊娠、哺乳期妇女等。

6.钙拮抗剂

钙拮抗剂在 AMI 治疗中不作为一线用药。临床试验研究显示,无论是 AMI 早期或晚期、Q 波或非 Q 波心肌梗死、是否合用β受体阻滞剂,给予速效硝苯地平均不能降低再梗死率和死亡率,对部分患者甚至有害,这可能与该药反射性增加心率,抑制心脏收缩力和降低血压有关。因此,在 AMI 常规治疗中钙拮抗剂被视为不宜使用的药物。对于无左心衰竭临床表现的非 Q 波 AMI 患者,服用地尔硫䓬可以降低再梗死发生率,有一定的临床益处。AMI 并发心房颤动伴快速心室率,且无严重左心功能障碍的患者,可使用静脉地尔硫䓬缓慢注射 10 mg(5 分钟内),随之以 5～15 μg/(kg·min)维持静脉滴注,静脉滴注过程中需密切观察心率、血压的变化。

7.洋地黄制剂

AMI24 小时之内一般不使用洋地黄制剂,目前一般认为,AMI 恢复期在 ACEI 和利尿剂治疗下仍存在充血性心力衰竭的患者,可使用地高辛。对于 AMI 左心衰竭并发快速心房颤动的患者,使用洋地黄制剂较为适合,可首次静脉注射西地兰 0.4 mg,此后根据情况追加 0.2～0.4 mg,然后口服地高辛维持。

(五)并发症及处理

1.左心功能不全

AMI 时左心功能不全由于病理改变的程度不同,临床表现差异很大。血流动力学监测可为左心功能的评价提供可靠指征。当肺毛细血管压(PCWP)2.4 kPa(18 mmHg)、心脏指数(CI)<2.5 L/(min·m²)时为左心功能不全;PCWP>2.4 kPa(18 mmHg)、CI<2.2 L/(min·m²)、收缩压<10.7 kPa(80 mmHg)时为心源性休克。

(1)急性左心衰竭:临床上表现为程度不等的呼吸困难,严重者可端坐呼吸,咳粉红色泡沫痰。

急性左心衰竭的处理:①适量利尿剂,Killip Ⅲ级(肺水肿)时静脉注射呋塞米 20 mg;②静脉滴注硝酸甘油,由 10 μg 每分钟开始,逐渐加量,直到收缩压下降 10%~15%,但不低于 12.0 kPa(90 mmHg);③尽早口服 ACEI,急性期以短效 ACEI 为宜,小剂量开始,根据耐受情况逐渐加量;④肺水肿合并严重高血压时是静脉滴注硝普钠的最佳适应证。小剂量(10 μg 每分钟)开始,根据血压逐渐加量并调整至合适剂量;⑤洋地黄制剂在 AMI 发病 24 小时内使用有增加室性心律失常的危险,故不主张使用。在合并快速心房颤动时,可用西地兰减慢心室率。在左室收缩功能不全,每搏量下降时,心率宜维持在 90~110 次/分,以维持适当的心排血量;⑥急性肺水肿伴严重低氧血症者可行人工机械通气治疗。

(2)心源性休克:AMI 伴心源性休克时有严重低血压,收缩压<80 mmHg,有组织器官低灌注表现,如四肢凉、少尿或神志模糊等。伴肺淤血时有呼吸困难。心源性休克可突然发生,为 AMI 发病时的主要表现,也可在入院后逐渐发生。

心源性休克的处理:①在严重低血压时,应静脉滴注多巴胺 5~15 μg/(kg·min),一旦血压升至 12.0 kPa(90 mmHg)以上,则可同时静脉滴注多巴酚丁胺,以减少多巴胺用量。轻度低血压时,可用多巴胺或与多巴酚丁胺合用;②AMI 心源性休克升压治疗无反应的患者,主动脉内囊球反搏(IABP)可有效逆转器官低灌注。IABP 对支持患者接受冠状动脉造影、经皮冠状动脉腔内血管成形术或冠状动脉旁路移植术均可起到重要作用;③迅速使完全闭塞的梗死相关血管开通,恢复血流至关重要,AMI 合并心源性休克提倡 PTCA 或 CABG 再灌注治疗,可提高 AMI 合并心源性休克的生存率。

主动脉内球囊反搏适应证:①心源性休克药物治疗难以恢复时,作为冠状动脉造影和急诊血管重建术前的一项稳定措施;②AMI 并发机械性并发症,如乳头肌断裂、室间隔穿孔时,作为冠状动脉造影和修补手术及血管重建术前的一项稳定性治疗手段;③顽固性室性心动过速反复发作伴血流动力学不稳定;④AMI后顽固性心绞痛在冠状动脉造影和血管重建术前的一种治疗措施。

2.右室梗死和功能不全

急性下壁心肌梗死中,近一半存在右室梗死,下壁伴右室梗死者死亡率大大增加。右胸导联(尤为 V_4R)ST 段抬高≥0.1 mV 是右室梗死最特异的改变。下壁梗死时出现低血压、无肺部啰音、伴颈静脉充盈或 Kussmaul 征(吸气时颈静脉充盈)是右室梗死的典型三联征。但临床上常因血容量减低而缺乏颈静脉充盈体征,主要表现为低血压。维持右心室前负荷为其主要处理原则。下壁心肌梗死合并低血压时应避免使用硝酸酯和利尿剂,需积极扩容治疗,若补液 1～2 L 血压仍不回升,应静脉滴注正性肌力药物多巴酚丁胺。

3.并发心律失常的处理

急性心肌梗死由于缺血性心电不稳定可出现室性期前收缩、室性心动过速、心室颤动或加速性心室自主心律;由于泵衰竭或过度交感兴奋可引起窦性心动过速、房性期前收缩、心房颤动、心房扑动或室上性心动过速;由于缺血或迷走神经反射可引起缓慢性心律失常(如窦性心动过缓、房室传导阻滞)。

首先应加强针对急性心肌梗死、心肌缺血的治疗。溶栓、血管重建术(急诊 PTCA、CABG)、β 受体阻滞剂、主动脉内球囊反搏、纠正电解质紊乱等均可预防或减少心律失常发生。

(1)AMI 并发室上性快速心律失常的治疗包括以下几类。

房性期前收缩:与交感兴奋或心功能不全有关,本身不需特殊治疗。

阵发性室上性心动过速:伴快速心室率,必须积极处理,处理方法如下。①维拉帕米、硫氮䓬酮或美多洛尔静脉用药;合并心力衰竭、低血压者可用直流电复律或心房起搏治疗。洋地黄制剂有效,但起效时间较慢。

心房扑动:少见且多为暂时性。

心房颤动:常见且与预后有关,治疗如下。①血流动力学不稳定的患者,如出现血压降低、脑供血不足、心绞痛或心力衰竭者需迅速作同步电复律;②血流动力学稳定的患者,以减慢心室率为首要治疗。无心功能不全、支气管痉挛或房室传导阻滞者,可静脉使用 β 受体阻滞剂如美多洛尔 2.5～5 mg 在 5 分钟内静脉注射,必要时可重复,15 分钟内总量不超过 15 mg。同时监测心率、血压及心电图,如收缩压<13.3 kPa(100 mmHg)或心率<60 次/分,终止治疗。也可使用洋地黄制剂,如西地兰静脉注射,其起效时间较 β 受体阻滞剂静脉注射慢。心

功能不全者应首选洋地黄制剂。无心功能不全者,也可静脉使用维拉帕米或硫氮䓬酮。维拉帕米 5～10 mg(0.075～0.75 mg/kg)缓慢静脉注射,必要时可重复;硫氮䓬酮静脉缓慢注入,然后静脉滴注。以上药物静脉注射时必须同时观察血压及心率;③胺碘酮对中止心房颤动、减慢心室率及复律后维持窦性心律均有价值,可静脉用药并随后口服治疗。

(2)AMI 并发室性快速心律失常的治疗:在有良好监护条件的病房不主张常规用利多卡因预防性治疗。

心室颤动、持续性多形室性心动过速,立即非同步直流电复律,起始电能量 200 J,如不成功可给予 300 J 重复。

持续性单形室性心动过速伴心绞痛、肺水肿、低血压,血压＜12.0 kPa(90 mmHg),应予同步直流电复律,电能量同上。

持续性单形室性心动过速不伴上述情况,可首先给予药物治疗。如利多卡因 50 mg 静脉注射,需要时每 15～20 分钟可重复,最大负荷剂量 150 mg,然后每分钟 2～4 mg 维持静脉滴注,时间不宜超过 24 小时。或胺碘酮 150 mg 于 10 分钟内静脉注射,必要时可重复,然后每分钟 1 mg 静脉滴注 6 小时,再每分钟 0.5 mg 维持滴注。

频发室性期前收缩、成对室性期前收缩、非持续性室速可严密观察或利多卡因治疗(使用不超过 24 小时)。

偶发室性期前收缩、加速的心室自主心律可严密观察,不作特殊处理。

AMI、心肌缺血也可引起短阵多形室性心动过速,酷似尖端扭转型室性心动过速,但 QT 间期正常,可能与缺血引起的多环路折返机制有关,治疗方法同上,如利多卡因、胺碘酮等。

(3)缓慢性心律失常的治疗:无症状窦性心动过缓,可暂作观察,不予特殊处理。症状性窦性心动过缓、二度房室传导阻滞、三度房室传导阻滞伴窄 QRS 波逸搏心律,患者常有低血压、头晕、心功能障碍、心动缓慢＜50 次/分等,可先用阿托品静脉注射治疗。阿托品剂量以 0.5 mg 静脉注射开始,3～5 分钟重复一次,至心率达 60 次/分左右。最大可用至 2 mg。

出现下列情况,需行临时起搏治疗:①三度房室传导阻滞伴宽 QRS 波逸搏、心室停搏;②症状性窦性心动过缓、窦性停搏(＞3 秒)、二度房室传导阻滞或三度房室传导阻滞伴窄 QRS 波逸搏经阿托品治疗无效;③双侧束支传导阻滞,包括交替性左、右束支阻滞或右束支传导阻滞伴交替性左前、左后分支阻滞;④新发生的右束支传导阻滞伴左前或左后分支阻滞和新发生的左束支传导阻滞并发一度房室传导阻滞。

4.机械性并发症

AMI 机械性并发症为心脏破裂,包括左室游离壁破裂、室间隔穿孔、乳头肌和腱索断裂等。常发生在 AMI 发病第一周,多发生在第一次及 Q 波心肌梗死患者。临床表现为突然或进行性血流动力学恶化伴低心排血量、休克和肺水肿。药物治疗死亡率高。

(1)游离壁破裂:左室游离壁破裂引起急性心包填塞时可突然死亡,临床表现为电-机械分离或停搏。亚急性心脏破裂在短时间内破口被血块封住,可发展为亚急性心包填塞或假性室壁瘤。症状和心电图不特异,心脏超声可明确诊断。对亚急性心脏破裂者应争取冠状动脉造影后行手术修补及血管重建术。

(2)室间隔穿孔:病情恶化的同时,在胸骨左缘第 3、4 肋间闻及全收缩期杂音,粗糙、响亮,50%伴震颤。二维超声心动图一般可显示室间隔破口,彩色多普勒可见经室间隔破口左向右分流的血流束。室间隔穿孔伴血流动力学失代偿者提倡在血管扩张剂和利尿剂治疗及主动脉内球囊反搏(IABP)支持下,早期或急诊手术治疗。如室间隔穿孔较小,无充血性心力衰竭,血流动力学稳定,可保守治疗,6 周后择期手术。

(3)急性二尖瓣关闭不全:乳头肌功能不全或断裂引起急性二尖瓣关闭不全时在心尖部出现全收缩杂音,但在心排血量降低时,杂音不一定可靠。二尖瓣反流还可能由于乳头肌功能不全或左室扩大所致相对性二尖瓣关闭不全所引起。超声心动图和彩色多普勒是明确诊断并确定二尖瓣反流机制及程度的最佳方法。急性乳头肌断裂时突然发生左心衰竭和(或)低血压,主张血管扩张剂、利尿剂及 IABP 治疗,在血流动力学稳定的情况下急诊手术。因左室扩大或乳头肌功能不全引起的二尖瓣反流,应积极药物治疗心力衰竭,改善心肌缺血并主张行血管重建术以改善功能和二尖瓣反流。

第四章

呼吸系统急症与重症

第一节　急性呼吸窘迫综合征

一、概念

急性呼吸窘迫综合征（acute respiratory distress syndrome，ARDS）是指因肺内、外严重疾病导致的肺毛细血管弥漫性损伤、通透性增加为基础，以肺水肿、透明膜形成和肺不张为主要病理变化，以进行性呼吸窘迫和难治性低氧血症为临床特征的综合征。

二、危险因素

多种病因均可导致 ARDS。根据肺损伤的机制，可将 ARDS 的病因分为直接肺损伤和间接肺损伤因素，前者指对肺的直接损伤，后者指肺外疾病或损伤通过激活全身炎症反应所产生的肺损伤。

（一）直接肺损伤因素

具体内容有以下方面：①严重肺部感染包括细菌、真菌、病毒及肺囊虫感染；②吸入性肺炎包括胃内容物、烟雾及毒气等的吸入；③肺挫伤；④淹溺；⑤肺栓塞包括脂肪、羊水、血栓栓塞；⑥放射性肺损伤；⑦氧中毒等。

（二）间接肺损伤因素

具体内容有以下方面：①脓毒症及脓毒症休克；②严重非肺部创伤；③急性重症胰腺炎；④体外循环；⑤大量输血；⑥大面积烧伤；⑦弥散性血管内凝血；⑧神经源性损伤等。

三、病理生理

基本病理生理改变是肺泡血管内皮细胞和肺泡上皮通透性增加所致的弥漫性肺间质及肺泡水肿。由于上述病理改变导致肺容积减少、肺顺应性降低和严重的通气/血流（V/Q）比例失调，特别是肺内分流明显增加。

(一)肺容积减少

ARDS 早期即可导致肺泡容量减少，表现为肺总量、肺活量、潮气量和功能残气量明显低于正常。

(二)肺顺应性降低

肺顺应性降低表现为维持目标潮气量的压力增高。原因归结于肺泡表面活性物质减少引起的肺泡表面张力增高和肺不张、肺水肿导致的肺容积减少。另外，ARDS 后期会出现肺组织纤维化，进而导致肺顺应性的进一步降低。

(三)通气/血流(V/Q)比例失调

肺间质水肿压迫小气道及肺泡表面活性物质减少引起的肺泡萎缩是导致相应肺单位通气不足的主要原因，进而表现为 V/Q 比例降低，即功能性分流。如广泛的肺不张和肺泡水肿引起局部肺单位只有血流而无通气，我们称为真性分流，其为导致顽固性低氧血症的主要原因。

正是基于以上病理生理学改变，从而出现目前我们广泛采用的小潮气量通气及肺复张治疗方法。

四、病理学表现

ARDS 病理学表现为弥漫性肺泡损伤（diffuse alveolar damage，DAD），尤其是全身性感染所致的 DAD。具体表现为肺毛细血管内血栓形成、中性粒细胞聚集更为明显、肺泡隔因肺间质水肿而肿胀，有时可见纤维蛋白和红细胞沉着。

临床分为 3 个病理阶段：渗出期、增生期和纤维化期。3 个阶段常常重叠存在，很难截然分开。

(一)渗出期

病变早期，多在发病后 24～96 小时，表现为间质和肺泡水肿、出血、透明膜形成和微小肺不张；肺间质炎性细胞浸润，肺泡上皮细胞和血管内皮细胞变性、坏死；电镜下毛细血管内皮细胞水肿，细胞间连接增宽。

(二)增生期

在发病后 3～7 天，肺泡Ⅱ型细胞明显增生，几乎覆盖整个肺泡表面，肺水肿减轻,透明膜开始增厚。

(三)纤维化期

在发病后 7~10 天,肺泡间质和透明膜成纤维细胞增生,逐渐转化为纤维组织,这一过程发展迅速,很快扩展到全肺,导致弥漫性肺间质纤维化。

五、诊断标准

ARDS 诊断标准目前采用柏林标准,内容如下。

(一)时限

发病一周以内,有已知的呼吸系统受损的临床表现或新加重的呼吸系统症状。

(二)胸部影像

双肺透光度减弱(不能完全由渗出、肺不张或结节解释)。

(三)肺水肿原因

呼吸衰竭不能完全用心衰或液体输入过多解释;在没有危险因素存在的情况下,需要做客观的检查(如心脏超声)以除外由于肺毛细血管静水压增高所致的肺水肿。

(四)氧合状态

1.轻度

PEEP/CPAP$\geqslant$0.5 kPa(5 cmH$_2$O)时,26.7 kPa(200 mmHg)$<$PaO$_2$/FiO$_2$$\leqslant$40.0 kPa(300 mmHg)。

2.中度

PEEP/CPAP$\geqslant$0.5 kPa(5 cmH$_2$O)时,13.3 kPa(100 mmHg)$<$PaO$_2$/FiO$_2$$\leqslant$26.7 kPa(200 mmHg)。

3.重度

PEEP/CPAP$\geqslant$0.5 kPa(5 cmH$_2$O)时,PaO$_2$/FiO$_2$$\leqslant$13.3 kPa(100 mmHg)。

六、鉴别诊断

心源性肺水肿是需首先排除的疾病,因其治疗与 ARDS 大相径庭,延迟或延误诊断均会导致严重后果(表 4-1)。

七、ARDS 的救治

ARDS 的致命危害是急性呼吸衰竭和原发病恶化及同时并发的全身炎症反

应综合征,进而进展为脓毒症、脓毒症休克等,因此,对其救治的首要措施是尽快、有效纠正顽固性低氧血症,同时,针对原发病处理以阻止病程的进展恶化,配合其他对症支持治疗。目前的救治方法包括以下几个方面。

表 4-1　ARDS 与心源性肺水肿的鉴别诊断

	ARDS	心源性肺水肿
病因	各异	多见于心脏疾病
病史	多无心血管疾病病史	多有心血管疾病病史
起病	较缓	急
发病机制	肺实质细胞损害、肺毛细血管通透性增加	肺毛细血管静水压升高
痰液性状	非泡沫状稀血性痰	粉红色泡沫样痰
体位	能平卧	端坐位
胸部听诊	早期可无啰音,后期可闻及广泛湿啰音,不局限于下肺	湿啰音主要分布在双下肺
影像学表现	心影正常,叶间裂、支气管血管袖、胸膜渗出少见,支气管气像多见,水肿液分布斑片状,周边区多见	心影常增大,叶间裂、支气管血管袖、胸膜渗出多见,支气管气像少见,水肿液分布肺门周围多见
治疗反应	强心、利尿无效,提高氧浓度难以纠正低氧血症	强心、利尿有效,低氧血症可改善

(一)原发病治疗

感染患者明确感染部位,通过痰、血、尿等的细菌培养检出致病菌,给予敏感抗生素治疗。在未明确病原菌的情况下,可据病情及经验选用抗生素,特殊情况可配合局部用药。严重创伤者及时处理外伤及止痛、止血等。淹溺者迅速清除呼吸道积液及污物。大手术后患者注意引流管通畅等。目前认为各种致病因素导致的全身炎症反应是 ARDS 的根本原因。因此,控制原发病,遏制其诱导的全身失控性炎症反应,是预防和治疗 ARDS 的首要措施。

(二)机械通气

实施合理、有效的机械通气较易纠正低氧血症,且对改善 ARDS 预后有显著的积极意义。

(三)药物治疗

1.液体管理

高通透性肺水肿是 ARDS 的病理生理特征,肺水肿的程度与 ARDS 的预后呈正相关,因此,通过积极的液体管理,改善 ARDS 患者的肺水肿具有重要的临床意义。在保证组织器官灌注的前提下,应实施限制性的液体管理,有助于改善 ARDS 患者的氧合和肺损伤。存在低蛋白血症的 ARDS 患者,通过补充清蛋白等胶体溶液和应用利尿剂,有助于实现液体负平衡,并改善氧合。

2.糖皮质激素

不推荐常规应用糖皮质激素预防和治疗 ARDS。

3.一氧化氮吸入

一氧化氮(NO)吸入可选择性扩张肺血管,而且 NO 分布于肺内通气良好的区域,可扩张该区域的肺血管,显著降低肺动脉压,减少肺内分流,改善通气/血流比例失调,并且可减少肺水肿形成。临床研究显示,NO 吸入可使约 60% 的 ARDS 患者氧合改善,同时肺动脉压、肺内分流明显下降,但对平均动脉压和心排血量无明显影响。但是,氧合改善效果也仅限于开始 NO 吸入治疗的 $24\sim$ 48 小时内。两个 RCT 研究证实 NO 吸入并不能改善 ARDS 的病死率,因此,吸入 NO 不宜作为 ARDS 的常规治疗手段,仅在一般治疗无效的严重低氧血症时可考虑应用,不推荐吸入 NO 作为 ARDS 的常规治疗。

4.肺泡表面活性物质

ARDS 患者存在肺泡表面活性物质减少或功能丧失,易引起肺泡塌陷。肺泡表面活性物质能降低肺泡表面张力,减轻肺炎症反应,阻止氧自由基对细胞膜的氧化损伤。因此,补充肺泡表面活性物质可能成为 ARDS 的治疗手段。但是,目前肺泡表面活性物质的应用仍存在许多尚未解决的问题,如最佳用药剂量、具体给药时间、给药间隔和药物来源等。所以,尽管早期补充肺表面活性物质有助于改善氧合,能不能将其作为 ARDS 的常规治疗手段,有必要进一步研究,明确其对 ARDS 预后的影响。

5.前列腺素 E_1

前列腺素 E_1(PGE$_1$)不仅是血管活性药物,还具有免疫调节作用,可抑制巨噬细胞和中性粒细胞的活性,发挥抗炎作用。但是,PGE$_1$ 没有组织特异性,静脉注射 PGE$_1$ 会引起全身血管舒张,导致低血压。因此,只有在 ARDS 患者低氧血症难以纠正时,可以考虑吸入 PGE$_1$ 治疗。

6.环氧化酶抑制剂

布洛芬等环氧化酶抑制剂,可抑制 ARDS 患者血栓素 A_2 的合成,对炎症反应有强烈抑制作用。小规模临床研究发现布洛芬可改善全身性感染患者的氧合与呼吸力学。对严重感染的临床研究也发现布洛芬可以降低体温、减慢心率和减轻酸中毒,但是,分析研究显示,布洛芬既不能降低危重患者 ARDS 的患病率,也不能改善 ARDS 患者 30 天生存率。因此,布洛芬等环氧化酶抑制剂尚不能用于 ARDS 常规治疗。

7.细胞因子单克隆抗体或拮抗剂

炎症性细胞因子在 ARDS 发病中具有重要作用。动物实验应用单克隆抗体或拮抗剂中和肿瘤坏死因子(TNF)、IL-1 和 IL-8 等细胞因子可明显减轻肺损伤,但多数临床试验获得阴性结果。因此,不推荐细胞因子单克隆抗体或拮抗剂用于 ARDS 治疗。

8.己酮可可碱及其衍化物利索茶碱

己酮可可碱及其衍化物利索茶碱均可抑制中性粒细胞的趋化和激活,减少促炎因子 TNF-α、IL-1 和 IL-6 等释放,利索茶碱还可抑制氧自由基释放。但目前尚无 RCT 试验证实己酮可可碱对 ARDS 的疗效。因此,己酮可可碱或利索茶碱不推荐用于 ARDS 治疗。

9.β_2受体激动剂

其治疗 ARDS 患者理论依据包括以下方面。

(1)减少中性粒细胞的激活和聚集,并且减少炎症因子的产生。

(2)通过激活 Ⅰ 型和 Ⅱ 型肺泡上皮细胞 β_2 受体,增加细胞内环磷腺苷(cyclic adenosine monophosphate,cAMP),促进心包内外钠离子的转移,从而达到清除肺水的目的。但目前研究显示雾化或静脉使用沙丁胺醇并不能使早期 ARDS 患者受益,反而增加病死率,所以不推荐使用。

10.镇静镇痛与肌松

(1)机械通气患者应考虑使用镇静镇痛剂,以缓解焦虑、躁动、疼痛,减少过度的氧耗。合适的镇静状态、适当的镇痛是保证患者安全和舒适的基本环节。机械通气时应用镇静剂应先制定镇静方案,包括镇静目标和评估镇静效果的标准,根据镇静目标水平来调整镇静剂的剂量。

(2)危重患者应用肌松药后,可能延长机械通气时间、导致肺泡塌陷和增加呼吸机相关性肺炎(ventilator associated pneumonia,VAP)的发生率,并可能延长住院时间。因此,机械通气的 ARDS 患者应尽量避免使用肌松药物。如确有必要使用肌松药物,应早期短时间应用,监测肌松水平以指导用药剂量,以预防膈肌功能不全和 VAP 的发生。

(四)其他特殊治疗手段

1.液体通气

部分液体通气是在常规机械通气的基础上经气管插管向肺内注入相当于功能残气量的全氟碳化合物,以降低肺泡表面张力,促进肺重力依赖区塌陷肺泡复张。此办法可作为严重 ARDS 患者常规机械通气无效时的一种选择。

2.体外膜肺氧合技术

通过体外膜肺氧合技术(extracorporeal membrane oxygenation,ECMO)建立体外循环后可减轻肺脏负担,避免高浓度氧及高通气压对肺脏的损伤,有利于肺功能恢复,能降低住院病死率,但适应证及应用时机的选择至关重要。

第二节 急性呼吸道梗阻

一、解剖和概述

呼吸道以环状软骨下缘为界分为上、下呼吸道两个部分。上呼吸道由鼻、鼻窦、咽喉构成,除能传导气体外,尚有吞咽、湿化、加温、净化空气、嗅觉和发音的功能。下呼吸道由气管、支气管、段支气管、终末细支气管、肺和肺泡构成,其主要功能为通气和换气。换气功能正常与否取决于通气是否充分、气体和血液灌注是否均匀以及呼吸膜的通透性是否正常有关。

急性呼吸道梗阻是指呼吸道内、外疾病引起的通气障碍,以呼吸困难为主要表现。呼吸道内异物所致者常表现为突发性呼吸困难,呼吸道外因素所致者多表现为慢性呼吸困难。临床表现多为呼吸频率增快、发绀、呼吸节律和深度改变,伴有辅助呼吸肌运动加强,可影响心脏功能,可致急性呼吸衰竭,甚至危及生命。

发生在气道任何一个部分的病变均可能引起呼吸道阻塞,导致呼吸困难。阻塞的原因可以是气道内或气道外的机械性梗阻,例如肿瘤或异物。亦可以是气道平滑肌痉挛所致的气道狭窄,例如支气管哮喘。

对急症呼吸道阻塞患者,明确诊断应放在第一位。应依据其发作情况以及呼吸困难的性质,判明疾病的部位和病因。临床上引起吸气性呼吸困难的疾病多为上气道阻塞,如先天性喉蹼、急性喉炎、喉异物等。引起呼气性呼吸困难的多为下气道阻塞,如支气管哮喘、喘息性支气管炎、气管异物等。

二、常见病因

气管、支气管异物是突发性气道阻塞的常见病因之一,约 80% 发生在小儿,尤其是 1～5 岁的小儿,3 岁以下者占 65%。儿童喜欢将玩具或杂物放入口中玩耍,对有核食物不能细嚼,儿童缺乏自制能力,咳嗽反射发育不完全,啼哭嬉笑时更易将异物呛入气管。成人气管异物多发生在酒醉或全身麻醉后,此时吞咽功能不全,可将异物或食物误吸入气管。最常见的气管异物有别针、铁钉、果壳、西瓜子、花生米、豆类,也可见内生异物如结石、干酪性物质、脱落肿瘤、死骨、脱落的牙齿等。异物吸入后,患者出现突发性痉挛性呛咳、阵咳、声音嘶哑、发绀、气急。由于右侧主支气管平直,一般的异物易进入右侧支气管。异物进入气管、支气管后,引起黏膜水肿,管腔狭窄,肺泡内气体不能排出,继发肺气肿,较大异物可完全阻塞气管造成该侧肺不张。借助 X 线检查明确诊断后应立即进行内镜检查,及时摘取异物,方可排除气道阻塞。若不及时取出异物,患者可能暂时度过危险期,但随后可出现肺部炎症,肉芽增生,咳嗽,痰中带血或咯臭痰。此时常误诊为肺炎、肺脓肿或喘息性支气管炎,而忽略了气管异物,故临床医师必须高度重视,仔细询问异物史,以免漏诊、误诊。

急性喉痉挛、急性喉水肿,是儿童和成人中常见的突发性气道阻塞的重要原因。急性喉痉挛好发于有活动性佝偻病的婴儿,春季多见,原因是冬季寒冷,儿童很少晒太阳,体内缺乏维生素 D,导致手足搐搦症,少数患儿合并突发喉痉挛。表现为骤然喉鸣、发绀、窒息,若不及时插管建立呼吸通道,患儿可因窒息死亡。急性喉水肿是成人和儿童均可发生的急性喉变态反应性疾患。多由于食物变态反应、药物变态反应、输血、疫苗和血清引起的喉血管神经性水肿。急性喉水肿所致喉梗阻,常无先兆症状,骤然起病,表现为声嘶、咳嗽、喉鸣,严重者有窒息危及生命。喉镜检查可见喉黏膜苍白和水肿,有浆液渗出。有感染存在时可见黏膜充血。诊断为急性喉水肿,可用 1:1 000 肾上腺素溶液 0.2 mL 皮下注射,若水肿系变态反应性则可迅速消失,由此可区别于急性炎症所致的急性喉水肿。支气管哮喘是引起周期性急性呼吸道阻塞的另一常见原因,患者在哮喘发作时常伴有呼吸窘迫、端坐呼吸、乏氧、发绀,必须给予支气管扩张药,始能缓解。此外,在婴幼儿也可见变应原刺激引起的突发性哮喘,称为婴幼儿哮喘症。成人喉、气管、支气管隆凸肿瘤、甲状腺腺瘤出血均可导致管腔狭窄、水肿、痉挛,引起突发性严重气道梗阻,常伴有明显呼吸困难,需气管切开,建立通道,根治肿瘤,方可解除阻塞。某些肺炎也可表现哮喘,如腺病毒肺炎时,由于呼吸道黏液阻塞,可表现为阻塞性呼吸困难。

三、诊断

呼吸道阻塞主要依据其发作时的症状、体征以及发作的性质即可做出初步判断。若呼吸道阻塞症状以吸气性呼吸困难为主,吸气相延长,吸气费力,有喘鸣、喉鸣伴有颈胸部软组织吸气性下陷,则多见于上气道阻塞。若患者出现呼气性呼吸困难,呼气相延长,呼气费力,则多为支气管阻塞所致的管腔狭窄、痉挛、水肿。二者兼而有之,多见于肺部疾病,如肺炎、肺梗死、肺水肿、胸腔积液等。

四、治疗

急性呼吸道阻塞的治疗原则,除镇静、给氧外应作病因治疗及对症治疗。若发生咽后壁脓肿,应切开引流。对急性喉炎,喉、气管、支气管炎,除给予足量抗生素外应给予肾上腺皮质激素以减少渗出水肿。对严重的喉梗阻应经鼻气管插管或气管切开。对喉、气管、支气管异物应在喉镜、支气管镜检查下取出异物。对支气管平滑肌痉挛引起的哮喘发作,应给予支气管扩张药以解除支气管痉挛。

第三节　重症哮喘

一、概念

哮喘急性发作期按病情分为轻度、中度、重度和危重型哮喘,发作持续 24 小时以上的哮喘为重症哮喘。重症哮喘包括重度和危重型哮喘。常规疗法不能缓解,称哮喘持续状态,包含在重度或危重型哮喘之中。

(一)重度哮喘

患者休息状态下也存在呼吸困难,端坐呼吸;说话受限,只能说字,不能成句。常有烦躁、焦虑、发绀、大汗淋漓等表现。呼吸频率常高于 30 次/分,辅助呼吸肌参与呼吸运动。双肺满布哮鸣音,脉率高于 110 次/分。常有奇脉。使用 β_2 受体激动剂后呼气峰流速(PEFR)或第一秒用力呼气量(FEV$_1$)低于 50% 正常预计值或本人平时最高值,或低于每分钟 100 L,或疗效小于 2 小时。吸入空气的情况下,血气分析 $PaCO_2 > 6.0$ kPa(45 mmHg),$PaO_2 > 6.7$ kPa(50 mmHg),

SaO_2 为 91%～92%,pH 降低。

(二)危重型哮喘

除上述重度哮喘的表现外,患者常表现为不能讲话、嗜睡或意识模糊、呼吸浅快、胸腹矛盾运动、三凹征、呼吸音减弱或消失(沉默肺)、心动徐缓,动脉血气表现为严重低氧血症和呼吸性酸中毒,提示危险征兆,患者呼吸可能很快停止,于数分钟内死亡。原因可能为广泛痰栓阻塞气道,呼吸肌疲劳衰竭,或并发张力性气胸、纵隔气肿。总体上根据其临床特点,危重哮喘可分为两种基本类型。

1.缓发持续型(致死哮喘Ⅰ型)

此型多见于女性,占致死性哮喘的 80%～85%。患者症状控制不理想,常反复发作,或长时间处于哮喘持续状态不能缓解,常规治疗效果不佳,病情进行性加重,在几天甚至几周内恶化,以迟发性炎症反应为主,病理改变为气道上皮剥脱、黏膜水肿、肥厚、黏膜下嗜酸性粒细胞浸润、黏液栓堵塞。

2.突发急进型(致死哮喘Ⅱ型)

此型较少见,主要发生在青壮年,尤其是男性患者。病情突然发作或加重,若治疗不及时,可于短时间内(几小时甚至几分钟内)迅速死亡,故也称之为急性窒息性哮喘。以速发性炎症反应为主,主要表现为严重气道痉挛,病理变化为气道黏膜下以中性粒细胞浸润为主,而气道内无黏液栓。若治疗及时,病情可迅速缓解。

二、病理生理学改变

哮喘急性发作时支气管平滑肌痉挛,支气管管壁炎症细胞浸润和气道黏液分泌显著增多,导致气道阻塞。哮喘危重发作者气道阻塞等相应病理变化更为严重,并随病情进展而愈发严重,引起一系列病理生理变化。

(一)气道动力学改变

由于上述病理变化和肺弹性回缩力降低,导致气道狭窄,表现为气道阻力增加,第一秒用力呼气量(FEV_1)、用力呼气一秒率(FEV_1/VC)及最大呼气流速均降低。急性发作期时较慢性气流阻塞者气道阻力有时增高。在同等程度的 FEV_1 下,哮喘患者气道阻力要>慢性阻塞性肺疾病患者,呼出气流减少较多,残气增加多,而肺总量则增加较少,故大、小气道均受到累及,影响整个气道,动态压更明显。临床观察还发现部分患者在急性发作时,有大气道及胸外气道狭窄的存在。

气道受到动态压迫的程度和支气管平滑肌张力有关,支气管平滑肌的收缩可使气道硬度增加,在用力呼气过程中反使气道动态受压减少。因而临床上有报道,应用支气管扩张剂后,阻抗增加,但最大呼气流速反而下降,即可能是出现上述气道受压相互作用的结果。

(二)肺力学特性的改变

急性发作时,在潮气呼吸范围内,各肺容量(包括肺总量)的绝对值均显著增加。引起肺总量改变的因素包括气道外的气体陷闭,肺弹性以及吸气肌最大压力-容积特性的调整等。在急性发作时,作为功能代偿,其潮气呼吸基线水平移向深吸气范围,因而补吸气量减少,补呼气量增加,表明肺过度充气,增加了肺扩张的负压,肺弹性回缩力增加,缩窄的支气管因而增宽。哮喘时,肺容积如功能残气量(FRC)的升高,动力因素起作用,由于气道狭窄,呼气过程延续,且呼气肌活动持续存在,直到下一次吸气开始后,呼气才终止,而此过程通常是由被动呼出气流停止后所致,因而呼气结束后,肺内仍有气体陷闭,产生了内源性PEEP,肺容量增大,气道直径也相应增加,呼吸动作在较高肺容量下进行,部分克服了气道狭窄所引起的作用。但这种代偿作用需要增加吸气肌的用力,肌肉不得不在其静息长度较小的不利条件下开始收缩。因而,患者需调整肺过度膨胀的程度,以减少呼吸所做的总功。功能残气量(FRC)增大所造成的吸气功增加,由于呼出气流阻力减少,功耗降低而得到补偿。但在哮喘严重发作时,肺的过度膨胀对减少气道阻力作用不大,总的呼吸功仍然增加,吸气肌负荷可造成患者的严重不适,甚至呼吸肌疲劳。近来应用持续气道内正压去克服内源性呼气末内压,其原理即在于此。

肺的静态压力-容积曲线分析提示,哮喘发作时由于气道提早关闭,残气量增加,在较高弹性回缩压时已达到残气位,意味着在较高正压下气道即关闭,压力-容积曲线左移。和正常人相比,在任一肺容量,其相应的肺弹性回缩力均降低。尽管肺弹性回缩力和肺活量降低,但大多数患者在症状加剧时,其静态顺应性在潮气呼吸范围内仍属正常,而动态顺应性则下降,且和频率相关。但过度充气时,FRC增加,其潮气呼吸环移向压力-容积曲线的右侧,肺的顺应性下降。

(三)呼吸类型的改变

哮喘急性发作时上述呼吸动力学的改变,对患者呼吸类型及潮气呼吸时的压力波动产生了影响,哮喘重度发作时,最大呼吸流速,尤其是最大呼气流速明显受限,当残气量增加时,要使潮气呼吸过程处于最适当的呼气流速,其潮气呼吸还应处在最大吸气状态,由于肺活量(VC)的降低,呼气流速的受限,因而潮气量必然减少,患者要维持足够的通气,只能增加呼吸频率,因而形成浅快的呼吸形式。

哮喘时呼吸功增加,胸内压波动增大,主要成分是吸气负压,用来克服高肺容量时的弹性回缩力。呼气正压很小,且部分来自胸壁弹性回缩压,并非是呼气肌活动的结果,过大的呼气正压只会引起胸内大气道的动态压迫,加重喘鸣,在呼吸极度困难和烦躁的患者中,就可能产生用力呼气,导致严重的气促。

(四)通气/血流比例失调和气体交换障碍

哮喘时气道病理学的改变也引起了肺泡通气/血流比例失调(在某些肺泡区V/Q 比值降低)以及氧的弥散距离增大,导致低氧血症,通气增加,$PaCO_2$ 正常,甚至降低。重症哮喘患者常见中度低氧血症,且此种低氧血症易被高流量氧疗所纠正。采用多价惰性气体研究重症哮喘患者低氧血症的原因发现,低氧血症的原因并非真性分流所致,而是由于肺的大部分灌注区域 V/Q 比例失调,低氧血症的严重程度与肺活量异常的严重程度的关系不大。尽管存在显著的通气不均,且外周气道内有黏液阻塞,但很少出现大片无通气有灌注区,这可能是阻塞气道远端的肺泡接受了侧支通气。重症哮喘死亡病理显示,气道内黏液完全阻塞,但仅有极少部分区域萎陷。重症哮喘中,静脉注射沙丁胺醇后,会出现暂时性气体交换的恶化,这是由于进入 V/Q 低比值区的血流增加之故,但如同时经气道吸入沙丁胺醇后,该区支气管也得到了扩张,则不会出现此种情况。

哮喘发作进一步加剧时,肺泡-动脉氧分压差($P_{A-a}O_2$)增加,但由于通气代偿性增加,PaO_2 增高,$PaCO_2$ 降低,补偿了 A-aDO_2 的增加,同时心排量的增加,维持混合静脉血的 PO_2,这些代偿机制,使得仅在气道阻塞极其严重时,由于V/Q失衡,通气不均而形成 $PaCO_2$ 的升高。

哮喘使气体交换障碍导致呼吸衰竭时,具有下列特点:①哮喘通常表现为通气过度,CO_2 潴留时则意味着为疾病后期的表现;②病程急,因而低氧的慢性代偿机制,如红细胞计数增多,并不出现;③青紫少见,但低氧所致的焦虑、不安、精神紊乱则较明显;④早期出现碱血症,后期阶段则为酸血症。

(五)循环功能障碍

哮喘时由于过度充气,呼吸肌做功增加,胸内压波动幅度增大,影响了循环系统。胸内负压增高可降低静脉的回流,虽然静脉回流的降低可通过增强吸气来代偿,但是随着右心室充盈的增加,室间隔移向左室,导致舒张功能受损以及充盈不全。吸气时胸内负压的增大可降低心室肌的收缩力,进而增加左心室的后负荷,肺动脉压力可因肺的过度充气而增高,肺动脉压的增高又可增加右心室的后负荷。以上病理生理改变最终将导致每搏输出量和收缩压的下降(收缩压在吸气和呼气末的变化更为明显),患者通过增加心率以维持心排血量,胸内压增加,右心室后负荷增加,心搏耗功增加,心电图有时可见右心劳损。

(六)肺水肿

胸内负压增加和左心室功能障碍引起肺水肿的发生,随着肺间质水肿的出现,气道狭窄和阻力增加愈益严重,形成恶性循环,使肺水肿逐渐加重。

三、治疗

(一)氧疗

氧疗吸氧浓度一般 30%～35%,必要时增加至 35%～50%,维持 $SPO_2 > 90\%$。

(二)雾化

雾化吸入 β_2 受体激动剂,可联合应用抗胆碱能药物吸入。

(三)平喘

静脉滴注氨茶碱,负荷量 4～6 mg/kg,维持量 0.6～0.8 mg/(kg·h),监测其血药浓度,安全血药浓度范围 6～15 mg/L。

(四)静脉应用糖皮质激素

琥珀酸氢考(每天 400～1 000 mg),甲泼尼龙(每天 80～160 mg)。无激素依赖的患者 3～5 天病情控制后停用,给予序贯口服继而吸入治疗;有激素依赖者延长静脉应用激素时间。

(五)注意维持水、电解质平衡

保证每天足够的液体入量,防止痰液过于黏稠,必要时加用气道内湿化治疗。

(六)避免严重的酸中毒

$pH < 7.20$ 时应适量补碱。

(七)机械辅助通气

经氧疗及全身应用激素、雾化吸入 β_2 激动剂等药物治疗后,病情仍持续恶化,出现:神志改变,呼吸肌疲劳,血气分析 $PaCO_2$ 由低于正常转为正常或高于 6.0 kPa(45 mmHg)需考虑机械辅助通气。可先应用无创呼吸机辅助通气,若无效则给予气管插管机械辅助通气。机械通气策略有以下选择。

(1)充分镇静。

(2)可根据病情的需要酌情加用呼气末正压通气。

(3)维持正常通气容积所需压力(气道峰压与平台压),过高的患者可适用允许性高碳酸血症通气策略,此时,通常需要应用较大剂量的镇静剂,一般不用肌松剂。

(4)通气的主要目标之一是维持 PaO_2 在 8.0 kPa(60 mmHg)以上,因危重型患者常躁动、焦虑、严重缺氧和负有氧债,机械通气开始时短时间内应给予 100％O_2,待度过危象和患者安定后再根据临床情况 PaO_2 来调整吸氧浓度于 50％以下。

(八)其他

此外还有防治呼吸道感染、祛除痰液等。

第四节 急性肺栓塞

一、概述

肺栓塞或肺血栓栓塞是指内源性或外源性栓子阻塞肺动脉主干或其分支动脉,致使其所支配的肺组织供血中断、循环障碍而引起的病理生理综合征,发病率高、病死率高、误诊率高。临床上较为常见的是肺外栓子引起的肺栓塞发生之后,如进一步引起肺组织出血、坏死者称为肺梗死。肺栓塞与肺梗死有时难以区别。事实上可以把周围性血栓性静脉炎、肺栓塞和肺梗死视为同一疾病的 3 个不同发展阶段,而肺栓塞之后继发肺梗死者不足 10％～15％。严格说来,肺梗死属病理学诊断,其与临床及 X 线诊断并不完全一致。本病的重要性在于其容易被漏诊,且其病死率高。急性猝死中约 15％是因肺栓塞引起的,慢性病死者约为 25％。

此病国外相当多见,发病率随年龄而增高,以 50～60 岁为最高,占死因中的第三位。美国每年估计患病人数为 650 000 人,年发病率为 305/10 万,病死率达 38％。据统计 143 例肺血管病例中,肺栓塞共 43 例,占肺血管病的 29.4％。根据统计的 100 例尸检资料显示,死于风湿性心脏病患者中,29％伴有肺栓塞;肺心病死者中,19％有肺栓塞;但生前确诊率都远不及此数。英国和欧洲国家,本病的发病率也远高于我国。

二、病因和发病机制

血栓栓子几乎都来源于体循环静脉系统,包括右心室、右心房及体静脉,且绝大多数的"母血栓"均来自下肢深静脉(占 75％～85％),盆腔静脉和前列腺静脉丛;少数栓子来自胸腔、上肢及头颈部,但临床上仅有约半数患者有血栓性静脉炎。静脉瓣和静脉窦是血栓的好发部位,右房和右室的附壁血栓,感染性心内膜炎(肺动脉瓣或三尖瓣)、起搏器导管感染或口腔牙齿感染导致炎性病灶、癌肿、动脉粥样硬化、腹水、外伤(骨折尤其多发性骨折,或软组织损伤)、寄生虫、空气栓或其他外来因子都有可能形成栓子而阻塞肺动脉形成肺栓塞。

形成血栓的 3 个主要条件:①血流缓慢淤滞;②高凝状态;③血管内皮损伤。前两个因素更为重要。血流淤滞缓慢促进血管内凝血,激活凝血系统而触发血栓形成。严重出血,大面积烧伤或大手术后,血小板聚集性增高,消耗增多,纤维蛋白原及凝血酶等凝血因子浓度亦增高,因而促进血栓形成。

肺栓塞的诱发因素有以下几个方面。

(一)久病卧床和活动减少

骨盆与下肢骨折、截瘫或偏瘫患者、大手术后或重症心肺病患者、久病卧床、健康人长期不适当的卧床等,因肌肉活动减少,降低了对静脉血液驱动力,导致血流的轴向运动减慢,淤滞缓慢,极易形成血栓,且与卧床时间长短成正比。这种状态下的患者如突然起床活动或用力排便,可促使局部血栓脱落,沿血流抵达肺部造成栓塞。

(二)年龄因素

50～60 岁年龄组最易发生,90％以上的致命性肺栓塞发生在 50 岁以上;儿科肺栓塞仅约占 10％。

(三)心肺疾病

心肺疾病是发生肺栓塞的主要危险因素,25％～50％的肺栓塞发生在心脏病患者,尤以心房颤动伴心力衰竭最易发生。细菌性栓子除见于感染性心内膜炎外,亦可由于起搏器感染引起。前者感染性栓子主要来自三尖瓣,偶尔先心病患者二尖瓣的赘生物可自左心经缺损处分流进入右心而达到肺动脉,造成肺栓塞。

(四)肿瘤

在我国为肺栓塞的第二位原因,占 35％,较国外报道的 6％高出很多,以肺癌、消化系统肿瘤、绒癌、白血病等较常见。恶性肿瘤因瘤栓并发肺栓塞者仅约 1/3,而其余 2/3 均为血栓所致。有人推测肿瘤患者血中可能存有凝血活酶,以及其他可能激活凝血系统的物质,如组蛋白、组蛋白酶和蛋白水解酶等,因而癌肿患者容易并发肺栓塞,甚而可为首发症状。

(五)创伤

骨盆骨折最易并发肺栓塞,骨折后骨髓形成的脂肪颗粒可栓塞肺动脉主干而形成急性肺动脉高压,导致猝死。大面积软组织损伤和烧伤也可引起肺栓塞,这与血管内皮损伤、组织释放凝血活酶促进高凝状态有关。且因患者严重失血、失水、长时间卧床等都有可能诱发血栓形成。

(六)妊娠和分娩

孕妇发生肺栓塞者高于同龄的非孕妇,且产后发生率最高。妊娠时凝血因子和血小板增加,而血浆素原-血浆素纤维蛋白溶解系统活性降低。这些改变与无血栓栓塞的孕妇相比无显著差异。因此,孕妇肺栓塞的发生机制尚不清楚。羊水栓塞是分娩期间一种严重并发症。

(七)其他

肥胖人群易发生肺栓塞,可能与肥胖者脂肪代谢异常,易发生动脉粥样硬化有关。有人统计,超过标准体重 20％者,血栓栓塞病的发生率增高。静脉曲张易诱发血栓性静脉炎形成血栓,有并发本病的潜在危险性。

三、病理与病理生理

栓子阻塞肺动脉主干或相当于两支肺叶动脉以上时称巨大肺栓塞;小于此者称次巨大肺栓塞,前者常可发生猝死。较小的栓子可阻塞肺周边的小动脉或其分支。栓塞可为单发或多发,两侧肺下叶者多于单侧,右肺多于左肺,尤其是下叶后基底段和尖段,与肺动脉解剖行程、轴向作用及肺下叶血液灌注量高等因素有关。

肺栓塞后局部淤血,血管腔内有血栓,内皮细胞损伤,血栓自溶或机化形成纤维间隔,中间可有隧道再通;血管壁中属正常程度增厚,内膜可有偏心性纤维化。可有右室扩大,左室心肌特别是心内膜下心肌灶性坏死。早期栓子退缩,血流再通的冲刷作用,覆盖在栓子表面的纤维素,血小板凝聚物及溶栓过程,都可以产生新的栓子,可进一步栓塞小的血管分支。如前所述,肺栓塞并发肺梗死者较少,如原有心肺疾患使心排血量减少、肺灌注降低以及肺泡毛细血管氧合作用减弱时常可因肺栓塞进一步形成肺梗死,缺血区出血、水肿坏死,若患者抢救存活,最后梗死区机化形成瘢痕。由于栓塞区域肺表面活性物质丧失,可导致肺不张;并发渗出性胸膜炎者亦较常见,且 1/3 为血性胸腔积液。

肺大的动脉主干或其主要分支发生栓塞后,肺小动脉发生反射性痉挛收缩,肺动脉压升高,心排血量下降。通常肺血管床横断面积阻塞在 30%～50%,可发生一过性肺动脉高压;阻塞 50%～70% 则可出现持续性肺动脉高压,这类患者不足 10%;如阻塞达 85%,会导致猝死。有时肺动脉收缩压可超过 10.7 kPa (80 mmHg),心排血量急剧下降,导致体循环低血压和休克;周围血管灌注不足,组织缺氧,易发生乳酸性酸中毒。

肺栓塞引起的呼吸生理变化包括以下几个方面。

(一)肺泡死腔增加

栓塞区域无灌注的肺泡不能进行气体交换而成为无效通气。

(二)通气改变

由于栓塞导致肺内组胺和 5-羟色胺等介质释放,激发支气管痉挛;肺不张及肺顺应性下降等均可使通气减少。但临床上这类患者常有过度通气,可能与肺栓塞后刺激呼吸中枢感受器有关,其机制尚未完全阐明。

(三)通气/血流(V/Q)比例失调

这是发生低氧血症的最主要原因。此外,肺动静脉交通支开放和非栓塞区域血流增加、增快,弥散量降低等均可导致低氧血症的形成。当肺动脉闭塞 15% 即可出现低氧血症,但低氧血症程度和分流量大小与血管栓塞的比例并非完全平行。

发生肺栓塞后的右心压力增高,会影响冠状动脉通过心脏小血管的血流量,加剧了心肌的缺血、缺氧,可诱发严重心律失常。细小支气管痉挛致使肺泡管收缩而通气减少,加重缺氧;而缺氧再引起进一步细小支气管的痉挛,形成恶性循环。

四、临床表现

小范围的肺栓塞可无明显症状;巨大的肺栓塞可导致猝死或严重休克;在已有心肺病疾患并发肺栓塞者病情危重;反复发作肺栓塞可引起慢性肺心病。

（一）临床类型

1.急性肺源性心脏病

突发呼吸困难、青紫、濒死感、低血压、休克、右心衰竭等，见于栓塞2个肺叶以上的患者。

2.肺梗死

突然气短、胸痛、咯血及胸膜磨擦音或胸腔积液，常为外周血管堵塞所致。

3.不能解释的呼吸困难

栓塞面积相对较小，是提示死腔增加的唯一症状，此型较为常见。

4.慢性反复性肺血栓栓塞

发病隐匿、缓慢，发现较晚，主要表现为重症肺动脉高压和右心功能不全，是临床进行性的一个类型。

5.猝死

多由肺动脉主干突然堵塞引起。

（二）主要症状

临床值得强调指出的是典型肺梗死三联征（呼吸困难、胸痛、咯血）。

1.呼吸困难

呼吸困难见于84％的患者，多为突然发作。

2.胸痛

胸痛见于70％～88％的病例。绝大多数为胸膜性疼痛，与并发急性纤维素或血性胸膜炎有关，少数为心绞痛样发作，以中、大的肺栓塞更为常见。

3.咯血

咯血约有30％病例，以中、大栓塞更为常见，多并发了肺梗死。

4.恐怖或濒死感

恐怖或濒死感见于50％～60％的患者。

5.咳嗽

约50％的患者有突然发作的刺激性咳嗽。

6.昏厥

昏厥较少见，约占13％。主要见于较大的栓塞患者，是由于心排血量锐减，血压降低而致脑供血不足引起的。

(三)主要体征

1.呼吸增快

绝大多数患者(92%)有呼吸增快。有人提出,如呼吸频率<16 次/分,可排除肺栓塞。

2.脉率增加

约一半病例心率>100 次/分,多见于较大肺栓塞。

3.肺动脉瓣第二音增强

约 53%的患者有肺动脉瓣第二音(P_2)增强,尤见于较大栓塞。

4.周围循环衰竭

血压下降、休克及相应的组织灌注不足体征。

5.青紫

约 20%病例伴有青紫,较大的栓塞更多见。少数病例可有黄疸。

6.急性肺动脉高压和右心功能不全征象

胸骨左缘二、三肋间可看到明显的收缩期搏动,肺动脉瓣听诊区听到喷射性收缩期杂音,亦可听到舒张期杂音;P_2亢进。舒张期杂音为功能性肺动脉关闭不全所致,且随病情进展而逐渐加强。三尖瓣区及心尖区可听及收缩期杂音;约 34%患者可出现奔马律,偶可听及心包磨擦音。

7.静脉炎

静脉炎见于约 30%病例。下肢静脉血栓形成所致的肿胀、压痛、僵硬、色素沉着和浅静脉曲张等。

8.颈静脉充盈、搏动

颈静脉充盈、搏动是反映右心负荷增加的最有意义的体征。

9.肝大、下肢水肿

约 25%患者并发右心衰竭时出现。

10.患者体征

患侧肺部有湿啰音、哮鸣音,胸膜磨擦音及胸腔积液等体征。部分患者可有低热,体温>37.8 ℃或更高。

(四)实验室检查

1.一般检查

(1)白细胞计数升高,但少有超过 $15.0×10^9/L$ 者。血沉增快,约 40%患者有之。

(2)乳酸脱氢酶(LDH)及磷酸肌酸激酶(CPK)增高,其幅度依肺栓塞面积大小而定。血清胆红素轻度升高。谷草转氨酶(AST)可轻度升高,据此可与急性心肌梗死相鉴别,但不是特异性。

(3)纤维蛋白/纤维蛋白原降解产物比值可暂时性升高,但大手术后、结缔组织疾病,癌肿及肾脏病时,这类降解产物亦可升高。血浆 D-二聚体测定其意义是<500 $\mu g/L$ 者提示无急性肺栓塞存在,有排除诊断的价值。

(4)动脉血气分析:患者几乎皆有轻度低氧血症,PaO_2 平均 8.3~9.7 kPa(62~72.4 mmHg);有人认为若 $PaO_2>12.0$ kPa(90 mmHg),则可排除肺栓塞。有时由于过度通气,PaO_2 可以正常甚至反而升高。86%~95%有 $P_{A-a}O_2$ 增高;93%有 $PaCO_2$ 明显下降呈低碳酸血症,提示呼吸性碱中毒,多因过度通气所致;因而氧解离曲线左移,致细胞内呼吸过程中氧释放更加困难。使组织缺氧加重。若 $P_{A-a}O_2$ 与 $PaCO_2$ 均正常可排除较大的肺栓塞。

(5)X线检查:典型的楔形阴影甚为少见;可有胸腔积液或肺门阴影增浓。因此诊断肺栓塞时,胸片异常既不能肯定诊断,而胸片正常时也不能排除诊断。约 30%伴有胸腔积液,如为血性者则有利于诊断;约 40%患者的胸腔积液为浆液性。40%~60%病例可见患侧膈肌抬高。肺透亮度增加,系由于较大肺动脉栓塞,局部肺组织无血流灌注,肺血管纹理减少或消失所致。肺动脉段突出、肺动脉干扩张是由于肺动脉高压引起。约 10%患者可见右室扩大;奇静脉和上腔静脉扩张。大的肺栓塞可显示中心肺动脉扩张与周围血管纹理走行纤细恰成鲜明对比,称为"关节状"征象。约 20%患者有肺不张,系由于支气管被分泌物阻塞而引起。

(6)心电图检查:无特异性改变,多与急性右心负荷过重、右室扩张有关。主要异常有以下方面。①额面 QRS:电轴右偏,见于 15%患者,有一定临床意义。②Ⅰ导联的 S 波加深,Ⅲ导联出现 Q 波,Ⅲ导联的 T 波倒置。③约 42%患者可有Ⅱ、Ⅲ、aVF 导联 ST 段、T 波改变。④约 40%患者右胸前导联 ST 段抬高、T 波倒置。⑤顺钟向转位。⑥约 60%患者可见右束支传导阻滞。⑦肺型 P 波。⑧各种心律失常。上述异常变化在急性期可见于 80%患者,但并非同时出现所有变化。P 波及 QRS 波群异常 1 周内可消失,而 ST 段改变可持续 1 周以上。如在发病第 2 天后描记心电图,则上述异常检出率仅为 10%~20%;另有约 13%患者的心电图始终在正常范围。

2.特殊检查

(1)放射性核素肺灌注扫描:操作简便安全,敏感性较高,便于重复检查。常

用的核素有 ^{131}I、^{131m}In、^{99m}Tc 等。用经放射性核素标记的人血清清蛋白静脉注射,然后进行肺部扫描。如果某一肺动脉或其分支发生栓塞,该动脉供血区域的肺组织出现放射性缺损,对诊断最有实际意义:①如果肺栓塞动脉直径为 2.1～3.0 mm,阳性诊断率可达 92%;②直径在 3.0 mm 以上的动脉发生栓塞,则扫描结果可全部异常;③如血管直径<2.1 mm 者,则不能肯定也不能否定肺栓塞的存在。

扫描异常所在的位置与血管造影改变的位置和范围相对应,故可作为选择性肺血管造影时参考。但肺实质性炎症、支气管哮喘、慢性支气管炎、肺气肿、中心型肺癌、肺不张、胸腔积液等均可出现扫描缺损,故其特异性相对较差;如能同时做放射性核素气雾扫描,检查局部肺的通气功能,可进一步提高确诊率。进行肺扫描的时间非常重要,要求在急性肺栓塞发生后 72 小时内进行则为最佳时间。

通气/灌注(V/Q)肺扫描的临床意义:①V/Q 均正常,则可排除症状性肺栓塞,不需做肺动脉造影。②通气正常但无灌注,可诊断为肺栓塞;如再有临床上的典型症状,体征以及下肢静脉血栓形成,即可按急性肺栓塞进行治疗。③V/Q扫描结果如既无通气也无血流灌注,则提示为任何肺实质疾患,不能诊断为肺动脉栓塞;如临床上迫切需要排除本病,需行肺动脉造影。

(2)肺动脉造影:是目前诊断肺栓塞最准确的检查方法;近年来开展的选择性肺动脉造影,更显著地提高了诊断阳性率,直径 0.5 mm 血管的栓塞亦不致遗漏。

肺动脉造影所见的异常表现:①肺动脉栓子造成的充盈缺损,对诊断也有极大意义;②肺动脉截断现象,是栓子完全阻塞一支动脉所造成的;③某一肺区血流减少;④肺动脉分支充盈和排空延迟。

上述异常中以前两条最具有诊断意义。肺动脉造影有一定危险性,该检查可使肺动脉压升高 1.3～2.0 kPa(10～15 mmHg),病情可短暂性加重,操作时注射造影剂需要缓慢;要仔细地准确选择病变的肺动脉分支。勿在主干处注射。理论上讲,肺动脉高压及右心衰竭均属此项检查禁忌,临床医师要慎重权衡利弊做出决断。若因肺栓塞所致肺动脉压过高,应在右心转流下进行检查。

3.其他特殊检查

(1)超声心动图:经胸与经食管二维超声心动图能直接和间接显示肺栓塞征象,前者适用于肺动脉主干及其左右分支栓塞;后者为右室扩大,室间隔左移,左室腔变小,呈"D"字形,右室运动减弱,肺动脉增宽,三尖瓣反流及肺动脉压增高等。

(2)增强 CT 扫描:有相当高的诊断价值。常用的有增强螺旋 CT 和电子束 CT(超高速 CT)检查,其直接征象为半月形、环形充盈缺损(附壁)、完全梗阻及轨道征;间接征象为主肺动脉,左、右肺动脉主干扩张,血管断面细小、缺支,堵塞区与正常血运区或实变组织与非实变组织间于肺灌注期可呈玛赛克征,肺梗死灶及胸膜改变等。

(3)磁共振动脉造影术(MRA):也用于肺栓塞的诊断,成像与肺动脉造影相似,肺段以上栓塞诊断的敏感性可达 90%～100%,而亚肺段栓塞诊断的敏感性较低。

近年来有人建议利用肺扫描及下肢阻抗体积描记图相结合的方法,能提高肺栓塞诊断的阳性率。也有的学者用多普勒声像图方法检查,协助诊断。

五、诊断与鉴别诊断

(一)诊断

20%～30%的患者未及时或未能诊断和治疗即死亡,若能及时给予正确诊断和妥善的抗凝治疗,病死率可望降低至 8%,故早诊断、早治疗非常关键。临床医师对存在发生肺栓塞诱因的患者,应随时提高警觉。要仔细追问病史,患者出现下列症状或体征时应考虑肺栓塞的可能:①突发性呼吸困难(或原有呼吸困难突然加重)、呛咳、咯血、胸痛等;②不明原因的急性右心衰竭及休克;③肺动脉瓣区收缩期杂音,强度较原来加重,P_2 亢强。如有周围静脉血栓形成证据,则更支持肺栓塞的诊断。结合血气分析、心电图、超声心动图、血清酶学检查、胸片和肺放射性核素扫描、CT、MRA 等,基本可做出诊断,必要时行肺动脉造影确诊。如患者有明显的肺实质病变如炎症浸润、肺充血、肺不张、严重肺气肿等,则勿需做肺扫描检查,可直接行肺动脉造影。对疑有巨大肺栓塞急需手术治疗的患者,肺动脉造影也是首选的诊断检查方法。少数慢性肺栓塞患者可做肺组织活检以与原发性肺动脉高压相鉴别。

(二)鉴别诊断

急性肺栓塞的临床类型不一,需与其鉴别的疾病各不相同,以肺部表现为主者,常被误诊为其他胸肺疾病(胸膜炎、气胸、哮喘、肺不张、肺炎、ARDS 等慢性肺疾病)。以肺动脉高压和肺心病为主者则易误诊为其他心脏疾病,其中最常误诊的疾病是冠心病、急性心肌梗死(AMI)、心肌炎、充血性心力衰竭、主动脉夹层动脉瘤,尤其是特别须仔细与 AMI 鉴别(表 4-2)。

表 4-2　急性肺栓塞与急性心肌梗死的鉴别诊断

项目	AMI	急性肺栓塞
病史	高血压、冠心病	充血性心衰 诱因：烧伤、骨折、分娩、手术、长期卧床、肿瘤
胸痛	持续、剧烈、休克	剧烈疼痛持续时间不定,伴休克、呼吸时疼痛加剧
青紫	轻、少有青紫	开始青紫明显
呼吸症状	无	严重呼吸困难频数、哮鸣音、呛咳、咯血
血压	除外心源性休克一半血压下降缓慢	严重而急剧血压下降
EKG	心肌梗死特征性演变图	无特异性改变
实验室	WBC、AST、LDH、CPK 均升高	WBC↑、AST 正常或稍↑、LDH↑、CPK 正常或稍↑、胆红素↑
年龄	中年以上	各年龄组
确诊方法	EKG、心肌酶谱	选择性肺动脉造影,肺扫描

六、治疗

绝大多数急性肺栓塞是可以治疗的,根据国内外治疗最新进展,接受正规治疗者死亡率 5%～8%,不治疗者病死率 25%～30%。

(一)救治原则与措施

除吸氧、止痛、纠正休克和心力衰竭以及解除支气管痉挛等对症治疗外,特异性治疗包括抗凝、溶栓和手术治疗。

现对上述几方面治疗措施分述如下。

1.紧急抢救

发病后 1～2 日应收入 ICU 连续监测血压、心率、ECG、中心静脉压(CVP)血清酶学和动脉血气分析等。迅速给予高流量吸氧(每分钟＞3 L),高频通气给氧对无严重 COPD 的肺栓塞患者可较快纠正低氧血症,且无需顾虑 CO_2 潴留(因这类患者多伴有低碳酸血症及呼吸性碱中毒)。镇痛剂要确切、可靠、剂量适当。阿托品及山莨菪碱可改善迷走神经张力过高引起的肺血管痉挛,可直接肌内注射或稀释后缓慢静脉注射;亦可酌情选用支气管解痉剂。

2.抗休克措施

急性肺栓塞休克时应用多巴胺 5～10 μg/(kg・min),多巴酚丁胺 3.5～10 μg/(kg・min),可迅速纠正低血压引起的心律失常,如心房扑动、心房颤动。可在输液中加多巴胺 20～60 mg 及间羟胺 10～20 mg 静脉滴注;不主张使用去甲肾上腺素。如血管活性药物无效;可短期突击应用糖皮质激素。

3.急性右心衰竭

可选用毛花苷 C 0.2～0.4 mg 或毒毛花苷 K 0.125～0.25 mg 稀释后静脉缓慢注射;同时使用氨茶碱 0.25～0.375 g,于 250 mL 液体中滴注,既有助于治疗心衰,又有助于解除支气管痉挛,亦可应用酚妥拉明 20～40 mg 于液体中滴注。当心脏排血指数<2.0 L/m² 时,给予异丙肾上腺素 1～2 mg,于 5% 葡萄糖注射液 300～500 mL 中静脉滴注,可降低肺动脉高压,增加心排血量。

4.溶栓治疗

可迅速溶解血栓和恢复肺组织再灌注,逆转右心衰竭,增加肺毛细血管血容量及降低病死率和复发率。有效率在 80% 以上。

(1)溶栓疗法的指征:①大块肺栓塞;②肺栓塞伴休克;③原有心肺疾病的次大块肺栓塞引起循环衰竭者。

(2)溶栓疗法的实施具体方案如下。①链激酶:负荷量每 30 分钟 25 万单位,继以每小时 10 万单位,维持 24 小时静脉滴注;②尿激酶:负荷量 4 400 U/kg,静脉注射继以 4 400 U/(kg·h),维持 12～24 小时静脉滴注;③rt-PA:100 mg,2～3 小时静脉滴注。

(3)溶栓疗法的绝对禁忌证:①活动性的胃肠道出血;②2 个月内的颅内出血;③颅、脊椎术后。

溶栓疗法的相对禁忌证:①10 天内的内、外、妇科大手术,分娩;②近期胃肠道出血,肝、肾功能衰竭;③严重创伤及高血压患者,收缩压≥24.0 kPa(180 mmHg),舒张压≥14.7 kPa(110 mmHg)。

次要方面:①心肺脑复苏(近期报道心肺复苏无效时可试用);②左房血栓;③感染性心内膜炎,肝、肾疾病,出血性疾病;④妊娠及糖尿病、出血性视网膜炎。

溶栓疗法目的在于使栓子溶解。笔者对早期巨大肺栓塞患者用链激酶 50 万单位,于 50% 葡萄糖注射液 100 mL 中静脉滴注,30 分钟左右滴完,以后每小时 10 万单位持续滴注直至血栓溶解,一般用 24～72 小时。因该药为 β-溶血性链球菌之蛋白质产物,易发生变态反应,故应在静脉滴注之同时静脉注射或静脉滴注地塞米松 5 mg。如用药过程中发生出血,可用 6-氨基己酸对抗。如持续用药 1 周以上,体内已产生对链激酶抗体,且血栓已经机化时,再继续治疗已无实际意义。尿激酶无抗原性,但价格较昂贵;初次可给予 20 万单位静脉滴注,10 分钟滴完,以后每小时滴注相同剂量,持续 12～24 小时。如条件许可,将溶栓药物直接注入栓塞的肺动脉内,效果会更好、更快。一般来说,肺栓塞的溶栓

"时间窗"为 2 周。

溶血栓治疗的并发症主要为出血,其他为变态反应及发热,但应用尿激酶者则发生变态反应极罕见,约 10％应用链激酶患者会发生不同程度的变态反应,其中 1％～2％患者可发生严重的变应性休克。应用链激酶之前,必须做皮内试验。

5.抗凝治疗

可防止栓塞发展和再发,使自身纤溶机制溶解已存在的血栓。但单纯抗凝的疗效及远期结果远不如溶栓并用抗凝疗法好。抗凝治疗 1～4 周,肺动脉血栓完全溶解者为 25％,4 个月后为 50％。

临床常用的抗凝药物有肝素和华法林。肝素常用持续静脉滴注,负荷剂量为 2 000～3 000 U/h,继之 750～1 000 U/h 或 15～20 U/(kg·h)维持,根据部分凝血活酶时间(APTT)调整剂量(对照值的 1.5～2.0 倍)。亦可用低分子肝素。肝素一般用到临床情况平稳,通常 7～10 天。肝素达到有效治疗水平后,加用口服抗凝剂,华法林成人首次剂量为 3 mg,以后调节剂量,使凝血酶原时间延长到正常的 1.5～2.0 倍(16～20 秒),凝血酶原活动度降到 30％～40％,国际标准化比率(INR)在 2.0～2.5,然后停用肝素治疗。口服抗凝药的疗程通常为 6 个月到 1 年,并发肺动脉高压和肺心病者,疗程延长或终生抗凝。亚急性感染性心内膜炎、恶性高血压、脑血管病、近期手术及有潜在出血性疾病患者忌用。

6.外科治疗

急性巨型肺栓塞时,如一般治疗及抗休克等措施无效时,可考虑急症外科手术取出肺动脉栓子,但术前一定要确定诊断。此种抢救机会,在目前情况下多数医院恐难以实施。

(二)预防

1.防止下肢血栓形成

手术后及长期卧床患者鼓励其增加下肢主动或被动活动,抬高下肢,可使约 2/3 患者避免了血栓形成的发生。

2.发现血栓立即治疗

可用抗凝药物使血栓溶解,或阻止血栓形成,对多次复发性肺栓塞患者,可通过心导管将一个带有筛孔的滤网置于下腔静脉,防止血栓通过,从而防止肺栓塞发生;亦可考虑做股静脉结扎术。

第五章

消化系统急症与重症

第一节 消化道大出血

消化道出血是重症患者常见的临床症状。根据出血部位分为上消化道出血和下消化道出血。上消化道出血是指屈氏韧带以上的食管、胃十二指肠、胆胰病变和胃空肠吻合术后的空肠上段病变引起的出血。下消化道出血是指屈氏韧带以下的肠道出血,原则上不包括痔和肛裂引起的出血。消化道急性大出血是重症医学科常见的严重并发症。

一、病因

(一)上消化道大出血

临床常见的出血病因是消化性溃疡、食管胃底静脉曲张破裂、急性糜烂出血性胃炎和胃癌等。根据是否静脉曲张可将上消化道出血分为两类:静脉曲张性出血和非静脉曲张性出血。

1.非静脉曲张性出血

众多消化道疾病及全身疾病均可以引起非静脉曲张性上消化道出血,根据国内资料,最常见的是下列 4 种病因。

(1)消化性溃疡:是非静脉曲张性出血临床最常见的病因,占 40%～50%,其中 3/4 是十二指肠溃疡。其出血机制主要是溃疡边缘与基底血管受到胃酸侵袭破裂。高胃酸分泌不仅可直接损伤胃黏膜,同时又可激活胃蛋白酶加重对胃黏膜的侵袭,而且高胃酸还可以影响血小板的聚集和凝血因子的活性导致出血及再出血。大出血的溃疡多为慢性溃疡,出血的严重程度,取决于被腐蚀的血管:静脉出血较为缓慢、动脉出血则呈搏动性喷射。

(2)应激相关胃黏膜损伤:各种严重疾病引起的应激状态下产生的急性糜烂性出血性胃炎乃至溃疡形成统称为应激相关胃黏膜损伤,约占10%。很多人有酗酒、服用非甾体抗炎药物、阿司匹林或肾上腺皮质激素药物史;也可发生在休克、脓毒症、烧伤、大手术和中枢神经系统损伤以后,这些因素导致胃黏膜出现急性糜烂、出血甚至溃疡形成,一般发生在应激情况发生后24~48小时后,胃黏膜出现1~2 mm直径的糜烂,病情继续进展,糜烂灶相互融合扩大,全层黏膜脱落,形成溃疡,深达黏膜肌层及黏膜下层,血管也可糜烂破裂,即引起出血。

(3)胃癌:占2%~4%。癌组织缺血坏死,表面发生糜烂或者溃疡,侵袭血管引起大出血。胃癌引起的上消化道大出血,黑便比呕血更常见。

(4)胆道出血:各种病因导致血管与胆道沟通,引起血液涌入胆道,再进入十二指肠,统称胆道出血。最常见的病因是肝损伤,其他原因有肝血管瘤、肝肿瘤、肝脓肿,以及胆道结石、胆道寄生虫症等引起胆道感染等。胆道出血三联症是胆绞痛、梗阻性黄疸和消化道出血。

2.静脉曲张性出血

绝大多数为肝硬化门静脉高压所致的食管胃静脉曲张出血,约占20%,是危及生命的上消化道大出血最常见的病因。食管静脉曲张的程度与门脉压力呈正相关,门脉压力越高,食管内静脉曲张程度越重,曲张静脉内的压力也就越高,曲张静脉的管壁也就越薄,肝静脉压力阶差>1.6 kPa(12 mmHg)是食管曲张静脉发生和出血的必需条件。但是门静脉高压严重程度与出血危险性之间无线性关系。门脉压力持续增高,曲张静脉内压力不断增加,管壁变薄,曲张静脉内径增加。在此基础上,一旦有诱发因素如情绪激动、呕吐或进烫食及硬食物等,进一步增高曲张静脉的压力或损伤曲张静脉,就会发生曲张静脉破裂或大出血,常很突然,多表现为大量呕吐鲜血。

(二)下消化道大出血

结肠、直肠癌是下消化道出血最常见的病因,约占下消化道出血病例的24%,其次是肠道息肉、炎症性病变、血管和全身性疾病以及憩室。

二、临床表现

消化道出血的临床表现取决于出血病变的性质、部位、失血量与速度和全身情况。

(一)呕血、黑便和便血

呕血、黑便和便血是消化道出血特征性的临床表现。上消化道急性大量快速出血多表现为呕鲜红色血,如出血后在胃内潴留,则呈咖啡色,少量出血则表现粪便隐血阳性。右半结肠出血时,粪便颜色常为暗红色;左半结肠出血和直肠出血,粪便颜色则为鲜红色。

(二)失血性休克

消化道出血如失血量过大、出血速度过快,则可表现为急性循环衰竭,出现四肢湿冷、心率加快、血压下降,甚至休克。

(三)贫血

急性大出血早期血红蛋白可无明显变化,随后因血液稀释,红细胞计数和血红蛋白降低。慢性消化道出血可以出现缺铁性贫血。

(四)氮质血症

大量上消化道出血时,由于血液蛋白在肠道被分解、吸收,可引起肠源性氮质血症。如果出现失血性休克,可造成肾血流较少,引起肾前性氮质血症,严重而持续休克状态不能纠正,可发生肾性氮质血症。

(五)发热

消化道大出血后,患者在 24 小时内可出现低热,并持续数日。

三、诊断

(一)消化道出血的鉴别

一般呕血或黑便常提示有消化道出血,但还需与下列因素鉴别。如口鼻咽部的出血、呼吸道起源的出血、口服食物或药物引起粪便发黑等因素。由于少数消化道大出血患者在临床还没有出现呕血、黑便时,即发生休克,因此,在排除其他休克原因和疾病外,需要考虑急性消化道大出血的可能。

(二)出血严重程度的评估

临床对消化道出血量精确估计比较困难,出血量每天＞5～10 mL,粪便隐血试验可呈阳性;出血量每天 50～100 mL,可出现黑便。胃积血 250～300 mL,可发生呕血。快速失血,且出血量＞500 mL 时,患者可出现休克症状。3 小时内需输血 1 500 mL 才能纠正休克,即为严重出血。另外,动态观察血压、脉搏等临床表现,结合血红细胞计数、血红蛋白和血细胞比容测定,有助于估计失血程度。

(三)活动性出血的判断

有下列情况发生时,应考虑存在活动性出血:①反复呕血,或转为鲜红色;黑便次数增多,粪便变稀薄,呈暗红色,伴肠鸣音亢进;②周围循环衰竭,或须积极快速补液输血,血压才能稳定,或稳定后有波动;③血红细胞计数、血红蛋白和血细胞比容持续下降。

(四)消化道出血的病因

1.临床一般资料

处于应激状态(如严重创伤、烧伤、手术或严重感染等)或服用肾上腺皮质激素、非甾体抗炎药的患者,其出血以急性胃黏膜病变为可能。呕大量鲜红血伴有慢性肝脏疾病患者,应考虑门静脉高压伴食管胃底静脉曲张破裂出血为最大可能,其次为消化性溃疡、急性糜烂出血性胃炎等。突然腹痛、休克和便血者,应考虑动脉瘤破裂。老年有房颤病史的腹痛和便血者,缺血性肠病可能性大。黄疸、发热、腹痛和消化道出血时,胆源性出血不能除外。

2.特殊诊断方法

(1)内镜检查:内镜检查是消化道出血定性、定位诊断的首选方法,可解决90%以上消化道出血的病因,其诊断正确率可达80%～90%。

(2)X线钡剂检查:只适用于出血停止和病情稳定的患者,对出血诊断阳性率不高。

(3)血管造影:在活动性出血情况下,选择性血管造影对消化道出血的诊断和治疗具有重要作用,对确定下消化道出血部位及病因更有帮助,也是发现血管畸形、血管瘤所致出血的可靠方法。

(4)剖腹探查:对各种检查均无法明确出血原因时,应考虑剖腹探查。术中联合内镜、血管造影等方法可提高诊断成功率。

四、治疗

(一)失血性休克的抢救

严密监测心率、血压、尿量、中心静脉压(CVP)、呼吸及神志变化。监测红细胞计数、血红蛋白浓度、血细胞比容、血尿素氮、肝功及凝血时间。

立即查血型并配血,建立有效静脉通路,积极补充血容量,纠正体液丢失,恢复血压。全血及浓缩红细胞有携氧能力,可改善贫血和组织缺氧。在补偿失血而给予输血之外,还应该再补充一定量的晶体液和胶体液,以便补充钠和水进入细胞内所引起的功能性细胞外液减少,同时降低血细胞比容和纤维蛋白原含量,减少毛细血管内血液的黏度和改善微循环的灌流。临床通常以血压结合中心静脉压的测定指导补液。在补充液体的前提下,如血压仍不稳定,应适当使用血管活性药物以改善重要脏器灌注。在这类患者出血尚未得到有效控制时的积极液体复苏,可能会阻断由于低血压引起的血管收缩、出血部位血栓形成等生理反应,从而加重出血。尚未控制出血的失血性休克患者,早期采用延迟复苏,收缩压维持在 10.7～12.0 kPa(80～90 mmHg),以保证重要脏器的灌注,并及时止血。出血控制后再进行积极容量复苏。

输血补液同时,还应保持气道通畅。气道通畅是通气和给氧的基本条件,应予以切实保证。对有严重休克和循环衰竭的患者,还应该进行气管插管,并给予机械通气。

(二)止血措施

1.非静脉曲张性出血的止血措施

(1)内镜下止血:起效迅速、疗效确切,应作为首选。

(2)抑酸药物:血小板聚集需要 pH>6,当 pH<6 时发生血凝块溶解。抑酸药能提高胃内 pH,提高血凝块在酸性环境下的稳定性,有利于止血和预防再出血。质子泵抑制剂对溃疡出血有效,溃疡大出血在内镜治疗成功后推荐使用大剂量质子泵抑制剂(PPI)治疗。不推荐使用组胺 H_2 受体拮抗剂。目前尚无令人信服的数据支持 H_2 受体拮抗剂的使用,这类药物不能可靠和恒定地增加胃内 pH 至 6。

(3)止血药物:止血药物对非静脉曲张性出血的确切效果未能证实,不作为一线药物使用。可能有用的治疗包括静脉注射维生素 K_1、氨甲苯酸或冷冻去甲肾上腺素溶液洗胃等,应避免滥用止血药。

(4)生长抑素:大剂量静脉应用生长抑素可抑制胃酸分泌,减少内脏血流,理论上是有效的止血药物。但目前尚无足够的数据建议常规使用此类药物。

(5)选择性血管造影及栓塞治疗:选择性胃左动脉、十二指肠动脉、脾动脉或胰十二指肠动脉血管造影,针对造影剂外溢或病变部位经血管导管滴注血管加压素或去甲肾上腺素,导致小动脉和毛细血管收缩,使出血停止。无效者可用明胶海绵栓塞。

(6)手术治疗:明确诊断但药物和介入治疗无效者,诊断不明确但无禁忌证,可考虑手术结合术中内镜止血治疗。

2.静脉曲张性出血的止血措施

(1)药物治疗:目前认为有效的止血药物主要有血管加压素及其类似物和生长抑素及其类似物,使用于无法施行内镜治疗或止血失败者,或与内镜治疗联合应用。

(2)内镜治疗:内镜治疗止血方法主要有胃食管静脉曲张结扎术(EVL)和内镜下注射硬化剂(EIS),是控制出血和预防复发的主要措施,两者间疗效的差异尚待临床验证。

(3)气囊填塞止血:是一种行之有效的急救方法,控制急性出血率达90%,但50%的患者气囊放弃后再出血,15%~20%患者有并发食管溃疡和吸入性肺炎的危险。该方法为临时急救措施。

(4)经颈静脉肝内门-体分流术(TIPSS):可有效地控制出血,但明显增加肝性脑病的风险,适用于对药物和内镜治疗难以控制的曲张静脉出血。

(5)外科手术:急诊外科手术控制曲张静脉出血和预防再出血的效果确实,但围术期病死率高,术后肝性脑病发生率高。仅在药物和内镜治疗无效,无法实施 TIPSS 的情况下进行外科手术。

第二节　重症急性胰腺炎

重症急性胰腺炎(severe acute pancreatitis,SAP)指具备急性胰腺炎(acute pancreatitis,AP)的临床表现和生物化学改变,须伴有持续的器官功能衰竭(持续48小时以上、不能自行恢复的呼吸系统、心血管或肾脏功能衰竭,可累及一个或多个脏器)。SAP 病死率较高,为 36%~50%,如后期合并感染则病死率极高。

一、病因

在我国尚无流行病学数据可用,但相关报道提示 SAP 的发生率约占急性胰腺炎的20%,其中男性多于女性,全身炎症反应不断加重过程中多器官功能障碍是 SAP 死亡的直接原因。

SAP 的病因构成有较大的地域差异。在发达国家,70%~80%的 SAP 与酗酒和胆石有关;10%~20%的 SAP 原因不明,被称为特发性胰腺炎;其余5%~

10％的患者为胰腺损伤、高钙血症、高脂血症、胆总管囊肿、壶腹周围癌、胰腺分裂症、内镜逆行胰胆管造影术（ERCP）或手术并发症等少见原因。

二、发病机制

有关急性胰腺炎的确切发病机制目前尚未十分明确。近年来的研究提出以下许多假说：①胰腺的自身消化。②磷脂酶 A_2。③自由基的作用。④胰腺的微循环紊乱。⑤胰腺腺泡内钙超载。⑥白细胞和内皮细胞相互作用。⑦炎症介质。

三、病理生理

（一）全身炎症反应综合征

重症急性胰腺炎通常是以局部非感染性炎症开始，在数分钟到数小时内就可以出现全身性炎症反应综合征（systemic inflammatory response syndrome，SIRS），并逐渐影响全身多个器官的功能。炎症反应期从病程的开始到 7～10 天。可表现为发热、心动过速、白细胞计数增多等。甚至发展为多器官功能障碍综合征（multiple organ dysfunction syndrome，MODS）。

（二）血流动力学变化

重症急性胰腺炎时的循环功能改变是以有效循环容量不足和分布异常为特点的。循环容量不仅因为局部渗出、腹水、呕吐等原因而绝对不足，同时血管床的异常扩张导致相对的容量不足，这些可以通过容量复苏进行纠正。但循环改变中的分布因素不能完全通过容量复苏获得纠正，需血管活性药物维持外周循环张力。

重症急性胰腺炎时心脏可出现明显的损伤，原因尚不甚明了。现今认为系胰酶进入血液循环，引起冠状动脉痉挛，胰蛋白酶及多肽类物质直接损害心肌；胰腺炎性渗出液积存于腹膜后，刺激腹腔神经丛，反射性广泛性血管痉挛等因素。亦有人提出在急性胰腺炎时，释放某种物质，使心肌传导系统兴奋而致心律失常。

重症急性胰腺炎和创伤对心肌的影响不同。创伤后机体的即刻反应是心肌收缩力增强。SAP 往往与感染的情况类似，心室射血分数明显下降。尽管内源性儿茶酚胺增多，但心肌收缩力并不增加，提示心肌 β 受体功能减弱。

（三）呼吸功能的变化

SAP 是急性呼吸窘迫综合征（acute respira-tory distress syndrome，ARDS）

的强烈诱因,患者在早期所表现的过度换气往往被忽视。但随之而来的常是 ARDS 的典型临床过程。随着病程的延续,可在 ARDS 基础上出现肺部感染,甚至成为主要的感染源。

四、临床表现

(一)临床症状和体征

腹痛、恶心、呕吐、发热、黄疸、休克、呼吸异常、神志改变、消化道出血、皮肤黏膜出血等。腹痛是 SAP 主要临床表现之一,持续时间较长,如有渗出液扩散至腹腔内可致全腹痛,可伴有恶心、呕吐。但有少数患者,尤其是年老体弱者可无腹痛或仅有轻微腹痛,对于这种无痛性 SAP 应特别警惕。临床体征方面,可出现腹膜刺激征、腹水、Grey-Turner 征、Cullen 征。少数患者因脾静脉栓塞出现门静脉高压,脾大。罕见横结肠坏死。腹部因液体积聚或假性囊肿形成可触及肿块。其他可有相应并发症所具有的体征。

局部并发症包括急性液体积聚、急性坏死物积聚、胰腺假性囊肿、包裹性坏死和胰腺脓肿,其他局部并发症还包括胸腔积液、胃流出道梗阻、消化道瘘、腹腔出血、假性囊肿出血、脾静脉或门静脉血栓形成、坏死性结肠炎等。局部并发症并非判断 AP 严重程度的依据。

全身并发症主要包括器官功能衰竭、SIRS、全身感染、腹腔内高压或腹腔间隔室综合征、胰性脑病(pancreatic encephalopathy,PE)。

1.器官功能衰竭

呼吸衰竭主要包括 ARDS,循环衰竭主要包括心动过速、低血压或休克,肾衰竭主要包括少尿、无尿和血清肌酐升高。

2.SIRS

符合以下临床表现中的 2 项及以上,可以诊断为 SIRS。①心率＞90 次/分;②体温＜36 ℃或＜38 ℃;③白细胞计数＜4×10^9/L 或＞12×10^9/L;④呼吸频率＞20 次/分或 PCO_2＜4.3 kPa(32 mmHg)。SIRS 持续存在将会增加器官功能衰竭发生的风险。

3.全身感染

SAP 患者若合并脓毒症,病死率升高,为 50%～80%。主要以革兰阴性杆菌感染为主,也可有真菌感染。

4.腹腔内高压和腹腔间隔室综合征

SAP 时腹腔内高压(intra-abdominal hypertension,IAH)和腹腔间隔室综合

征（abdominal compartment syndrome，ACS）的发生率分别约为 40% 和 10%，IAH 已作为判定 SAP 预后的重要指标之一，容易导致 MODS。

5.胰性脑病

可表现为耳鸣、复视、谵妄、语言障碍及肢体僵硬、昏迷等，但具体机制不明。

（二）实验室检查

1.血、尿淀粉酶升高

淀粉酶是诊断急性水肿性胰腺炎的主要手段之一。血清淀粉酶在发病 2 小时后开始升高，24 小时达高峰，可持续 4～5 天。尿淀粉酶在急性胰腺炎发作 24 小时后开始上升，其下降缓慢，可持续 1～2 周。

由于胃十二指肠穿孔、小肠穿孔、急性肠系膜血管血栓形成、病毒性肝炎和异位妊娠等疾病也可导致淀粉酶升高，因此，血、尿淀粉酶的测值要有非常明显的升高才有诊断价值。淀粉酶的测值愈高，诊断的符合率愈高。血清脂肪酶的测定也具有重要临床意义，尤其是当血清淀粉酶活性已下降至正常，或其他原因引起血清淀粉酶升高时。

2.白细胞计数及中性粒细胞升高

白细胞计数及中性粒细胞升高，可显示核左移。

3.血红蛋白、血细胞比容以及血尿素氮升高

血红蛋白、血细胞比容以及血尿素氮升高，系血管内液体大量丢失所致。

4.低蛋白血症

迅速出现的低蛋白血症系毛细血管渗漏综合征所致。

5.血钙降低

血钙降低发生在第 2～3 天后，与脂肪组织坏死和组织内钙皂形成有关。大多患者可出现血钙水平明显降低，可<1.87 mmol/L。

6.血糖升高

血糖一般轻度升高，与应激反应有关；后期则为胰岛细胞破坏，胰岛素不足所致。若在长期禁食，血糖仍超过 11.0 mmol/L 则反映胰腺广泛坏死，预后不良。

7.动脉血气分析

动脉血气分析是急性胰腺炎治疗过程中非常重要的实验室指标，需要作动态观察，因为它一方面可反映机体的酸碱平衡失调与电解质紊乱；另一方面，也是早期诊断呼吸功能不全的依据。

五、鉴别诊断

(一)消化道溃疡急性穿孔

有溃疡病史,常因进食不当而突发上腹部刀割样疼痛,腹部有明显压痛、反跳痛及肌紧张,可呈板状腹。肝浊音界缩小或消失,X线检查可见膈下游离气体,血清淀粉酶虽升高,但不超高 500 U/L。

(二)急性胃肠炎

急性胃肠炎有进食不洁饮食史,上腹部痛为阵发性,可伴恶心、呕吐和腹泻,呕吐后腹痛缓解。而 SAP 腹痛剧烈,向腰背部放射,呕吐后腹痛不缓解。急性胃肠炎血、尿淀粉酶均正常。

(三)胆囊炎和胆石症

右上腹胀痛或绞痛,向右肩背部放射,可伴有黄疸。查体墨菲征阳性,B超可以确诊。血清淀粉酶可升高,但不超过正常值的 2 倍。

(四)急性肠梗阻

肠扭转等机械性肠梗阻出现脐周绞痛,呈阵发性加重。肠鸣音亢进,停止排气或排便。X线提示液气平面,血清淀粉酶轻度升高,不超过 500 U/L。出血坏死性胰腺炎可出现麻痹性肠梗阻,腹部膨隆,肠鸣音减弱或消失,X线检查也可显示液气平面,但血清淀粉酶明显升高。

(五)急性心肌梗死

有冠心病病史,突发心前区疼痛。若下壁梗死可出现上腹部疼痛。但心电图可出现病理性 Q 波,血清淀粉酶正常。

六、病情严重程度评估

病情严重程度评估是预测 SAP 临床过程、决定患者是否需要重症医学科加强医疗和估计预后的基础。有学者曾经研究过血清标记物,希望用 C 反应蛋白、中性粒细胞弹力蛋白酶和胰蛋白酶激活肽等单项生化指标评估严重程度,但目前都无法作为临床应用的可靠指标。

(一)全身状况的评估

目前持续性器官功能衰竭通过改良 Marshall 评分定义,器官之一评分≥2分,定义为器官功能衰竭(表5-1)。

表 5-1　用于判断重症急性胰腺炎伴有器官功能衰竭的改良 Marshall 评分系统

项目	评分(分)				
	0	1	2	3	4
呼吸(PaO₂/FiO₂)	>400	301~400	201~300	101~200	<101
循环(收缩压,mmHg)*	>90	<90,补液后可纠正	<90,补液不能纠正	<90,pH<7.3	<90,pH<7.2
肾脏(肌酐,μmol/L)#	<134	134~169	170~310	311~439	>439

注:非机械通气的患者,FiO₂可按如下估算,空气(21%)、纯氧每分钟 2 L(25%)、纯氧每分钟 4 L(30%)、纯氧每分钟 6~8 L(40%)、纯氧每分钟 9~10 L(50%)。＊未使用正性肌力药物。♯既往有慢性肾衰竭患者的评分依据基线肾功能进一步恶化的程度而定,对于基线血肌酐≥134 μmol/L 者尚无正式的修订方案;1 mmHg=0.133 kPa

(二)局部病变的评估

所有的全身评分系统都是针对疾病严重度,不具备对急性胰腺炎的特异性,因而研究人员又从胰腺病变的局部来研究对急性胰腺炎严重度的估计。

目前新版指南使用 MCTSI 评分。胰腺炎性反应分级:正常胰腺(0 分),胰腺和(或)胰周炎性改变(2 分),单发或多个积液区或胰周脂肪坏死(4 分);胰腺坏死分级为,无胰腺坏死(0 分),坏死范围≤30%(2 分),坏死范围>30%(4 分);胰腺外并发症,包括胸腔积液、腹水,血管或胃肠道等(2 分)。评分≥4 分可诊断为 SAP。

七、治疗

重症急性胰腺炎是涉及全身多系统多器官的重症病,因此诊治工作应尽可能在重症监护病房中进行,并采取积极有效的措施阻止病情的进一步恶化,尽力挽救患者的生命。

(一)早期液体复苏和组织氧供的维护

组织氧供的维护是 MODS 防治的重要环节,及时纠正低血容量和低氧血症有助于维护氧输送。现已明了不充足的液体复苏往往导致组织低灌注和早期器官功能障碍,过度的液体复苏可能造成腹腔高压和急性肺损伤的加重。应用早期目标指导的液体复苏能更好地掌握液体治疗的量、程度和速度,具有重要的意义。适当增加胶体的补充,避免或减轻因组织低灌注所致脏器功能的损害。

(二)器官功能的维护

了解脏器功能的变化,一旦出现脏器功能障碍,给予相应的器官功能支持治疗,考虑如何使脏器功能障碍逆转。

(三)血液净化治疗

连续性血液净化治疗(CBP)已经成为重症医学科中重症患者救治的成熟技术之一,其应用范围大大超越了持续性肾脏替代治疗的范畴。CBP 的有效作用:①对促炎因子有显著的清除作用;②对机体免疫紊乱的调节作用;③对器官的显著保护作用。CBP 将逐渐成为伴有 MODS 的重症急性胰腺炎重要的辅助治疗措施。

(四)腹内高压的监测和腹腔间隔室综合征的防治

腹内高压在一定程度上反映了重症急性胰腺炎的病情严重程度。因此在监护治疗中,要注意腹内压的监测。一方面,腹内压的进行性升高,预示腹部情况未得到有效控制;另一方面,液体复苏过程中,同样可以导致腹腔压力的增高。腹内高压还会引起或加重重要脏器功能障碍。

(五)抑制胰酶活化

目前国内外指南均提及使用蛋白酶抑制剂及抑制胰酶分泌的药物,但尚缺乏多中心大样本临床研究的证据,指南中对其应用的推荐级别不高。

(六)早期空肠营养

近年研究显示,导致胰腺坏死继发感染的病原菌来源于胃肠道,肠内营养可以减少这种并发症的发生,多个重症急性胰腺炎治疗指南也都推荐 SAP 患者应该优先选择肠内营养。因此,人们越来越期望肠内营养除了为 SAP 患者提供营养外,还能进一步改善肠黏膜屏障功能,调节全身炎症反应,预防肠源性感染。

多个指南推荐在 SAP 初步复苏后,血流动力学稳定和内稳态稳定时,立即建立空肠营养通道,开始肠内营养,只有当肠内营养不能实施时,才考虑用肠外营养。目前已证实:如果将营养管置于空肠内,肠内营养不会刺激胰腺外分泌功能。目前最常用的推荐是鼻空肠管和经皮内镜下空肠造口术,在内镜引导下或 X 线引导下放置鼻空肠管是当前已经成为比较实用而成熟的操作。

(七)抗生素使用

业已证实,预防性应用抗生素并不能显著降低病死率。对于 SAP 应常规使用抗生素。胰腺感染的致病菌主要为革兰阴性菌和厌氧菌等肠道常驻菌。应选择抗菌谱针对革兰阴性菌和厌氧菌为主、脂溶性强、有效通过血胰屏障的抗菌药物。

（八）急诊内镜

胆石经过 Vater 壶腹及乳头部是胆源性 AP 发病的起始环节,近年来内镜技术已广泛取代了传统的开腹胆管探查手术。但内镜括约肌切开以及胰管内注射造影剂亦存在其他并发症及可能因此而加重 SAP 的风险。多个研究评估内镜逆行胰胆管造影术（ERCP）和内镜下逆行括约肌切开术（EST）在胆源性急性胰腺炎中的应用,认为对于重症的胆源性胰腺炎应急诊 ERCP 降低并发症率。

（九）手术治疗

坏死性胰腺炎的外科治疗目前从广泛的胰腺切除演变为以保存胰体为目标的保守治疗。目前认为胰腺坏死本身并不是手术治疗的指征,在所有关于坏死性急性胰腺炎外科治疗的研究中,坏死组织感染是手术的绝对指征。

目前对 SAP 患者手术治疗的共识包括以下几个方面。

（1）有感染症状及体征的感染性胰腺坏死是手术治疗及放射介入引流的指征,对有感染表现的患者做细针穿刺加细菌学检查,区分无菌性和感染性坏死。

（2）无菌性胰腺坏死的患者应采用保守疗法,仅对一些特殊病例手术治疗。

（3）除非有特定指征,在发病后 14 天内对坏死性胰腺炎患者不推荐施行早期手术。

（4）手术或其他干预手段应尽量有利于脏器的保护,包括坏死组织的清除与术后持续腹膜后引流相结合,充分清除坏死组织和渗液。

（5）为预防胆源性胰腺炎复发应行胆囊切除术。

第三节　急性肝衰竭

一、概述

急性肝衰竭（acute liver failure,ALF）是指既往肝功能正常的患者由于多种因素引起的肝脏严重损害,导致其合成、解毒、排泄和生物转化等功能发生严重障碍或失代偿,出现以凝血机制障碍、黄疸、肝性脑病、腹水等为主要表现的一组临床综合征。

根据病理组织学特征和病情发展速度,肝衰竭可分为 4 类:急性肝衰竭、亚急性肝衰竭、慢加急性(亚急性)肝衰竭和慢性肝衰竭。急性肝衰竭是指急性起病,2 周内出现 Ⅱ 度及以上肝性脑病(按 Ⅳ 度分类法划分)并有以下表现者:①极度乏力,有明显厌食、腹胀、恶心、呕吐等严重消化道症状;②短期内黄疸进行性加深;③出血倾向明显,血浆凝血酶原活动度(PTA)不大于 40%,且排除其他原因;④肝脏进行性缩小。

二、病因

文献报道大约 85% 的 ALF 患者可以找到病因,约 15% 的患者发生 ALF 的原因不清,部分临床病例可以是多种因素同时致病。重症患者 ALF 的常见病因包括缺血缺氧、脓毒症、药物与有毒物质中毒、创伤与手术打击,以及急性妊娠脂肪肝等。过去临床常见的乙型肝炎与甲型肝炎引起的 ALF 在重症患者则非常罕见。

(一)缺血缺氧

肝脏缺血缺氧导致能量代谢障碍,钠-钾泵正常功能不能维持,使肝细胞不完整及功能受损;缺血再灌注时产生大量氧自由基也可引起肝功能损伤。缺氧缺氧性 ALF 的原因:①各种原因所致的休克或严重的低心排量导致的缺血;②充血型心力衰竭;③急性进行性肝豆状核变性(Wilson 病)伴血管内溶血;④急性闭塞性肝静脉内腔炎(Budd-Chiai 综合征);⑤施行肝动脉栓塞和(或)化疗。

(二)感染(脓毒症)

在感染过程中,肝脏作为全身物质能量代谢的中心而成为最易受损的靶器官之一。

(三)药物与有毒物质中毒

肝脏是药物在体内代谢的最主要场所,很多药物在体内发挥防治疾病作用的同时会不可避免地影响到肝脏的结构与功能,导致各种类型的药物性肝损害,很多药物的赋形剂、中草药以及保健药亦有导致肝损害的可能。

各种药物所致的 ALF 的发病机制和个体易感性差异很大,但发病类型可归纳为剂量依赖性肝损害和特异质性肝损害两种。

毒蕈中毒是一种常见的食物中毒,多发于夏秋季节。我国已发现的毒蕈有 190 多种,其中能置人于死地的有 30 多种。根据毒蕈毒素所引起的脏器损害及患者的临床表现可将毒蕈中毒分为胃肠型、神经精神型、溶血型和肝损伤型,其中肝损伤型最为凶险,致死率高达 40% 左右。

(四)创伤与手术打击

文献报道创伤后急性肝损伤的发病率为 2%~47%。机体在遭受严重创伤打击后,由于补体激活、炎症介质释放、毒素吸收以及创伤失血性休克和缺血再灌注等系列病理生理变化,导致全身多脏器功能损害。肝脏是体内最大的代谢器官,是各种重要脏器中最先受损且损害程度最为严重的靶器官之一。麻醉和手术期间,机体因受疾病、麻醉手术、药物以及应激反应等诸多因素的打击,使肝功能发生暂时性低下,这些改变一般是可逆的。

(五)急性妊娠脂肪肝

急性妊娠脂肪肝(AFLP)所致 ALF 建议尽快终止妊娠。

(六)肝移植及部分肝叶切除

肝移植早期部分患者可发生 ALF,主要与下列因素有关:①移植肝脏的储备功能极差;②急性移植物排斥反应;③肝动脉血栓形成伴或不伴门静脉或肝静脉血栓。手术切除正常肝脏的 70%~80% 可以导致 ALF。

(七)其他

高热、病毒性肝炎、自身免疫性肝炎、恶性肿瘤浸润等。

三、临床表现

ALF 不仅仅累及肝脏,还会引起多器官损害的复杂过程,导致 ALF 临床表现也复杂多样,除了原发病的相关症状体征外,尚可出现以下临床表现与并发症。

(一)全身症状

体质极度虚弱,全身情况极差,高度乏力、发热。

(二)消化道症状

恶心、呕吐、腹胀、顽固性呃逆、肠麻痹;黄疸,黄茶色尿、黄疸进行性加重,肝脏改变、肝功能异常,肝脏进行性缩小,ALT 明显升高,胆-酶分离。

(三)肝臭

由于含硫氨基酸,在肠道经细菌分解生成硫醇,当肝衰竭时不能经肝脏代谢而从呼气中呼出产生的气味。

(四)凝血机制异常

几乎见于所有的病例,出血发生在口腔、鼻、消化道和颅内,常常发展至弥散性血管内凝血(disseminated intravascular coagulation,DIC)。

(五)肝性脑病

肝性脑病(hepatic encephalopathy,HE)是由于肝功能严重减退导致毒性代谢产物在血液循环中堆积引起意识障碍、智能改变和神经肌肉功能损害的一组临床综合征。根据临床表现和脑电图特征,可以分为四期五级。

(六)肝肾综合征

肝肾综合征(hepato-renal syndrome,HRS)是指在肝衰竭的基础上出现以肾功能损害、动脉循环和内源性血管活性系统活性明显异常为特征的临床综合征。在肾内表现为肾血管显著收缩导致的肾小球滤过率(GFR)降低,在肾外则表现为因动脉舒张占主导地位的总的体循环血管阻力和动脉压下降。因肾脏无器质性病变,故又称功能性肾衰竭(FRF)。

1.诊断标准

(1)主要诊断标准:①进行性肝衰竭伴门静脉高压;②肾小球滤过降低,血尿素氮、肌酐升高;③排除低血容量性休克、药物性肾中毒、细菌性感染、肾小球肾炎等其他原因引起的肾衰竭;④停用利尿剂和扩张血容量后,肾功能无显著改善;⑤超声检查示无尿路梗阻及肾实质改变。

(2)次要诊断标准:①尿量小于每天 500 mL;②尿钠浓度<10 mmol/L;③尿渗透压大于血浆渗透压;④每高倍镜视野尿红细胞计数<50 个,尿蛋白低于每24 小时 500 mg;⑤血清钠浓度<130 mmol/L。

2.分型

临床上根据肾衰竭的程度和速度将 HRS 分为两型。Ⅰ型:患者 2 周内迅速出现肾衰竭,血清肌酐>221 μmol/L,或肌酐清除率低于每分钟 20 mL,预后极差;Ⅱ型:血清肌酐>132.6 μmol/L,或肌酐清除率低于每分钟 40 mL,肾功能进展缓慢,预后相对较好。

(七)脑水肿

HE 死亡病例尸检可见到不同程度的脑水肿。因其与 HE 的临床表现常有重叠而易被漏诊。HE 合并脑水肿时烦躁与肌张力增强较单纯 HE 多见,可作为早期诊断参考,若出现瞳孔、呼吸改变以及抽搐或癫痫发作,提示脑疝形成,是 AHF 的主要死亡原因之一。脑水肿的发生除与谷氨酰胺渗透性溶质增多,钠钾

ATP 酶(Na^+,K^+-ATPase)抑制等引起星状角质细胞肿胀和颅内压升高外,尚与内毒素、细胞因子所致的血脑屏障通透性增高、血流动力学改变导致脑血流灌注不足等因素有关。

(八)循环功能障碍

ALF 患者存在高动力循环,表现为心排量增高和外周血管阻力降低,系周围动脉扩张所致。这种血流动力学极易演变成低动力循环。临床可以出现低血压、休克、心律失常和心力衰竭。

(九)肺损伤与低氧血症

30%以上的 ALF 患者发生急性肺损伤(ALI)与急性呼吸窘迫综合征(ARDS)。

(十)电解质与酸碱代谢失衡

低钾常见,后期有高钠血症、低钠和低氯血症、低镁血症、低钙血症、低磷血症。常见低钾、低氯性碱中毒。HE 时多已出现呼吸性碱中毒。低血压及肾功能不全时可出现代谢性酸中毒。

(十一)低血糖

ALF 患者由于肝糖原储备耗竭、残存肝糖原分解及糖异生功能衰竭,导致40%以上的病例发生空腹低血糖并可发生低血糖昏迷,后者常被误认为 HE。

(十二)胰腺损伤

尸体解剖证实大约 30%的 ALF 患者发生胰腺水肿、出血的脂肪坏死;临床有 10%～15% 的 AHF 患者并发重症急性胰腺炎。主要与胰腺缺血缺氧及 SIRS 等有关。

(十三)感染

由于肝脏单核巨噬细胞系统清除肠源性内毒素的功能急剧障碍,63%～100%的 ALF 患者将会发生内毒素血症并继而加重肝损害。

四、肝功能监测

肝功能监测项目繁多,有狭义与广义之分。狭义的肝功能监测是指反映肝细胞合成、代谢、转运和排泄等基本功能及肝细胞损伤的检查,又称之为常规肝功能监测。广义的肝功能监测除此之外,尚包括病史与体检以及反映炎症、纤维化、病因和形态学改变方面的检查。肝脏的形态学监测包括超声、放射性检查

（CT 及磁共振成像）、肝血管与胆管造影、核素显像、腹腔镜检查、肝组织活检和病理学检查等，然而肝脏在形态发生变化之前常已出现肝细胞合成、代谢、转运和排泄等基本功能改变及肝细胞损伤，因而狭义的肝功能监测，包括血清转氨酶、乳酸脱氢酶、蛋白质、凝血因子及有关的凝血试验、脂质和脂蛋白代谢产物、血氨、胆红素、胆汁酸等，能更及时地反映肝脏的状况。

五、治疗

急性肝衰竭进展迅猛，必须综合评估各项治疗的效果，并结合病因判断病情得出最佳治疗方案。急性肝衰竭的治疗包括以下几个方面。①严密监测。②支持治疗。③针对病因的治疗。④并发症的处理。⑤促肝细胞再生：前列腺素 E、肝细胞生长因子。⑥生物型人工肝。⑦非生物型人工肝。⑧肝移植或肝细胞移植。

目前肝衰竭的内科治疗尚缺乏特效药物和手段。原则上强调早期诊断、早期治疗，针对不同病因采取相应的病因治疗措施和综合治疗措施，并积极防治各种并发症。肝衰竭患者诊断明确后，应进行病情评估和重症监护治疗。有条件者早期进行人工肝治疗，视病情进展情况进行肝移植前准备。

第六章

内分泌系统急症与重症

第一节　应激性高血糖

一、概述

应激性高血糖是在严重创伤、脑血管意外、急性心肌梗死、感染性休克等强烈刺激因素作用下,因人体处于应激状态,体内升糖激素、肾上腺素、去甲肾上腺素等激素分泌增加,拮抗胰岛素而出现的血糖升高现象。

应激性高血糖并非糖尿病,当应激因素消除后,血糖可恢复正常。应激性高血糖是脓毒症等危重状态下体内代谢紊乱的重要标志,病情越重,应激越强烈,发生率也越高。目前尚缺乏大样本临床研究对应激性高血糖在危重症患者中的发生率进行准确统计,有报道的重症监护室住院患者应激性高血糖发生率在50%～80%。应激性高血糖一般是继发的,一过性的,不会引起持久性高血糖,除非患者存在隐性糖尿病或糖耐量减低。随着原发病的好转,应激因素的解除及外周组织胰岛素抵抗的改善会逐渐缓解,但若不及时发现及处理,则会对机体产生严重的损害,影响病情的转归。

二、发生机制

(一)激素作用

当机体发生应激时,神经内分泌的主要改变为下丘脑-垂体-肾上腺皮质轴和交感-肾上腺髓质系统的强烈反应,糖皮质激素、儿茶酚胺、胰高血糖素、生长激素等激素释放明显增多,使血糖升高。另外,某些反调节激素使脂肪组织的脂肪分解和骨骼肌的蛋白分解作用增强,使糖异生的底物如乳酸、丙酮酸和甘油增加,促进肝脏葡萄糖产生增多并加速肝糖原的分解,直接增强交感神经介导的糖原分解作用,最终导致了血糖的升高。

(二)细胞因子

一些细胞因子(TNF-α、IL-I、IL-6 等)的作用亦可以使血糖升高。如 TNF-α 可能间接刺激反向调节激素的分泌或直接作用于胰岛素受体信号转导途径和(或)影响葡萄糖运载体的功能,抑或导致血游离脂肪酸增高等途径而使血糖升高。

(三)胰岛素抵抗

胰岛素抵抗是应激性高血糖发生的重要原因,机制目前仍不十分清楚。目前研究较多的 3 条导致胰岛素抵抗的途径,即 IKK/NF-KB、JNK、SOCS-3。

1.IKK/NF-KB 通路

核因子 κB 抑制物激酶(IKK)是核因子 KB(NF-KB)抑制物(IKB)激酶,而 NF-κB 是炎症启动、调节的关键核因子。NF-κB 与抑制物 IKB 结合,以无活性的形式存在于细胞质内,IKK 经 TNF-α、IL-I、IL-6 等炎症因子激活后,使 IκB 磷酸化并与 NF-κB 解离,解除抑制的活性 NF-κB 进入细胞核内,调节一系列炎症因子及炎症相关物质的基因转录和蛋白合成,即 IKK 是调节炎症的重要因素。IKK 又是胰岛素受体和 IRS 的丝氨酸磷酸化激酶,导致正常的酪氨酸磷酸化受抑制,减弱胰岛素受体与 IRS 的结合,终止胰岛素信号向 P13K 传递。IKK 是将炎症和胰岛素抵抗联系起来的枢纽。

2.C-Jun 氨基末端激酶(JNK)通路

JNK 是丝裂原活化蛋白激酶(MAPK)信号转导通路之一,TNF-α、IL-1β 均可激活 JNK,通过磷酸化 IRS 上第 307 号的丝氨酸,干扰邻近的磷酸化结合位点,阻碍正常的酪氨酸磷酸化而导致胰岛素抵抗。

3 细胞因子信号抑制物(SOCS)通路

包括 SOCS1、SOCS3,SOCS6,是细胞因子激活途径的负反馈调节物。TNF-α、IL-1β、IL-6、INF-γ 均可激活 SOCS,通过竞争性抑制 IRS-I 酪氨酸磷酸化,减少 IRS 与 P13K 的调节亚单位 p85 的结合,SOSC3 也通过泛素介导的降解途径,加速 IRS 的降解。

4.其他途径

TNF-α 也通过激活蛋白激酶和哺乳动物雷帕霉素靶蛋白(mTOR),诱导

IRS-1 的丝氨酸磷酸化而引起胰岛素抵抗。

(四)蛋白质分解加速

危重症患者蛋白质分解加速,大量氨基酸进入肝脏刺激糖异生,使血糖升高。

(五)葡萄糖的利用减少

危重症患者往往对葡萄糖的利用减少,使血糖升高。

(六)其他

肠内和肠外营养提供过多的热量,液体复苏和用药使用糖输注液均可引起高血糖。另外糖皮质激素、拟交感神经药物和免疫抑制剂(环孢素等)也可引起高血糖。

三、对机体的损害及机制

(一)影响体液平衡

危重症患者多伴有水、电解质平衡紊乱,而应激性高血糖可产生渗透性利尿,加重高钠血症和高渗性脱水等,并进一步加重钾的转移和排出,增加高渗性昏迷、糖尿病酮症酸中毒发生的可能性。

(二)脑组织、肝组织与心肌损伤

应激性高血糖损伤脑组织有如下几种机制:乳酸性酸中毒、诱发脑水肿、NO的增多、内皮细胞的受损、神经电生理异常、血液黏度升高、兴奋性氨基酸的堆积等。应激性高血糖也可影响肝细胞线粒体功能,造成电子传输链的酶的功能异常,损害肝组织。此外,应激性高血糖对急性缺血心肌亦有严重不良影响。

(三)加剧炎症反应和内皮损伤

有报道,血糖升高后可加剧炎症反应程度以及血管内皮的损伤。

(四)损伤免疫功能

实验发现,当血糖达到 11.12 mmol/L 后白细胞趋化、黏附与吞噬功能将会降低,杀菌活性受损,损害了天然免疫系统对感染源的抵御功能。应激性高血糖也可影响补体的活性,血糖通过补体进行糖化作用和微生物竞争与补体的结合,抑制调理作用。

四、控制血糖改善预后的机制

研究表明在 ICU 的非糖尿病患者中,保持血糖在正常范围可以降低严重的院内感染,致命的脓毒血症的发生率。其机制可能有以下几点:一方面,用胰岛素严格控制血糖可以减少体内各种炎性介质的释放,具有较强的抗炎作用;另一方面,用胰岛素严格控制血糖或许能增加单核细胞表面 HLA-DR 的表达,减少细胞的凋亡等,改善应激状态下机体普遍存在的免疫抑制。

五、防治

临床上应激性高血糖的一般处理原则:积极根治原发病和严格控制外源性葡萄糖的输入,严密监测血糖,防止低血糖和反跳性脑水肿等并发症的发生。

(一)控制原发疾病

如控制感染、纠正缺氧、恢复体温、抗休克、纠正酸中毒等,能减轻机体的应激程度,减少应激激素释放,降低血糖水平。

(二)血糖监测

客观、准确、多点监测血糖,能尽早发现高血糖,反映高血糖的程度及持续时间。危重症患者的平均血糖水平是目前 ICU 常用的监测指标,其与病死率明显相关,其前提就是需要多点监测血糖。研究发现,高血糖指数(HGI)能很好地反映危重患者的血糖水平,其与预后的关系密切。

(三)正确的营养支持

对能耐受肠内营养的患者建议通过进食提供营养支持,肠内营养较肠外营养更有利于促进应激对肠黏膜屏障功能损害的恢复;不能进食或禁食的患者临床上多用肠外营养,但要注意营养液中葡萄糖的含量和输入速度的控制,同时应减少葡萄糖在非蛋白热量中所占的比例。

(四)胰岛素强化治疗

目前公认的控制应激性高血糖最有效的治疗方法之一,其作用并不仅仅是单纯降低血糖,还可以通过胰岛素在脂肪、蛋白质和糖等代谢中的介导作用而起作用。胰岛素强化治疗目前得到许多医师的认可,例如持续性胰岛素皮下输注,多次皮下注射胰岛素等。

第二节 甲状腺危象

甲状腺功能亢进症简称甲亢,是由多种病因导致甲状腺功能增强,分泌甲状腺激素过多导致的临床综合征。甲状腺危象是在甲亢未控制的情况下,在各种应激情况下导致甲亢病情突然加重,甚至危及生命的状态,发病以老年人多见,病死率可达 20%～50%。

一、病因和发病机制

甲亢病因和发病机制至今尚未完全阐明,目前认为是在遗传背景基础上,由感染、精神创伤等应激因素诱发,属于抑制性 T 淋巴细胞功能缺陷导致的一种器官特异性自身免疫疾病。

(一)常见诱因

(1)甲状腺手术前准备不充分,机体处于高代谢状态即进行手术,是发生甲状腺危象最常见的原因。麻醉及手术刺激、术中对甲状腺的挤压、术中失血过多、血压下降及患者烦躁不安等都是引起危象的原因。危象常发生在术后 1～2 天内,如同时伴有感染则更加促使危象的发生。

(2)强烈的精神刺激、过度劳累、各种感染、手术、创伤、分娩、心肌梗死、肺梗死、未控制的糖尿病及药物反应均可诱发甲状腺危象。

(3)^{131}I 治疗所致危象多于服碘后 1～2 周内,常见于甲状腺肿较著及病情较重者。

(4)病情未控制停用抗甲状腺药物;严重甲亢可自发危象。

(二)危象发生机制

(1)循环中甲状腺激素水平骤然增加。

(2)机体对甲状腺激素的耐受力降低,对其反应性改变。

(3)应激时儿茶酚胺分泌增多,甲状腺激素加强儿茶酚胺的作用。

(4)甲亢应激时对肾上腺皮质激素需求增加,肾上腺皮质激素代谢清除加快致肾上腺皮质功能相对不足。

二、临床表现

原有的甲亢症状急剧加重,主要为明显的高代谢症状和过量的肾上腺素能反应。为进行早期诊断,临床上可将危象分为危象前期和危象期。危象前期患者体温在 39 ℃ 以下,心率 120～160 次/分,体重明显减轻、烦躁或嗜睡、食欲减退、恶心、大便次数增多、多汗等。进一步发展即为危象期,典型表现有:体温在 39 ℃ 以上,一般的解热措施无效;心率超过 160 次/分,心搏强且有力;呕吐、腹泻;约 1/4 的患者有黄疸;多汗或大汗淋漓;焦虑、烦躁、精神变态、谵妄、昏睡或昏迷;可有心前区疼痛、心律失常,期前收缩、心房颤动、心房扑动、室上性心动过速、房室传导阻滞等,严重时可发生心力衰竭。病情迅速进展病死率高,死亡原因多为心衰和休克。

甲状腺危象患者如原有全身衰竭、恶病质等,危象症状常不典型,有的患者表情淡漠、乏力、恶病质、心动过缓,最后昏迷,称为淡漠型甲状腺危象,此型临床易误诊。

三、诊断与鉴别诊断

甲状腺危象的诊断主要根据临床症状和体征,突出的特征是高热与心率显著加快。甲亢患者在有诱因条件下,出现谵妄、极度烦躁、昏睡、昏迷,高热伴大汗,一般解热措施难以奏效,心率超过 120 次/分,呕吐、腹泻、大便检查无炎症表现时应考虑危象。

危象诊断时应与各种感染、心脏病、胃肠炎、精神病及慢性严重消耗性疾病相鉴别,应注意结合病史、FT_3、FT_4 测定等鉴别。

四、治疗

确诊甲亢后应积极治疗,避免诱发因素,预防甲状腺危象的发生。甲状腺危象的紧急处理如下。

(一)抑制 T_3、T_4 合成和由 T_4 转化为 T_3

首选丙硫氧嘧啶(PTU),首次剂量 600 mg 口服或经胃管注入,继之 PTU 250 mg,每 6 小时一次,待症状减轻后改用一般剂量:

(二)抑制 T_4、T_3 释放服

服 PTU 后 1～2 小时再加用复方碘溶液,首剂 30～60 滴,以后每 6～8 小时给予 5～10 滴;或用碘化钠 0.5～1.0 g,加入 10% 葡萄糖注射液中静脉滴注 12～24 小时,以后视病情好转情况逐渐减量,一般使用 3～7 天停药。碘剂可抑制甲状腺激素释放,甲状腺术后危象时,因其术前已服用碘剂,再用效果常不明显。

(三)降低儿茶酚胺效应

降低周围组织对甲状腺激素的反应,降低儿茶酚胺的效应可选用肾上腺素

能 β 受体阻断剂。普萘洛尔 30～50 mg，每 6～8 小时口服1 次，严重者可使用静脉制剂。严重心功能不全、房室传导阻滞及哮喘者慎用。也可给利血平 1 mg，6～8 小时肌内注射 1 次或胍乙啶口服或肌内注射，1～2 mg/(kg·d)，分次服用，同时监测心率及血压。

(四)拮抗应激

将氢化可的松 100 mg 加入 5％～10％葡萄糖盐水中静脉滴注，6～8 小时一次，弥补肾上腺皮质激素的相对不足，同时还有抑制甲状腺激素分泌及抑制 T_4 向 T_3 转化、抑制周围组织对甲状腺激素的反应及退热、抗毒、抗休克作用。

(五)对症支持治疗

高热者物理降温或药物降温，试用异丙嗪、哌替啶各 50 mg 静脉滴注；吸氧、监护心、肾功能，防治感染及各种并发症。如经积极治疗效果不理想，血中 T_3、T_4 水平显著升高者，可用血浆置换疗法。

甲状腺危象持续时间 1～14 天不等。经过上述治疗一般 24～48 小时临床可有改善，36～72 小时明显改善，恢复多需 1 周左右。

第三节　糖尿病非酮症高渗性昏迷

糖尿病非酮症高渗性昏迷(hyperosmolar nonketotic diabetic coma，HNDC)是糖尿病的另一急性并发症。临床以严重高血糖、脱水、血浆渗透压升高而无明显的酮症酸中毒及常有意识障碍为特点。多见于老年人，好发于 50～70 岁。约 2/3 患者无糖尿病史。有 2 型糖尿病史者症状多较轻，偶见年轻 1 型糖尿病患者。

一、病因和发病机制

常见诱因包括感染、水摄取或吸收不足、脑血管意外、透析或使用某些药物如糖皮质激素、利尿剂、免疫抑制剂等。有时医源性误输葡萄糖液或短时摄入大量含糖饮料均可诱发或促使病情恶化。发病基本病因是胰岛素不足和脱水。胰岛素绝对或相对不足，在诱因作用下血糖显著升高，由于渗透性利尿作用致大量失水，最终导致 HNDC 状态。HNDC 和糖尿病酮症酸中毒(diabetic ketoacidosis，DKA)基本病因一致，而典型临床表现不同。HNDC 多见于中、老年人，高血糖、脱水和高血浆渗透压较 DKA 重,但常无或仅有轻度酮症酸中毒;DKA 常见于年轻的 1 型糖尿病患者,高血糖和脱水程度较轻,但常有中、重度酮症酸中毒。此差别的机制尚不十分清楚,目前认为,HNDC 有相对较高的胰岛素分泌,足以抑制脂肪分解和酮体生成,但不能阻止其他诱因造成的血糖升高;HNDC 脱水严重不利于酮体生成(脂肪酸氧化及酮体的生成需水参与),HNDC 常有肝脏酮体生成能力和肾脏排糖能力下降。

二、临床表现

多为老年患者,慢性起病,初期表现为糖尿病原有症状加重,无病史或尚未诊断者可仅有烦渴多饮、乏力、头晕、呕吐等症状。失水程度随病程进展加重,表现为皮肤干燥,弹性减退,眼球凹陷,有周围循环衰竭时,脉搏快且弱,可有直立性低血压,精神症状亦逐渐加重,表现为嗜睡、幻觉、定向障碍、上肢扑击样震颤、抽搐甚至昏迷。HNDC 患者的意识障碍与否,主要决定于血浆渗透压升高的程度与速度,与血糖的高低也有关,而与酸中毒关系不大。

三、实验室检查

血糖多大于 33.3 mmol/L,一般为 33.3~66.6 mmol/L。血酮体多正常或轻度升高。血钠升高可达 155 mmol/L;血钾常大于 5 mmol/L,但可正常或偏低,但机体钾、钠总量减少。血尿素氮可达 21~36 mmol/L,肌酐可达 123~660 μmol/L,反映严重的脱水和肾功能不全。血 pH 大多正常或低于 7.35。血浆渗透压显著升高是 HNDC 的重要特征和诊断依据。血浆有效渗透压可用以下公式计算:血浆有效渗透压(mmol/L)=2(Na^++K^+)+血糖,HNDC 患者的血浆有效渗透压高于 320 mmol/L。

四、诊断与鉴别诊断

中老年患者有显著精神障碍和严重脱水而无酸中毒深大呼吸者,应想到本病。实验室诊断依据,国外学者提出 3 条:①血糖≥33.3 mmol/L;②血浆渗透压≥350 mmol/L;③血钠≥145 mmol/L。是否合并 DKA,应测 pH、血酮等,还应和 DKA、脑血管意外、脑炎等多种原因所致昏迷鉴别。

五、治疗

治疗原则与 DKA 相似。

(一)补液

患者严重失水,可超过体重的 12%,应积极补液。一般认为治疗前已出现休克,宜先输生理盐水和胶体溶液,尽快纠正休克。如无休克或休克已纠正,血浆渗透压>350 mmol/L、血钠>155 mmol/L 时,可考虑输 0.45% 或 0.6% 氯化钠低渗溶液。当血浆渗透压降至 330 mmol/L 时改输等渗液。输液总量多在 6～10 L,应逐渐于 2～3 天内逐渐补足。滴速视心、肺功能、血压、脉率及渗透压等情况而定。一般第 1 日可补估计失水量一半左右。当血糖降至 13.9 mmol/L 可给予 5% 葡萄糖液静脉滴注。

(二)胰岛素

HNDC 患者对胰岛素敏感性一般比 DKA 患者高,治疗所需胰岛素的量也比 DKA 小。目前多主张使用小剂量胰岛素治疗。可予以负荷剂量10～20 U 静脉推注,继之静脉滴注 0.1 U/(kg·h),血糖降至 14～17 mmol/L 时,胰岛素可降至 0.05 U/(kg·h)。当血糖<16.7 mmol/L 可开始给予含糖液(3～4 g 葡萄糖加 1 U 胰岛素),同时参考尿量补钾。

(三)纠正电解质紊乱

选择补钾开始时机十分重要,最初有高钾血症者宜补液及胰岛素治疗,2～4 小时后再补钾;最初血钾正常或降低者,宜开始时即补钾。尿量是补钾的另一指标,至少>每小时 30 mL 方可静脉补钾。补钾量国内一般主张氯化钾 1.5 g 加入 500 mL 液体中,24 小时给钾 4～6 g,病情允许者尽量同时口服补钾。HNDC 纠正后继续口服补钾 1 周。

(四)纠正酸中毒

HNDC 酸中毒不重,一般经足量补液及胰岛素治疗后,酸中毒逐渐纠正,当二氧化碳结合力<11 mmol/L 时,可少量补充碳酸氢钠。

(五)去除诱因及对症支持治疗

昏迷患者应了导尿、放置胃管,给予吸氧,防止深静脉血栓形成,加强各方面护理。

(六)透析

可有效降低血糖、血钠,纠正高渗状态,并降低尿素氮、肌酐,改善肾功能。

HNDC 预后不佳,病死率约在 50%,其预后取决于诊断及时、处理得当和对感染等并发症有效的控制。

肾脏在维持机体内环境稳定方面发挥着最为重要的作用,同时在急性器官功能衰竭中也最易和最早受到损伤,一旦合并肾衰竭,患者的病死率明显增加。

各种原因导致的急性肾功能障碍或衰竭在重症医学科极为常见,成为重症医学科日常工作的主要任务之一。

第四节　垂体前叶功能减退危象

一、概述

垂体前叶功能减退危象简称垂体危象,是垂体前叶功能减退症患者在各种应激状态下,病情急剧加重甚至发生昏迷的严重内科急症。病情凶险,死亡率较高。垂体前叶功能减退症是临床常见内分泌疾病,临床上可以是单一激素减少,如生长激素(GH)、泌乳素(PRL),也可为多种激素同时缺乏如促甲状腺素(TSH)、促性腺激素(Gn)以及促肾上腺皮质激素(ACTH)。由于垂体前叶分泌细胞受下丘脑分泌激素的调节,故垂体前叶功能减退可原发于垂体疾病,亦可继发于下丘脑病变。垂体危象往往发生在全垂体功能减退的基础上。

二、病因和发病机制

垂体前叶功能减退症可由多种因素引起,最常见的病因是垂体腺瘤和产后大出血所致的垂体缺血性坏死。因产后大出血所致垂体前叶功能减退亦称为希恩综合征。

垂体危象可由多种诱因引起,最为常见的诱因是感染,约占70%,包括上呼吸道感染、胃肠道感染、泌尿系感染等,其次为过度劳累、停药、进食过少或不进食、进水量过多、长时间暴露于寒冷环境中以及使用胰岛素、麻醉剂和镇静剂不当等。

(一)垂体及下丘脑肿瘤

肿瘤是引起垂体前叶功能减退的重要原因,在成人多为垂体腺瘤,在儿童以颅咽管瘤最为常见。此外,下丘脑-垂体其他部位的肿瘤也可引起本病。

(二)血管病变

产后垂体坏死是引起女性垂体前叶功能减退的最常见原因。分娩时发生大出血或其他并发症极易引起垂体前叶功能减退,这与妊娠期垂体的特殊生理状态及其血液供应特点有关。妊娠期妇女的腺垂体呈生理性增生肥大,重量由妊娠前的0.5 g增至1.0 g,血运极为丰富;垂体前叶的血液供应主要来自垂体门脉系统,即由门静脉系统的微血管丛供应腺垂体细胞并运送下丘脑产生的多种促进或抑制激素至腺垂体,而不像其他组织由动脉系统血管供养,因此易受血压下降的影响。妊娠期的腺垂体对缺血缺氧非常敏感,至分娩期更为明显。

另外,正常分娩胎盘娩出后,由胎盘分泌的支持垂体的激素水平急剧下降,腺垂体迅速复原,血流量减少,产妇凝血机制加强。此时,如因胎盘滞留、子宫收缩无力等出现大出血、休克,循环血量减少,交感神经兴奋引起动脉痉挛、闭塞,使垂体门脉系统血供骤减或中断;门脉血管内皮细胞受损局部释放的活性物质也可介导血管痉挛或狭窄,引起弥漫性血管内凝血,发生门脉血管栓塞,最终导致腺垂体大面积缺血性坏死。垂体前叶组织缺血坏死达 75% 以上时,可出现垂体前叶功能减退症状。

其他血管病变偶尔也可导致垂体前叶功能减退,如糖尿病性血管退行性病变、海绵窦血栓形成、颞动脉炎、颈动脉瘤等。

三、病理生理

(一)肾上腺皮质激素缺乏

肾上腺皮质激素尤其是糖皮质激素对于糖、脂肪、蛋白质和水盐代谢以及多种组织器官功能均有重要作用,是维持生命必需的激素。垂体前叶功能减退时,垂体促肾上腺皮质激素(ACTH)分泌减少,体内肾上腺皮质激素水平降低。糖皮质激素缺乏,机体免疫功能低下,对感染抵抗能力降低,应激能力低下,易发生感染并使感染易于扩散;由于缺少皮质醇的升糖作用,血糖多处于正常低值,在应激情况下易发生低血糖;糖皮质激素有弱的盐皮质激素作用,即潴钠排钾,缺乏时血钠多处于低水平,细胞外液容量减少,血容量降低,易发生低血压和直立性低血压;ACTH 和黑素细胞刺激素都有促使皮肤色素沉着的作用,两者缺乏使得患者肤色变淡,正常色素较深部位如乳晕、腹中线等处的颜色变淡更为明显。

(二)甲状腺激素缺乏

甲状腺激素的生理作用十分广泛,对机体的许多基本生命活动均有重要的调节作用,如机体的生长发育、能量和物质的代谢、产生热量、调节体温、酶的活化和降解。垂体前叶功能减退时,TSH 分泌减少,体内甲状腺激素水平低下,机体各系统功能减低,代谢减慢,易出现低体温、智力减退、反应迟钝、面容苍老,毛发脱落、心率缓慢、心音低钝等。

(三)性腺激素缺乏

促性腺激素缺乏,使性腺激素分泌减少,女性可有闭经、乳腺及生殖器萎缩,生育能力丧失;男性第二性征退化,睾丸萎缩,精子停止发育,外生殖器及前列腺缩小。

(四)泌乳素(PRL)分泌不足

在分娩后产妇乳房不胀,没有乳汁分泌。

(五)生长激素(GH)分泌不足

GH 有升血糖作用,GH 分泌不足主要表现为低血糖。

四、临床特点

根据其病情进展过程,大致可分为危象前期和危象期两个阶段。

(一)危象前期

在一些诱因促发下,原有的垂体前叶功能减退的症状加重,以精神神志改变和胃肠道症状加重尤为突出。患者严重软弱无力、精神萎靡。虽然神志清楚,但嗜睡、表情淡漠,并伴有体温正常或有高热,血压偏低,收缩压为 10.7～12.0 kPa(80～90 mmHg),脉压小或有直立性低血压。患者有明显的厌食、恶心、自发呕吐或进水进食后呕吐,可伴有上腹痛。部分患者症状进展缓慢,厌食、恶心可长达数周,逐渐发展为呕吐、失水,消瘦、软弱无力及精神萎靡更为明显。因感染而伴有高热患者病情进展迅速,多仅有数小时恶心、呕吐、烦躁或淡漠等症状,即进展为危象阶段。服用安眠药、镇静剂而诱发昏迷的患者往往无胃肠症状,直接在"睡眠中"进入昏迷。

(二)危象期

垂体危象的临床类型有多种。

1.低血糖性昏迷

低血糖性昏迷是垂体危象中最为常见的临床类型。如患者缓慢进入低血糖,则以神志改变为主,患者嗜睡、神志朦胧、呼之能应;或最初有烦躁、呻吟,逐渐不认识周围环境及亲属。可有面部肌肉或四肢抽动,渐渐进入昏迷。常无明显大汗,血压下降或正常。此种情况多见于年龄较大、长期卧床而进食量很少的患者。

另有部分患者为快速发生低血糖,交感神经兴奋的表现明显,临床上有心慌、气促、烦躁、出汗、面色苍白、四肢发凉、颤抖等。多在短时间内出现昏迷,可伴有口吐白沫或癫痫大发作样抽搐。多数患者伴血压下降、休克。

2.感染性昏迷

各种原因的感染是诱发垂体危象的最常见的原因。患者感染后可有高热，体温可高达 39～40 ℃，而脉搏往往不相应递增；伴有恶心、呕吐、神志朦胧、谵妄及昏迷。血压下降，收缩压常在 10.7 kPa(80 mmHg)以下，严重时发生休克。

3.镇静、麻醉剂所致昏迷

镇静安眠药是导致昏迷的原因之一。垂体前叶功能减退患者对镇静、麻醉剂甚为敏感，即使服用一般常用剂量亦可能发生长时间昏睡，昏睡中血糖逐渐下降，进入低血糖昏迷。

4.低钠性昏迷

由于 ACTH 分泌缺乏对盐皮质激素分泌的影响较小，一般患者血钠偏低，但无明显低钠表现。当胃肠功能紊乱、手术、感染等应激情况时，钠丢失过多，可促发类似于肾上腺危象的表现，此型危象以显著的周围循环衰竭为特点。少数患者长期入量不足，有自发性低钠血症，危象发生时血钠可＜110 mmol/L，可有躁狂、昏迷、抽搐。

5.水中毒性昏迷

由于患者有排水障碍，进水过多时可发生水潴留，使细胞外液稀释造成低渗状态，水进入细胞内，使细胞内水分过多，细胞肿胀，细胞代谢及功能发生障碍。水中毒临床表现为患者衰弱无力、食欲减退、恶心、呕吐、嗜睡、精神错乱、抽搐、昏迷。此型昏迷不同于低钠性昏迷，患者无脱水征象，反而有浮肿、体重增加，如不伴有明显失钠，血液循环仍保持正常。

6.低温性昏迷

低温性昏迷是较为少见的临床类型，多发生于严冬，尤其是有黏液性水肿患者。起病缓慢，逐渐进入昏迷。昏迷时体温很低，甚至在 30 ℃以下，据文献报道，肛温＜30 ℃者大多死亡。

7.混合性昏迷

由于患者体内多种激素缺乏，临床上常兼有各型的表现，称为混合性。

8.垂体卒中

多见于垂体腺瘤内发生急性出血、梗死等，下丘脑及其他生命中枢受压迫所致。起病急剧，患者突然发生颅内压增高的表现如头痛、眩晕、呕吐，随后发生昏迷。常有蝶鞍临近组织压迫的症状，如向上压迫视觉通路、间脑和中脑，引起视力下降、视野缺损及生命体征改变；向下压迫丘脑引起血压、体温、呼吸及心律紊乱;压迫侧面进入海绵窦引起眼外肌麻痹、三叉神经症状及静脉回流障碍等。

五、诊断与鉴别诊断

(一)诊断

1.病史

既往有分娩时大出血、休克的病史对产后垂体前叶功能减退致垂体危象诊断甚为重要;垂体瘤及垂体、头颈部外伤、手术、放射史亦有助于诊断。

2.垂体前叶功能减退的表现

患者平日有乏力、畏寒、懒言少语、面色苍白、食欲不振、便秘、饥饿时易发生低血糖、头晕、阴毛腋毛脱落、性功能减退等表现。

3.内分泌功能检查

(1)甲状腺功能测定:①血清甲状腺素(TH)及TSH水平降低;②促甲状腺激素释放激素(TRH)刺激试验,静脉滴注TRH后,正常人血TSH水平升高,本病患者无反应。

(2)肾上腺皮质功能测定:①血皮质醇及ACTH水平降低;24小时尿17-羟类固醇和17-酮类固醇均低于正常;②美替拉酮(甲吡酮)试验,正常人服美替拉酮后尿17-羟类固醇增加2~3倍,本病患者无反应;③皮质素水试验,正常人每分钟尿量超过10 mL,本病患者未服皮质素前每分钟尿量约3 mL,服皮质素后每分钟尿量接近10 mL。注意实验前先测血钠,低钠者不宜做水实验。

(3)性腺激素测定:血促黄体素(LH)、卵细胞刺激素(FSH)、雌激素、睾酮水平低于正常;阴道涂片细胞学检查显示黏膜萎缩,雌激素作用极微或全无;男性精液检查精子量少,形态改变,活动度差,精液量少。

(二)鉴别诊断

1.神经性厌食

神经性厌食也可有消瘦、乏力、食欲不振、闭经等,由于内分调节紊乱和营养不良可有某些类似于垂体前叶功能减退的症状。但本病患者多为青少年女性,有精神受刺激史,显著消瘦为其特点。

2.原发性甲状腺功能减退症

原发性甲状腺功能减退患者可同时有其他内分泌腺体功能低落,易被误诊为垂体前叶功能减退症。但原发性甲减患者粘液性水肿明显,血胆固醇浓度较高,心脏往往扩大。血TSH水平明显增高,而垂体前叶功能减退者TSH降低甚至检测不到,此是二者临床主要鉴别点。

3.慢性肾上腺皮质功能减退症

临床上除有乏力、低血糖、低血压外,有典型的皮肤、黏膜色素沉着,低钠血症明显,而性器官萎缩及甲状腺功能减退的表现不明显。

4.自身免疫性多发性内分泌腺症

本症患者可有多种内分泌腺体功能减退表现,但不是继发于垂体功能减退,而是原发性多个内分泌腺功能减退,为遗传性疾病或有遗传易感性基因存在,血中可检测到多种自身免疫性抗体。对于各种促激素兴奋试验均无反应,而垂体前叶功能减退患者可有迟缓反应。

5.慢性消耗性疾病

慢性消耗性疾病多有严重营养不良,可伴发垂体前叶功能减退,但营养状况改善后可逐渐恢复正常。

六、治疗原则

垂体危象是严重的内科急症,死亡率较高,应立即进行抢救治疗。

(一)纠正低血糖

立即静脉注射 50％葡萄糖注射液 40～80 mL,随后以 10％葡萄糖注射液持续静脉滴注维持,或数小时后再给 50％葡萄糖注射液 40～60 mL 静脉注射,以免患者再次进入昏迷。患者清醒后能进食者,可给糖水、食物。第一个 24 小时内糖的摄入量不少于 150～200 g(包括口服)。在患者血压稳定、饮食恢复至危象前水平时停用静脉输液。

(二)补充肾上腺皮质激素

氢化可的松 100 mg 加入 500 mL 葡萄糖液体中 2～4 小时内滴入,第一个 24 小时用量 200～300 mg。有严重感染者,必要时可增加剂量。如无感染、严重刺激等急性并发症,皮质激素用量不宜过大,尤其是低温型昏迷者,否则可能抑制甲状腺功能,加重昏迷。病情稳定后逐渐减量,通常 3～8 天后视病情改为口服,2～3 周后递减至维持量。

(三)纠正水、电解质紊乱

液体和电解质的补充按危象前、危象期患者入量、呕吐情况和失水体征、血清电解质测定和血气分析结果调整。有失钠病史(如呕吐、腹泻)及血容量不足表现者,可给 5％葡萄糖盐水,需用盐水量根据体液损失量和血容量不足严重程度而定;严重低钠血症者,可酌情补给高渗盐水。注意出入量,避免输液过量。

对有水中毒患者,立即给泼尼松 10～20 mg 口服,不能口服者给氢化可的松 50 mg溶于 25％葡萄糖注射液 40 mL 中缓慢静脉滴注,继以氢化可的松 100 mg 溶于 5％或 10％葡萄糖注射液 250 mL 中静脉滴注。

(四)积极控制感染

感染是发生危象的最为常见的诱因,积极控制感染是尽快治愈危象的关键之一。应根据感染的性质、细菌学检查结果选用有效的抗生素,剂量和疗程要足够。

(五)纠正休克

垂体危象患者血压下降很常见,失水、血容量不足和低血糖、皮质激素缺乏是重要原因。经上述处理后多数患者不用升压药,血压即可逐渐恢复,休克得到纠正。但有部分严重感染患者,经上述治疗后血压仍不能恢复,需及时加用升压药物和综合性抗休克措施。

(六)纠正低体温

对低温型患者应予保温,体温＜35 ℃,宜将患者置于 34～35 ℃温水池中,也可用电热床褥,注意复温不宜过快,体温回升速度以每小时不超过一度为宜,体温回升过快,可增加耗氧量并使周围血管突然扩张,以致发生不可逆性休克;同时给 T_3 25 μg 静脉注射,每 6 小时一次;或给甲状腺激素口服,不能口服者则鼻饲,甲状腺片每 6 小时 30～45 mg。用甲状腺激素同时给适量氢化可的松(50～100 mg)静脉滴注,以免发生严重肾上腺皮质功能不全。

(七)垂体卒中的治疗

应予大量激素替代疗法,止血剂等。有尿崩症或抗利尿激素分泌异常者要检验水盐代谢;严重颅压增高、视力减退、昏迷、病情进行性恶化者,应手术减压。

七、预防

产后垂体前叶功能减退及其危象是可以预防的疾病。做好围生期监护,避免分娩大出血,即使出现了产后大出血、休克,只要及时采取措施,争取在 2 小时内输入血液,即可避免垂体前叶功能减退症的发生。

已经发生垂体前叶功能减退的患者只要坚持激素替代治疗,遇到感染等应激情况时及时调整激素剂量,及早就诊,就能防止垂体危象的发生。

第七章 泌尿生殖系统急症与重症

第一节 急性肾衰竭

急性肾衰竭（acute renal failure, ARF），尤其危重症并发的急性肾衰竭，现仍是重症医学面临的难题之一。其临床病情错综复杂，可以涉及多个脏器功能的损害，其病死率高达 37%～88%。近年来，大量临床研究提示，肾功能轻度损伤即可导致合并症及病死率增加，目前趋向将急性肾衰竭称为急性肾损伤（acute kidney injure, AKI）。

一、概念及分期

急性肾损伤网络（acute kidney injury network, AKIN）于荷兰阿姆斯特丹召开了急性肾衰竭研讨会，建议将 ARF 改名为 AKI。AKIN 将 AKI 定义为病程在 3 个月以内，包括血、尿、组织学及影像学检查所见的肾脏结构、功能以及肾脏损害标志物的异常，包括 ARF、急性肾小管坏死（acute tubular necrosis, ATN）、移植肾延迟复功等一大组疾病的临床术语。AKI 的诊断标准：肾功能在 48 小时内突然减退，表现为至少两次血肌酐升高的绝对值 $>26.4\ \mu mol/L$；或血肌酐较基础值升高 $\geqslant 50\%$；或尿量 $<0.5\ mL/(kg \cdot h)$，时间超过 6 小时（排除梗阻性肾病或脱水状态）。

2002 年，国际急性透析质量创议组织（ADQI）小组提出针对危重症患者 AKI 的 RIFLE 分期。为了使 RIFLE 分级标准更加方便实用和准确，AKIN 对 RIFLE 分级标准进行了改良，见表 7-1。

表 7-1　AKIN 的急性肾损伤分期标准

分期	血清肌酐(Scr)标准(48 小时内)	尿量标准
1 期	SCr 升高＞26.4 μmol/L(0.3 mg/dL)或增加到基线的 1.5～2 倍	＜0.5mL/(kg·h)，超过 6 小时
2 期	SCr 增加到基线的 2～3 倍	＜0.5mL/(kg·h)，超过 12 小时
3 期	SCr 增加到＞基线的 3 倍，或＞354 μmol/L(4 mg/dL)且急性上升超过 44 μmol/L(0.5 mg/dL)	＜0.5mL/(kg·h)，超过 24 小时，或无尿超过 12 小时

二、病因与分类

急性肾损伤并非一种疾病，而是可以由各种病因引起的急性肾脏损伤性病变。引起 AKI 常见的危险因素主要包括低血容量、全身性感染、肾毒性药物、外科大手术、肾移植及其他脏器功能不全，如心衰、肝衰、胰腺炎、ARDS 等。

根据致病因素在肾脏直接作用的部位不同，习惯将这些危险因素分为肾前性、肾性及肾后性因素。

(一)肾前性 AKI

肾前性 AKI 主要与血容量不足和心脏泵功能明显降低导致的肾脏灌注不足有关，是 AKI 最为常见的致病原因之一，也是医院内患者发生肾衰的主要原因之一。各种肾前性因素引起血管有效循环血量减少，肾脏灌注量减少，肾小球滤过率降低，从而导致尿量减少，血尿素氮及肌酐增加。急性肾前性 AKI 常见的原因如下。

1.循环容量原

腹泻、呕吐和大量使用利尿剂等引起的脱水，或由严重外伤、大手术、大出血、感染性休克、急性胰腺炎因或大剂量降压药引起的血容量相对或绝对不足。

2.心脏原因

心力衰竭、心肌梗死、严重心律失常、心源性休克或肺栓塞引起的心排血量下降也使有效肾血流量不足。

3.血管原因

肾动脉或肾静脉的阻塞或肾血管的自身调节紊乱也可引起肾前性 AKI。

(二)肾性 AKI

肾性 AKI 是直接损害肾实质的各种致病因素所导致的 AKI，是 AKI 的常见病因。

1.肾小管疾患

血管内溶血肾毒性物质(药物、造影剂、重金属、中草药等)可导致的急性肾小管坏死或凋亡,从而引起 AKI。

2.肾小球疾患

急性链球菌感染后肾炎、急进性肾炎、过敏性肾炎、狼疮性肾炎等。此类病例大都有原发病伴肾小球肾炎的临床表现。

3.肾血管病变

恶性高血压诱发的肾小动脉纤维素样坏死,常可导致急性肾功能恶化;弥散性血管内凝血可导致双肾皮质坏死。

4.肾间质病变

急性肾盂肾炎常伴肾小管及间质炎症;病毒感染如流行性出血热、恶性疟疾及药物变态反应所致急性间质性肾炎;肾移植后的排斥反应所致急性肾衰常见为间质和小血管病变。

(三)肾后性 AKI

各种原因引起的急性尿路梗阻可导致肾后性 AKI。肾后性 AKI 比较少见,临床上常出现突然的尿闭。如诊治及时,这类 AKI 往往可恢复。常见原因:尿道阻塞、神经性膀胱、输尿管阻塞等。

临床上急性肾损伤经常表现为少尿,肾后性少尿根据病史并完善相关辅助检查,不难诊断;但肾前性及肾性少尿诊断困难,表 7-2 可助鉴别。

表 7-2　肾前性及肾性少尿的鉴别诊断

	肾前性	肾性
尿比重	>1.018	<1.018
尿渗透压(mmol/L)	>600	<300
尿钠(mmol/L)	<20	>30
钠滤过分数	<1	>2
肾衰指数	<1	>2
尿蛋白	无/轻微	++~+++
尿沉渣	一般正常	颗粒管型、红白细胞、肾衰管型

三、病理生理

重症患者的 ARF 以肾缺血造成的 ATN 为主,下面主要介绍一下缺血后肾脏的病理生理学变化。

(一)肾血流动力学改变

肾血流动力学改变在 ATN 早期起主导作用,并且常常是始动因素。在失血性休克或血容量严重不足时,由于神经和体液调节作用,使血液重新分布,肾动脉收缩,肾血流量明显减少,肾灌注压降低和肾小球入球小动脉明显收缩,造成肾皮质缺血和 ATN 的发生。有时在大出血引起急性缺血性 ATN 的早期,虽经迅速补充血容量,肾血流量恢复,但 GFR 仍不恢复,这说明在 ATN 早期就存在肾内血流动力学改变和肾血流分布异常。这些肾血流动力学异常的病理生理基础考虑与下列各因素有关。

1.肾脏神经的作用

肾交感神经纤维广泛分布于肾血管及肾小球旁体。肾上腺素能活性增强引起肾血管收缩,导致肾血流量与肾小球滤过率(GFR)降低。在缺血性 ATN 时肾神经受到刺激后所引起肾血管收缩程度远超过对正常肾脏的刺激,说明 ATN 时血管对神经刺激的敏感性增加。但此种增强反应可被钙通道阻断剂所抑制,提示肾神经刺激所导致的肾血管收缩与肾血管平滑肌钙活性改变有关。

2.肾素-血管紧张素的作用

肾组织内有完整的肾素-血管紧张素系统。缺血性 ATN 时肾血液循环径路改变,多认为与肾组织内肾素-血管紧张素系统的激活,导致入球小动脉强烈收缩有关。但抑制肾素活性和拮抗血管紧张素 II 后仍可发生 ATN,表明其并非是 ATN 的决定性因素。

3.肾髓质淤血

在缺血型 ATN 模型中,可观察到肾髓质外区和皮质内区受损最为明显,且肾髓质淤血程度与 ATN 损害程度明显相关。髓质淤血缺氧首先累及袢升支粗段的肾小管细胞,由于袢升支粗段是一个高耗能区,对缺氧异常敏感,缺氧使小管细胞主动重吸收氯化钠的能力降低。袢升支粗段损伤还可以使 T-H 糖蛋白易在粗段中沉积,引起远端小管腔阻塞及管腔液外溢。故认为缺血性 ATN 时髓质淤血也是重要的发病因素之一。

(二)损伤因子在 AKI 中的作用

1.内皮素的作用

肾脏为高灌注器官,对缺血以及缺血再灌注损伤均很敏感。内皮素(ET)在肾脏功能的调控和肾脏疾病的发生发展中具有非常重要的作用,流行病学调查显示 ET_1 水平升高与早期肾功能障碍有关系。分子生物学实验证明肾脏原位产生的内皮素是在肾缺血再灌注损伤肾组织中 ET 的主要来源,同时提高 ET 与 ET 相关抗体的亲和力,使肾内 ET 的作用占主导地位,导致入球小动脉、出球小动脉和间质细胞的收缩及细胞内钙超载等改变,造成肾损伤。

2.一氧化氮的作用

一氧化氮与内皮素的效应正好相反,是一种血管扩张剂,能降低血管内皮 ET 的表达和活性,具有保护缺血性肾损害的作用;此外,一氧化氮能抑制TNF-α介导的中性粒细胞与上皮细胞的黏附,也能起保护作用。但是一氧化氮对细胞也有损害作用,其有害作用可能是由其代谢产物过氧化亚硝酸盐所介导,其本身还能降低上皮细胞的黏附作用,促使小管上皮细胞脱落,导致肾小管梗阻,加重缺血-再灌注损伤。

3.磷脂酶 A_2 的作用

磷脂酶 A_2 是对游离脂肪酸的释放和溶血磷脂聚集起支配作用的一种酶,其损伤作用与攻击细胞膜磷脂成分和通过使细胞膜功能紊乱引起有细胞毒性的溶血磷脂的积聚,使细胞膜完整性破坏有关。

四、AKI 的生化标志

ADQI 关于 AKI 诊断的建议指出,血肌酐和尿量是目前唯一可靠的检测指标,这两个指标也是目前 AKI 分级的依据,不幸的是,肌酐在肾功能变化的急性期并不是一项可靠的指标首先,众所周知,应用血肌酐评价肾功能可能并不十分准确并具有一定的局限性,血肌酐增加落后于 GFR 的下降(直到 50％以上的肾脏丧失功能血肌酐才可能会发生变化),不能实时反映 GFR;而且血肌酐受多种因素影响,如体重、代谢状态、药物或其他影响其产生的因素,因此肌酐是一个很差的生物标志物,不能早期诊断 AKI,更不能依据其鉴别病因。尿量更容易受到容量状态药物等非肾脏因素影响需要找到敏感而特异的 AKI 的生物标志物,以有助于早期诊断、鉴别诊断并判断预后。理想的诊断 AKI 的生物标志物是敏感、特异、便宜、非侵入性操作可获得性、能够实时评价 GFR。目前研究很多,主要的生物标志物包括以下几种。

(一)中性粒细胞明胶酶相关脂质运载蛋白

中性粒细胞明胶酶相关脂质运载蛋白(NGAL)是目前研究最多的新的预测 AKI 及其预后的生物标志物,但各研究报道的浓度差异很大,与导致 AKI 的临床过程有关。在肾脏发生缺血或受到肾毒性因素影响时,NGAL 合成增多并积聚于人的肾小管、血和尿中,是 AKI 发生后最早升高的生物标志物,且增高明显,有人称其为肾脏的肌钙蛋白。NGAL 受到其他疾病的影响:慢性肾脏疾病慢性高血压全身性感染,但在这些情况下其增加的水平低于 AKI 患者。故 NGAL 预测 AKI 敏感度高,但并不特异。尿 NGAL 是慢性肾脏疾病和严重程度的标志,用于鉴别 AKI 和慢性肾脏疾病很有价值。

(二)白细胞介素-18

白细胞介素-18(IL-18)是缺血性急性肾小管坏死的介质之一,对缺血性 AKI 更特异,且不受慢性肾脏疾病或尿路感染的影响,但也受共存情况的影响如内毒素血症、免疫损伤、铂中毒、炎症性肠病、系统性红斑狼疮时血浆中 IL-18 增高。

(三)肾损伤分子-1

肾损伤分子-1(KIM-1)是在缺血或中毒性 AKI 患者表达明显增加的一种跨膜蛋白质,与 NGAL 或 IL-18 联合用于诊断 AKI,单独诊断价值有限。在发生 AKI 的住院患者,尿中 KIM-1 用于预测临床预后如需要透析治疗或病死率。

(四)胱抑素-C

胱抑素-C 是所有有核细胞都能产生的半胱氨酸蛋白酶抑制剂,可以由肾小球自由滤过,肾小管重吸收,但与肌酐不同,其不能被肾小管分泌胱抑素-C 用于诊断 AKI 较血肌酐优越,且其在体内的生成很恒定,不受感染、饮食、性别、年龄或种族的影响,是判断 GFR 变化的更敏感的指标。

(五)肝型脂肪酸结合蛋白

主要在肾脏近曲小管表达经肾小球滤过,被近曲小管上皮细胞重吸收 4 小时时尿中肝型脂肪酸结合蛋白(L-FABP)水平是预测发生 AKI 的独立危险因素。

目前的基础研究及少量临床研究表明,这些新的生物标志物可能有更好的敏感度,并可能对 AKI 的病因进行区分,但所有这些指标尚处于评估阶段,距离临床应用仍有一段距离,而且不同于肌钙蛋白诊断心肌梗死,目前没有直接反映肾脏结构和功能变化的生物标志物。

五、预防和治疗

由于急性肾损伤常继发于全身低灌注、全身感染等全身或其他器官疾病,因此,其治疗的第一步是积极处理原发病,去除病因,控制感染,优化全身血流动力学,停止使用导致肾损害的药物,防止急性肾损伤进一步加重。

(一)预防

1.一级预防

一级预防是指原有或无慢性肾脏病(CKD)患者,没有急性肾损伤(AKI)的证据时,降低 AKI 发生率的临床措施。其保护措施如下。

(1)尽可能避免使用肾毒性药物。

(2)早期积极补充液体可减轻肌红蛋白尿的肾毒性,预防 ARF/AKI,对照研究未能证实甘露醇与碱化尿液有效。

(3)危重患者预防 ARF/AKI 时,胶体溶液并不优于晶体溶液。

(4)及时有效的 ICU 复苏可降低 ARF/AKI 发生率。

2.二级预防

二级预防是指原有一次肾损伤的情况下预防附加二次损伤,初次损伤进展时很难区分初次与二次损伤,预防的目标是防止初次损伤的二次打击,改变初次损伤的自然结果,也是我们临床常规说的治疗。ADQI 临床建议和指南如下。

(1)必须避免低血压,SAP>10.7 kPa(80 mmHg),支持心排血量、平均动脉压和血管内容量以保持肾灌注,有利于肾功能恢复,当需要血管加压药逆转全身性血管扩张时(如脓毒症休克)首选去甲肾上腺素。

(2)选择性改变肾血流量的药物,目前未显示能改变 ARF 的自然后果,包括多巴胺、心房利尿钠钛(ANP)、脑利尿钠肽(BNP)等。

(二)肾替代治疗

肾替代治疗(renal replacement therapy,RRT)是严重 AKI 的主要治疗措施,方法主要模仿已成形的终末期肾病(ESRD)的 RRT。但 AKI 患者血流动力学更不稳定,分解代谢更旺盛,更需要加强营养治疗,需要更多的液体摄入,这些均需要不同的治疗模式。而且,AKI 不仅要关注患者的短期病死率,还要最大限度地恢复其肾功能,如何进行 RRT 对患者预后有直接影响。关于透析时机、透析剂量、透析方式的选择仍是目前 AKI 临床研究的重点。

第二节 尿 路 结 石

一、上尿路结石

上尿路结石包括肾脏结石和输尿管结石,当结石在肾盂内活动,特别是在肾盂出口处突然引起梗阻即而出现肾绞痛,输尿管结石绝大多数是肾结石排入输尿管,突然引起输尿管痉挛、梗阻、出现绞疼而就诊,是泌尿外科常见的急症之一。

(一)病因

1.形成机制

上尿路结石多是在肾脏形成,有一个核心,由尿中的晶体,基质物质慢慢沉积于核心上而形成的,分为代谢性结石及感染性结石。

(1)代谢性结石:由于代谢紊乱所致。如甲状旁腺功能亢进、高尿钙症、高尿酸尿症、高草酸尿症等。这些高浓度物质易损害肾小管,使尿中基质物质增多,盐类析出形成结石。

(2)感染性结石:由于某些细菌产生尿素酶,分解尿中尿素产生氨,使尿液碱化,尿中磷酸盐、尿酸铵等相对处于过饱和状态发生沉积形成结石。

(3)原发性输尿管结石是很少见的,绝大部分是由肾结石排入输尿管,在输尿管有狭窄,炎症、肿瘤、憩室等病变时易生长结石。

2.形成因素

(1)流行病学因素:包括年龄、性别、职业、饮食成分、气候、水源、饮水习惯、地区、遗传等。如上尿路结石好发于青壮年男性,下尿路结石好发于老年及儿童,我国南方结石多见。

(2)尿液因素:包括以下几个方面。①尿量减少:饮水少、出汗多尿就减少,使尿中盐类和有机物质相对浓度增高,沉积易形成结石。②尿酸碱度改变:尿酸结石易在酸性尿中形成,感染性结石易在碱性尿中形成。③尿中形成结石的物质增多:长期卧床、甲状旁腺功能亢进、肾小管酸中毒等均可使尿钙增高。④尿中抑制晶体形成的物质减少:如枸橼酸、焦磷酸盐、镁、酸性黏多糖、某些微量元素等。

（3）尿路梗阻：梗阻使尿液排出不畅，导致尿中晶体及基质易沉积形成结石。

（4）尿路感染：细菌、感染产物、坏死组织均是形成结石的核心。

（5）尿路异物：尿路内存留的异物容易使尿中晶体基质沉积于异物上形成结石。如长期留置导尿管、不吸收的缝线、放入尿路的其他异物等均可产生结石。

（二）病理

结石引起的病理变化与结石的部位、大小、数目、继发感染、梗阻程度等因素有关，可引起损伤、梗阻、感染及癌变。

1.直接损伤

结石刺激可损伤黏膜，充血、水肿、破溃、出血。

2.梗阻

肾盏结石引起肾盏颈部梗阻产生肾盏积水，肾盂内结石可引起肾盂出口梗阻而产生肾积水，梗阻不解除肾积水加重，肾功能逐渐减退最后功能丧失。当结石停留在输尿管内时，可引起急性完全性梗阻或慢性不完全性梗阻。前者可引起肾损伤、肾萎缩、功能丧失。而后者可引起肾积水，皮质变薄，功能下降逐渐丧失。若双侧结石梗阻，最后可产生肾功能衰竭导致尿毒症而死亡。

结石进入输尿管时常停留或嵌顿于输尿管生理狭窄处，即肾盂输尿管连接处、输尿管跨越髂血管处及输尿管膀胱连接处。由于输尿管内径自上而下由粗变细，所以输尿管结石在下段最为多见。

3.感染

结石、损伤及梗阻都易导致感染，而感染、梗阻与结石三者互为因果关系，结石引起梗阻与感染，而感染与梗阻又使结石不断增大形成鹿角状结石。

4.癌变

结石的长期慢性刺激促使癌变。由结石刺激而癌变者多为鳞状上皮瘤，恶性程度高。

（三）临床表现

1.腰腹痛

主要是由于结石在肾盂内或者输尿管活动引起梗阻时突然产生肾绞痛，疼痛剧烈难忍，同时伴有放射痛，向腰背部、下腹部、睾丸、阴囊、阴唇及大腿内侧放射。绞疼时可伴有恶心、呕吐。

2.血尿

根据结石对黏膜的损伤程度不同,在绞疼时出现肉眼或镜下血尿,镜下血尿较常见。有时活动后镜下血尿是结石的唯一症状。

3.尿路感染症状

尿痛、尿急、尿频、发热等。

4.急性肾功能减退

孤立肾或双侧结石突然发生完全性梗阻可导致无尿。一侧结石引起完全性梗阻可导致单侧急性肾功能减退。

(四)诊断

1.病史

在活动后有时在睡眠时突然发生肾绞疼伴放射痛和血尿。

2.查体

肾区有叩击痛,无明显腹膜刺激征。

3.实验室检查

(1)血常规:正常。

(2)尿常规:有多少不等的红细胞。

4.B超检查

B超检查可清楚地探到结石、大小、数目、肾积水的程度。

5.X线检查

(1)平片:95%的上尿路结石可在X光平片看到结石的大小、数目等。

(2)静脉尿路造影:进一步证实结石的大小、位置、数目,肾积水的程度,有无尿路狭窄,肾功能的变化。

(3)逆行尿路造影:若静脉肾盂造影显影不良酌情进行逆行肾盂造影。检查时注意无菌操作以防感染。

6.CT检查

CT检查可现示不透光的结石和肾积水的程度。

(五)临床治疗

要根据结石的大小、位置、数目、肾功能和全身情况,有无确定的病因,有无代谢异常,有无梗阻和感染及其程度来确定治疗方案。目前90%左右的上尿路结石可不再采用传统的开放手术治疗。

1.保守治疗

结石直径<0.6 cm、光滑,大多数经保守治疗可自行排出,若以前有过排石史才则可能排出更大的结石。

(1)镇静止痛:上尿路结石发作时疼痛较为明显,可肌内注射黄体酮、阿托品、度冷丁等,疼痛轻者可口服曲马朵等止痛药,也可用针灸、耳针缓解疼痛。伴有恶心、呕吐时加用止吐药。

(2)中西医排石治疗:中药或者中成药可帮助排石。

(3)大量饮水:以增加尿量促进排石。保持每日尿量在2 000 mL以上,这样可降低尿中形成结石物质的浓度,减少晶体沉积,是预防结石形成和长大的有效方法。由于恶心、呕吐不能喝水的患者给予静脉输液。

(4)加强运动:适当的活动,跑、跳能促进排石。

(5)应用抗生素:结石、感染及梗阻三者互为因果,应用抗菌药物对预防及治疗感染都是必要的。

(6)调节尿的pH:如尿酸、胱氨酸结石易在酸性尿中形成,可口服小苏打、枸橼酸合剂等碱化尿液起到治疗和预防作用。对感染性结石,易在碱性尿中形成,可口服氯化铵酸化尿液来治疗和预防此类结石。

2.体外震波碎石

除尿路有梗阻、妊娠等情况外,>0.5 cm而<2 cm的结石均可行体外震波碎石(ESWL)。输尿管各段结石均可行ESWL,在输尿管结石发作期、双输尿管结石、产生急性梗阻无尿时也可进行急症ESWL。ESWL可与经皮肾镜及输尿管肾镜联合应用成功率更高。少数患者虽经本方法治疗效果不佳仍需开放手术治疗。

3.手术治疗

上尿路结石只有在引起完全梗阻、肾功能明显受损时考虑急症手术治疗,目的是解除梗阻、保护肾功能。

(1)腔内手术治疗:治疗方案有以下几种。

应用经皮肾镜:经腰背部细针穿刺入肾盂,然后扩张至肾内通道,放入肾镜于直视下取石或超声碎石。肾积水越明显成功率越高。

输尿管套石术:经膀胱镜插入套石篮或环状输尿管插管套取结石,适用于<0.8 cm的中、下段输尿管结石。输尿管上段结石套石成功率不高,套石在牵拉时可损伤输尿管黏膜或撕裂输尿管。

输尿管镜肾镜取石或碎石术:经尿道、膀胱将此镜放入输尿管内,直视下将小的结石可取出,大的结石可用超声或液电效应等碎石后取出。取石的成功率随结石的部位的上移而降低。此法可有损伤输尿管、穿孔、狭窄、膀胱输尿管反流等并发症。

(2)开放手术治疗:要根据结石的位置,大小,数目及肾盂大小来确定手术方案。

肾盂切开取石术:适用于肾外肾盂,结石在肾盂内,直接发将肾盂切开取石。

输尿管切开取石术:适用于非开放手术治疗无效或合并有梗阻因素,有感染等情况。手术的经路要根据结石的部位来选择。

肾切除术:结石引起肾脏严重破坏,丧失功能或合并肾积脓,癌变而对侧肾功能良好可行肾切除术。

双肾取石处理:根据结石、肾功能及全身情况决定。原则上应尽可能多保留肾脏功能,一般先处理易于取石和安全的一侧。若肾功能极坏,梗阻严重,全身情况差宜先行肾造瘘,待情况改善后再处理结石。

双侧输尿管结石:先处理梗阻严重的一侧。条件许可可同时处理双侧结石。一侧输尿管结石对侧肾结石时先处理输尿管结石。双侧结石引起急性完全性梗阻无尿时可根据全身情况及时施行手术、体外震波碎石、插输尿管导管引流或肾造瘘等。

二、下尿路结石

下尿路结石多见于儿童及老年人。男性多发,男女之比为 24:1,这是由于男性尿道长,弯曲及前列腺疾患有关。不过膀胱结石在我国发病率较前明显降低。

(一)膀胱结石

1.病因

膀胱结石包括原发性膀胱结石和继发性膀胱结石,大部分是继发性,由上尿路结石排入膀胱内逐渐长大而形成的。原发性膀胱结石多见于老年男性,与以下因素有关。

(1)尿路梗阻使尿液滞留:如尿道狭窄、前列腺增生症、膀胱颈口硬化症、膀胱憩室等。

(2)感染:感染与结石互为因果关系。

(3)异物:膀胱内异物易引起尿盐沉积,形成结石。

2.病理

结石对膀胱和尿道黏膜的机械性刺激引起慢性炎症,使黏膜充血、水肿、溃疡、出血及癌变。癌变多见鳞状上皮癌,恶性程度高。膀胱结石长期梗阻膀胱颈口,产生膀胱壁代偿性肥厚,小梁、憩室形成。膀胱失代偿后引起尿液反流,产生输尿管及肾积水,肾功能下降,引起肾后性肾功能衰竭,并极易合并感染,引起膀胱炎、肾盂肾炎加重对肾功能的损害。

3.临床表现

膀胱结石的典型症状是排尿时尿流突然中断,阴茎剧痛,用力欲尿不成,痛苦万分。经跑、跳及改变姿势后能缓解继续排尿,可同时排有血尿。若合并感染可产生尿频、尿急、尿痛更加重。长期排尿困难,腹压增加,可产生脱肛及疝。膀胱颈口有梗阻疾患并结石时排尿困难更加重或伴感染症状。若结石位于憩室内,常无上述症状,表现为尿路感染。

4.诊断

(1)病史:排尿时尿流中断,尿末剧痛等典型症状。

(2)查体:双手触诊有时可触及结石。

(3)化验:尿常规有红细胞、白细胞或脓细胞。

(4)B超:能显示结石声影,可同时发现前列腺增生症。

(5)X线检查:平片绝大多数结石可显影,并同时注意有否肾输尿管结石。

(6)膀胱镜检查:用以上方法不能确诊时可行膀胱镜检查确诊。

5.临床治疗

手术治疗为主并同时治疗病因及感染。

(1)膀胱碎石钳:适宜直径<2 cm 的结石。

(2)超声、爆破、液电或激光碎石。

(3)耻骨上膀胱切开取石术:适用于较大的、坚硬结石或有梗阻因素引起的结石,应同时给予处理纠正。若病程较长,手术应注意膀胱有无病变,取活检排出癌变的可能。

(二)前尿路、后尿路结石

1.病因

绝大多数来自肾及膀胱,尿道憩室、狭窄或异物存留时,可在尿道内形成结石。

2.病理

结石主要引起梗阻及感染,导致尿道炎、尿道周围炎、脓肿或破溃形成尿瘘,长期梗阻及感染可导致肾功能损害。

3.临床表现

排尿困难,排尿呈点滴状伴尿痛,尿频,有时发生急性尿潴留。并发感染时尿道口可流出脓或血性分泌物。

4.诊断

(1)病史:男孩突然发生的排尿困难,每次排尿因疼痛而哭闹者。

(2)查体:前尿道尿石沿尿道可触及到结石,后尿路结石有时肛诊可触及。

(3)尿道探子检查:尿道探子探通尿道时,可有结石的阻挡感及摩擦感。

(4)X线检查:①平片可看到结石的位置、大小、数目等;②尿道造影可同时显示尿道的病变,如憩室、狭窄等。

5.临床治疗

根据结石的大小及部位采取不同的方法治疗。

(1)前尿路结石:舟状窝处结石可看到,可用钳子挟取结石。若尿道外口小结石取不出,可给予尿道外口切开取石。阴茎部尿道较小的结石,可由尿道注入滑润剂,多饮水以助排石。若结石较大亦可用尿道探子将结石推至球部尿道,经会阴道切开尿道取出结石。耻骨上膀胱造瘘引流尿液,待尿道愈合后排尿通畅再拔掉造瘘管。

(2)后尿路结石:用尿道探子将结石推入膀胱,按膀胱结石处理。有尿道狭窄或憩室给予同时处理。

第三节 输卵管异位妊娠

输卵管妊娠是指卵子在输卵管壶腹部受精后形成的受精卵因某些原因在输卵管被阻,不能正常在子宫腔内着床,而在输卵管的某一部分着床、发育。输卵管妊娠是最常见的异位妊娠,占异位妊娠的 95%～98%。其中输卵管壶腹部妊娠又最多见,占输卵管妊娠的的 50%～70%,其次为输卵管峡部妊娠,占 25%～30%。高危因素包括前次异位妊娠史、性传播疾病史、盆腔炎史(PID)、吸烟、宫内节育器(IUD)的应用等。

一、病因

导致输卵管异位妊娠的病因众多,其中最主要的原因为输卵管的部分阻塞或纤毛受损,导致受精卵不能正常通过输卵管,中途受阻而着床于输卵管。

(一)输卵管因素

1.输卵管炎症

可分为输卵管黏膜炎和输卵管周围炎,两者均为输卵管妊娠的常见病因。输卵管黏膜炎,轻者输卵管黏膜粘连和纤毛缺损影响受精卵的运行而在该处着床。输卵管周围炎病变主要在输卵管的浆膜层或浆肌层,常造成输卵管周围粘连,输卵管扭曲、管腔狭窄、管壁肌蠕动减弱,影响受精卵的运行。淋菌及沙眼衣原体所致的输卵管炎常累及黏膜,而流产或分娩后感染往往引起输卵管周围炎。特别是沙眼衣原体(CT)感染,有报道称 CT 感染后因无症状,未经治疗,将有40%的女性将发生异位妊娠。

2.输卵管手术

(1)输卵管绝育术后若形成输卵管再通或瘘管,均有导致输卵管妊娠的可能,据报道 10%的异位妊娠发生在输卵管绝育术患者。尤其是腹腔镜下电凝输卵管绝育及硅胶环套术的患者。

(2)因不孕经接受过输卵管分离粘连术,输卵管成型术,如输卵管吻合术、输卵管开口术等。

(3)曾患过输卵管妊娠的妇女,再次发生输卵管妊娠可能大,不论是输卵管切除或保守性手术后,再次输卵管妊娠的发生率为 10%～20%。

3.输卵管发育不良或功能异常

(1)输卵管发育不良常表现为输卵管过长,肌层发育差、黏膜纤毛缺乏。其他还有双输卵管、憩室或有副伞等,均可成为输卵管妊娠的原因。

(2)输卵管功能受雌、孕激素的调节,若雌孕激素分泌失常,可影响受精卵的正常运行。或者使用口服避孕药时降低了输卵管的活性,导致受精卵运送延迟。

(3)精神因素也可引起输卵管痉挛和蠕动异常,干扰受精卵的运送。

(二)受精卵游走

卵子在一侧输卵管受精,受精卵经宫腔或腹腔进入对侧输卵管称受精卵游走。移行时间过长,受精卵发育增大即可在对侧输卵管内着床形成输卵管妊娠。

(三)放置宫内节育器

虽然宫内节育器(IUD)本身并不增加异位妊娠的发生率,但是 IUD 使用者避孕失败时异位妊娠的发生率高。随着 IUD 的广泛应用,异位妊娠发生率增高,其原因可能是由于使用 IUD 后的输卵管炎所致。另一方面,由于放置宫内节育环的异物反应,引起宫内白细胞及巨噬细胞大量聚集,改变了宫内环境,妨碍了孕卵着床,但不能完全阻止卵子在输卵管内的受精和着床,因此使用IUD者一旦妊娠,则异位妊娠机会相对增加。

(四)辅助生育技术

从最早的人工授精到目前常用促排卵药物应用,以及体外受精-胚胎移植(IVF-ET)或配子输卵管内移植(GIFT)等,均有异位妊娠发生,且发生率为5%左右,比一般原因的异位妊娠发生率高。其发生率高多与不孕患者多合并输卵管功能异常密切相关。辅助生殖技术(ART)发生异位妊娠的高危因素有术前输卵管病变、盆腔手术史、移植胚胎的技术因素、置入胚胎的数量和质量、激素环境、胚胎移植时移植液过多等。除常见的异位妊娠外,辅助生殖技术(ART)周期还可发生各种罕见的特殊部位妊娠,如输卵管间质部妊娠(2%~6%)、异位多胎妊娠、多胎不同部位妊娠等。

(五)盆腔肿物

输卵管因周围肿瘤如子宫肌瘤或卵巢肿瘤的压迫,特别是子宫内膜异位症引起输卵管、卵巢周围组织的粘连,也可影响输卵管管腔通畅,使受精卵运行受阻。

(六)其他

也有研究认为胚胎本身的缺陷、人工流产、吸烟等也与异位妊娠的发病有关。

二、病理生理

(一)输卵管妊娠的变化与结局

由于输卵管管腔狭小,管壁薄且缺乏黏膜下组织。其肌层远不如子宫肌壁厚和坚韧,妊娠时输卵管内膜对受精卵缺乏抵抗,因此受精卵植入于内膜下的肌层和靠近浆膜的结缔组织,基本上没有蜕膜反应,也没有对滋养细胞的抵抗,因此滋养细胞侵入局部血管并产生出血。因此,当输卵管妊娠发展到一定时期,将发生以下情况。

1.输卵管妊娠流产

多见于输卵管壶腹部妊娠,发病多在妊娠8周以后。受精卵种植在输卵管黏膜皱襞内,由于输卵管妊娠时管壁蜕膜形成不完整,常易发生流产。若形成输卵管完全流产,出血一般不多。若形成输卵管不全流产,导致反复出血,形成输卵管血肿或输卵管周围血肿或盆腔积血,量多时流入腹腔。

2.输卵管妊娠破裂

多见于输卵管峡部妊娠,发病多在妊娠6周左右。短期内即可发生大量腹腔内出血使患者陷于休克,亦可反复出血,在盆腔内与腹腔内形成血肿。输卵管间质部妊娠虽少见,但后果严重,其结局几乎全为输卵管妊娠破裂。由于此处血运丰富,其破裂犹如子宫破裂,症状极为严重,往往在短时期内发生大量的腹腔内出血。

3.陈旧性宫外孕

输卵管妊娠流产或破裂,若内出血停止,病情稳定,胚胎死亡可逐渐吸收。但反复内出血所形成的盆腔血肿如果不能及时消散,血肿机化变硬并与周围组织粘连,则形成陈旧性宫外孕。

4.继发性腹腔妊娠

输卵管妊娠流产或破裂,一般囊胚从输卵管排出到腹腔内,多数死亡,但偶尔也有存活者,若存活的胚胎绒毛组织排至腹腔后重新种植而获得营养,可继续生长发育,继发腹腔妊娠。

(二)子宫的变化

输卵管妊娠和正常妊娠一样,滋养细胞产生的 HCG 维持黄体生长,使甾体激素分泌增加。因此月经停止来潮,子宫增大变软,子宫内膜出现蜕膜反应。若胚胎死亡,滋养细胞活力消失,蜕膜自宫壁剥离而发生阴道流血或阴道排出蜕膜管型;子宫内膜的形态学改变呈多样性,除内膜呈蜕膜改变外,若胚胎死亡已久,内膜可呈增生期改变,有时可见阿-斯反应,这种子宫内膜超常增生和分泌的反应可能为甾体激素过度刺激所引起,虽对诊断有一定价值,但并非输卵管妊娠时所特有。此外,胚胎死亡后,部分深入肌层的绒毛仍存活,黄体退化迟缓,内膜仍可呈分泌反应。

三、输卵管妊娠的临床表现及体征

(一)临床表现

1.停经

一般有 6~8 周的停经史,但是有些患者因为发病时停经时间短,或出现少量阴道流血,误以为是月经来潮,故有 20%~30%的患者无明显停经史。

2.腹痛

腹痛为输卵管异位妊娠的主要症状,常为患者就诊原因。如输卵管妊娠未流产或破裂时,因增大的胚胎膨胀输卵管,多为一侧下腹隐痛或酸胀感;流产或破裂时,突发一侧下腹部撕裂样痛,伴恶心、呕吐;血液积聚于子宫直肠陷凹时,出现肛门坠胀感;如出血后局限,则表现为一侧下腹痛;如出血增多,可扩散至全腹,引起全腹疼痛,当刺激膈肌时甚至可引起肩胛部放射性痛及胸部疼痛。

3.阴道流血

胚胎受损或死亡后常有不规则阴道流血,表现为短暂停经后的阴道流血,一般量少,点滴状,色暗红或深褐色,可伴蜕膜管型或碎片。而约有 5% 的患者表现为大量阴道流血,似月经量。通常阴道流血量与晕厥、休克程度不成正比。

4.晕厥与休克

由于输卵管妊娠破裂造成腹腔内急性出血及剧烈腹痛引起,特别是输卵管间质部妊娠破裂,其破裂犹如子宫破裂,常因大出血而发生严重休克。

(二)体征

1.一般情况

腹腔内出血多时,患者呈贫血貌,脉快而细弱,血压下降,心动过速,晕厥甚至休克。体温一般不高,出血时间长,因腹腔内血液吸收可发热,但不超过 38 ℃。

2.腹部检查

输卵管妊娠未破裂时一侧下腹可有压痛和反跳痛,腹肌紧张不明显,有时可在相应部位触及压痛性包块;当输卵管妊娠破裂时,出血多时可有移动性浊音(叩诊);当输卵管妊娠流产或破裂后血肿形成较久,与周围组织器官粘连时形成质实、触痛包块。

3.盆腔检查

子宫稍大而软,内出血多时子宫有漂浮感;输卵管妊娠未流产或破裂时,在子宫侧方可触及小包块及轻压痛,流产或破裂后,因内出血,有后穹隆饱满及触痛;宫颈举痛,为宫颈活动时引起腹膜的拉扯痛;因一侧出血,形成血性包块,包块较大时可将子宫推向对侧。

四、输卵管妊娠的诊断

根据病史、症状、体征、妇科检查、辅助检查进行判断。

(一)人绒毛膜促性腺激素监测

尿人绒毛膜促性腺激素(HCG)弱阳性可行初步确定妊娠。一般宫内妊娠血 β-HCG 每日增长 66%,输卵管异位妊娠时因 HCG 增长速度<66%,故动态

监测血 β-HCG 发现此种现象时应高度怀疑异位妊娠。

(二)经阴道 B 超

当高度怀疑异位妊娠时,经阴道 B 超(transvaginal ultrasound,TVS)是首要的诊断性检测。当 HCG 达到 1 500 U 时不管是宫内妊娠还是宫外妊娠,妊娠囊是可见的,一般在妊娠 5～6 周时。当 TVS 见子宫增大而未见孕囊,而附件区异常回声,且有妊娠囊及胎心搏动时可确诊异位妊娠。如已经流产或破裂则无回声,结合临床症状、体征及动态血 β-HCG,直肠子宫陷凹见混合回声伴积液也可诊断。

(三)穿刺

可行阴道后穹隆穿刺及腹腔穿刺。当内出血时,血液积聚在盆腔最低点——直肠子宫陷凹,可于后穹隆穿刺出陈旧性不凝血,而当血肿形成或粘连包裹血液时,可抽吸不出不凝血。当出血较多时,出现移动性浊音,可直接经下腹壁穿刺。

(四)腹腔镜探查

腹腔镜探查是诊断早期未破裂或未流产型输卵管妊娠的金标准,且既能起到诊断,又起到治疗的作用,而当出血量多或严重休克时不建议使用。术中可见输卵管肿胀呈紫蓝色,表面血管怒张,腹腔积血。

(五)子宫内膜病理学检查

诊断性刮宫后病理见蜕膜而无绒毛时可排除宫内妊娠,由于带有一定的创伤性,一般不作为常规检查手段。

五、输卵管妊娠的治疗

根据输卵管妊娠的病情缓急、严重程度可采取相应的处理,治疗手段:期待治疗,药物治疗,手术治疗。输卵管妊娠的治疗以往多主张采用手术治疗,近年来由于高敏感性放免测定血 β-HCG 及高分辨率阴超和腹腔镜的开展,输卵管妊娠早期诊断率显著提高,保守治疗方案越来越广泛,发达国家未破裂输卵管妊娠的早期诊断率已达 88%。

(一)期待治疗

当患者病情稳定,无症状,无腹腔内出血或出血极少,无包块或包块直径 < 3 cm,血 β-HCG 起始值 < 1 000 U/L,且呈下降趋势,随访方便、可靠,由超声诊断的异位妊娠患者可行期待疗法。一个观察性的研究显示 478 名妇女实行期

待疗法后处理异位妊娠的成功率可达 67%。

(二)药物治疗

1.适应证

(1)早期异位妊娠,要求保留生育功能的年轻患者。

(2)无药物禁忌证(无药物过敏,肝肾功能和血象正常)。

(3)输卵管妊娠未破裂或未流产。

(4)输卵管包块直径≤4 cm;血 β-HCG<2 000 U/L。

(5)无明显内出血的患者。

2.禁忌证

(1)B 超见胎心搏动。

(2)严重肝肾功能不全。

(3)凝血功能障碍。

(4)严重腹腔内出血。

(5)输卵管间质部妊娠。

3.机制

主要治疗药物有甲氨蝶呤(MTX),中药治疗,5-Fu,顺铂,氯化钾,天花粉、高渗糖、米非司酮等。其中最常用的治疗药物为甲氨蝶呤,其机制为 MTX 为抗叶酸代谢类药物,通过抑制二氢叶酸还原酶而影响四氢叶酸的生成,阻止嘌呤和嘧啶的合成,抑制核糖核酸和脱氧核糖核酸的生成。MTX 为滋养细胞高度敏感的化疗药物,能抑制滋养细胞增生,破坏绒毛,使胚胎绒毛组织变性坏死,从而使胚胎组织坏死、脱落、吸收。可全身用药也可局部用药。以下主要以 MTX 为例讲解。

4.方案

分为全身给药及局部给药。根据检测血 β-HCG 的变化来观察疗效。

(1)全身给药:又分为多次给药和单剂量给药。多次给药:于第 1 天、第 3 天、第 5 天、第 7 天分别肌内注射 MTX 1 mg/kg,而第 2 天、第 4 天、第 6 天、第 8 天分别肌内注射四氢叶酸0.1 mg/kg。其优点为杀胚疗效高,有资料报道多剂量经肌肉给药的 MTX 方案与腹腔镜造口术清除异位妊娠病灶的成功率相似。单剂量给药:一次性给予 MTX 50 mg/m²。其优势为给药方便,依从性好。但清除异位妊娠病灶成功率不高,血清 β-HCG 下降缓慢。常需再次补加 MTX。

(2)局部给药:为腹腔镜下或者 B 超下于输卵管妊娠部位抽吸囊胚液后直接注入 MTX 25~50 mg。局部用药的优点是用药剂量小,浓度高,直接杀死胚胎组织,全身药物分布少,不良反应轻,疗程短。但临床操作难度大,需要专业的妇产科医师在有条件的医院施行。

5.治疗失败指标

(1)血 β-HCG 持续不降或升高。

(2)包块持续存在或增大。

(3)腹腔内出血加重。

(三)手术治疗

1.适应证

(1)输卵管间质部妊娠。

(2)生命体征不稳定或严重的腹腔内出血者。

(3)有腹腔内出血而诊断不明确者。

(4)期待疗法或药物治疗失败者。

(5)期待疗法或药物治疗禁忌者。

(6)病情不严重,但随诊不可靠者。

(7)异位妊娠有进展者(血 β-HCG 高水平,或进行性升高,附件区包块增大)。

(8)有绝育要求者。

(9)方案:分为根治性的输卵管切除术及保守性的保留输卵管手术。

(10)根治性手术:即切除有异位妊娠病灶侧输卵管,可快速清除病灶,治疗效果好,但患者失去一侧输卵管,多不用于对侧输卵管已切除或有病变的有生育要求妇女。而输卵管间质部妊娠较特殊,其破裂时犹如子宫破裂。因其部位的特殊性,间质部妊娠应行部分子宫切除术或全子宫切除术。

(11)保守性手术:保留患侧输卵管,多适用于有生育要求的年轻妇女,特别是对侧输卵管已切除或有明显病变者,且在输卵管妊娠流产或已有破裂前,或已流产或破裂但出血不多时采用。方法:输卵管伞部妊娠者采用输卵管挤压出胚胎;输卵管壶腹部妊娠者采用切开取胚后缝合术;输卵管峡部妊娠者采用病变节段切除并端端吻合术。

2.手术途径

手术途径分为腹腔镜手术及开腹手术。一般生命体征不稳定或严重腹腔内出血患者多采用急诊开腹手术,输血输液的同时,快速进入腹腔,行仔细迅速的腹腔检查,取出妊娠产物,血凝块和游离血液,多行输卵管切除术或切开取胚术。而随着输卵管妊娠的早期诊断,输卵管未破裂或流产者,及早期病灶较小者行腹腔镜手术治疗的情况逐渐增多,其在诊断的同时可行治疗,并具有创伤小、恢复快等优点。

六、预防

(1)积极早期治疗输卵管炎、盆腔炎。

(2)尽量减少宫腔操作。

(3)不全流产应尽早清宫避免宫腔粘连及感染。

(4)对有盆腔炎、不孕、IUD 使用者或曾患异位妊娠者,一旦停经应密切注意,做到早期诊断、早期治疗。

(5)异位妊娠术后应积极抗炎。

第四节　子宫颈撕裂

子宫颈撕裂是分娩或晚期流产后立即发生的宫颈前唇或后唇损伤,是一种少见的并发症,常发生于初产妇和产程延长者。妇科手术损伤也是其常见的原因。

一、原因

(1)既往分娩中有陈旧性损伤、瘢痕或宫颈锥形切除、电铬、宫颈缝合后,在持续压迫下易发生宫颈裂伤。

(2)不恰当地使用催产素致宫缩过强或应用胎头吸引器。

(3)妇科手术操作过程中,操作误伤宫颈。

(4)产程延长,宫颈受压迫缺血,合并宫缩过强时易出现宫颈裂伤。

(5)宫颈先天性发育异常者。

二、临床表现

胎儿娩出后宫缩良好而阴道持续流鲜血应立即想到可能有子宫颈裂伤。在良好的照明下,进行阴道检查。用阴道拉钩暴露宫颈,用 2～3 把无齿宫颈钳夹住并牵引宫颈,顺时针顺序检查,尤其注意子宫颈两侧,如发现宫颈裂伤超过 2 cm,或未超过但有活动性出血者可诊断。妇科手术操作过程中可见宫颈裂伤处活动性出血可诊断。

三、诊断

(1)有急产、宫颈水肿或者阴道手术操作史,出现胎儿娩出后宫缩良好而阴道持续流血者。

(2)阴道检查发现子宫颈,尤其宫颈两侧裂伤超过 2 cm,或者未超过但有活动性出血者。

四、治疗

(1)宫颈轻度裂伤,深度不超过 1 cm,无活动性出血者可待其自然愈合。如裂伤深度较大或者有活动性出血者应立即缝合。其处理要点:用两把无齿宫颈钳夹住宫颈前后唇,充分暴露宫颈裂伤的深部和顶端,看到裂伤的顶端后用 1 号可吸收线间断缝合。第一针一定要缝合在裂口上 0.5 cm,以利于结扎回缩的血管断端而止血。最后一针要距宫颈外口 0.5 cm,以免产后宫颈口回缩而狭窄。创面出血者可用 1∶250 去甲肾上腺素盐水压迫或电凝止血。

(2)出血过多或休克时,应及时输血、补液抢救。

(3)术后抗感染治疗。

(4)如裂伤达子宫下段,应立即开腹探查。

五、预防

(1)产时正确指导产妇在宫口开全后再向下屏气。

(2)产前详细地了解病史,检查宫颈有无瘢痕、创伤史,掌握阴道分娩适应证。

(3)阴道手术时应手法轻柔、细致以免损伤宫颈。手术后常规检查宫颈有无损伤。

参 考 文 献

V

[1] 陈海英,李彩霞.急危重症护理案例解析[M].石家庄:河北科学技术出版社,2020.

[2] 侯希炎.急危重症救治精要[M].福州:福建科学技术出版社,2019.

[3] 杨秀娟.实用临床急危重症诊治[M].长沙:湖南科学技术出版社,2020.

[4] 戴琳琳.临床疾病危重症诊疗与护理[M].天津:天津科学技术出版社,2020.

[5] 黄征.急危重症医学科临床实践[M].福州:福建科学技术出版社,2020.

[6] 周淑芬.临床急危重症救治学[M].长春:吉林大学出版社,2020.

[7] 屈纪富.新编急危重症学[M].昆明:云南科技出版社,2019.

[8] 马景贺.新编急危重症医学[M].天津:天津科学技术出版社,2019.

[9] 刘建国.临床急危重症救治精要[M].北京:科学技术文献出版社,2020.

[10] 梁名吉.消化内科急危重症[M].北京:中国协和医科大学出版社,2018.

[11] 魏士海.临床常见急危重症诊断与急救[M].汕头:汕头大学出版社,2020.

[12] 任宏生.实用临床急危重症监测治疗学[M].西安:西安交通大学出版社,2018.

[13] 徐金燕.急危重症诊疗与监护[M].天津:天津科学技术出版社,2019.

[14] 李坤.临床危重症救治与监护[M].长春:吉林大学出版社,2020.

[15] 陈月华.急危重症处理流程[M].长春:吉林科学技术出版社,2018.

[16] 曹江红.常见急危重症临床诊断与处理[M].天津:天津科学技术出版社,2020.

[17] 鄢涛.当代急危重症诊疗学[M].天津:天津科学技术出版社,2020.

[18] 张在其,黄子通.急危重病临床救治[M].武汉:湖北科学技术出版社,2020.

[19] 白静.临床急危重症救治要点[M].天津:天津科学技术出版社,2020.

[20] 陈宁南.急危重症诊疗指南[M].天津:天津科学技术出版社,2019.

[21] 李王安.急诊创伤与危重症治疗[M].北京:科学技术文献出版社,2020.

[22] 林楠.急危重症救护精要[M].北京:中国纺织出版社有限公司,2019.

[23] 罗柱文.临床急危重症诊治与护理[M].北京:中国纺织出版社,2020.

[24] 田锦勇.现代急危重症临床救治[M].北京:科学技术文献出版社,2020.

[25] 罗社文.急危重症救治学[M].长春:吉林大学出版社,2019.

[26] 潘华明.实用急危重症救治技术[M].北京:科学技术文献出版社,2020.

[27] 宋磊.急危重症诊断与处置[M].北京:科学技术文献出版社,2019.

[28] 盖玉彪.实用危重症护理[M].北京:科学技术文献出版社,2020.

[29] 阎辉.临床急重症救治与护理[M].成都:四川科学技术出版社,2020.

[30] 潘景伟.临床急危重症诊疗理论与实践[M].长春:吉林科学技术出版社,2020.

[31] 刘艳丽.临床急危重症技术与治疗[M].天津:天津科学技术出版社,2020.

[32] 孟庆伟.神经科急危重症临床诊治[M].天津:天津科学技术出版社,2020.

[33] 耿会英.临床危重症诊护与辅助检查[M].北京:科学技术文献出版社,2020.

[34] 彭德飞.临床危重症诊疗与护理[M].青岛:中国海洋大学出版社,2020.

[35] 王宏伟.实用危重症医学[M].天津:天津科学技术出版社,2020.

[36] 杨心蕊,叶开创,陆信武.急性肺栓塞诊断和治疗[J].中国实用外科杂志,2020,40(12):1369-1372.

[37] 吕艳英,荣阳,荣根满.脑干出血的病因分析、预后与临床研究[J].中国医药指南,2020,18(1):140-141.

[38] 余红梅,张锐,宋建国.急性心肌梗死的临床诊治分析[J].世界最新医学信息文摘,2020,20(82):53-54.

[39] 李挺.重症哮喘呼吸内科临床治疗分析[J].中西医结合心血管病电子杂志,2020,8(34):102-103.

[40] 张慧杰.血液净化抢救急性肾衰竭临床效果观察[J].世界最新医学信息文摘,2020,20(3):72,74.